Bircher-Benner Diätbücher

Handbuch zur inneren Behandlung der Augenkrankheiten

Diätanleitungen
zur Verhütung und Therapie
mit Rezeptteil,
eingehende Ratschläge
und ausgearbeiteter Kurplan
aus einem ärztlichen Zentrum
modernster Heilkunst

AF832780

Dr. med. Andres Bircher
und Mitarbeitende des
Bircher-Benner Zentrums
Lilli Bircher, Pascal Bircher,
Anne-Cécile Bircher

EDITION BIRCHER-BENNER
CH-8784 BRAUNWALD

Bircher-Benner Diätbücher

1. Handbuch für Multiple-Sklerose-Kranke, Morbus Parkinson und andere neurodegenerative Leiden
2. Handbuch für Leber- und Gallenkranke
3. Handbuch für die Familie und das gesunde Kind
4. Handbuch für Frischsäfte, Rohkost und Früchtespeisen
5. Handbuch zur Steigerung der Abwehrkräfte und gegen Infektionskrankheiten
6. Handbuch für Bergsteiger und für den Sport
7. Handbuch für Diabetiker
8. Handbuch zur Verhütung und unterstützenden Therapie bei Lungenkrankheiten
9. Essensfreude ohne Kochsalz
10. Handbuch für Rheuma- und Arthritiskranke
11. Handbuch für Männer mit Prostataleiden
12. Handbuch für Nieren- und Blasenkranke
13. Handbuch für Venenleiden
14. Handbuch für Magen- und Darmkranke
15. Handbuch für die Ernährung in Schwangerschaft und Stillzeit
16. Handbuch für Frauenleiden und die Wechseljahre
17. Handbuch zur Verhütung und begleitenden Therapie der Krebskrankheit
18. Handbuch für Kopfschmerzen und Migräne
19. Handbuch für Bluthochdruck, Herz- und Arteriosklerosekranke
20. Handbuch zur Überwindung von Angst und Depression
21. Handbuch für Hautkranke und Hautempfindliche
22. Handbuch für Stresskranke
23. Handbuch für Allergiekranke und die Heilung von Autoimmunkrankheiten
24. Handbuch zur Verhütung von Demenz und Alzheimerkrankheit
25. Handbuch zur inneren Behandlung der Augenkrankheiten
26. Handbuch zur Heilung von Gewichtsproblemen, Adipositas und Anorexie

Die Ergebnisse weltweiter Forschung sind in diesen Handbüchern ebenso berücksichtigt, wie die über 100-jährige Entwicklung ärztlicher Kunst und Erfahrung in der bekannten Bircher-Benner-Klinik. Der Leser spürt auf Schritt und Tritt die hilfreiche Art des kundigen Arztes.

1. Auflage 2023

Alle Rechte auch die des auszugsweisen Nachdrucks der fotomechanischen Wiedergabe und der Übersetzung vorbehalten

info@bircher-benner.com www.bircher-benner.com

Buchbestellungen: edition@bircher-benner.com

© Copyright by Edition Bircher-Benner, CH 8784 Braunwald

® Die Handelsmarken Bircher und Bircher-Benner sind weltweit geschützt

Printed in Germany

Die Ratschläge in diesem Buch sind von den Autoren und vom Verlag sorgfältig erwogen und geprüft, dennoch kann keine Garantie übernommen werden. Eine Haftung der Autoren bzw. des Verlags für Personen-, Sach- und Vermögensschäden ist ausgeschlossen.

Satz: Eberl & Koesel Studio, Kempten

Druck und Bindung: Pustet, Regensburg

Inhalt

Vorwort

Der Bau und die Funktion des Auges sind genial konzipiert, es ist ein Wunder der Natur, dem wir sehr Sorge tragen müssen. Die Strukturen sind ganz fein, komplex und sehr empfindlich. Wie bei keinem anderen Organ, läuft man Gefahr, die Augen nur einzeln zu betrachten. Dabei sind sie in ihrer Ernährung, Blutversorgung und ihrer Funktion ganz eng mit allen anderen Organen unseres Körpers verbunden, und sind besonders empfindlich auf Ernährungsfehler, Stoffwechselstörungen, toxisches Licht, Mobilfunkstrahlung und auf eine Lebensweise, die den vorgegebenen Bedingungen unserer Biologie widerspricht. Der graue Star, die zentrale, seröse Netzhautablösung, die Makuladegeneration, ein erhöhter Augeninnendruck, das Glaukom, die Uveitis, chronische Bindehautentzündungen, haben ihre Ursachen in der Art und Weise, wie wir leben und uns ernähren. In den Industrieländern leiden immer mehr Menschen am Syndrom der trockenen Augen. Auch dieses ist die Folge der allgemein verbreiteten Fehlernährung. Der graue Star kann durch eine moderne vegetarische Vollwertkost mit hohem Anteil an Früchten, Rohgemüsen, Salaten, Nüssen und mehrfach ungesättigten Pflanzenölen und dem Meiden von tierischer Nahrung, Weissmehlspeisen, Zucker, übermässigem Salzen, Kaffee und Alkohol zuverlässig verhütet werden. Wenn degenerative Augenleiden bereits begonnen haben, so muss man die in diesem Buch beschriebene Heildiät aus vegetabiler Rohkost so lange durchführen, bis die Symptome verschwunden sind. Damit ist ein erhöhter Augeninnendruck, ein beginnendes Glaukom, eine seröse zentrale Netzhautablösung, eine beginnende Makuladegeneration, eine Uveitis durch rheumatische Krankheiten, Autoimmunkrankheiten oder chronische Nieren- und Darmkrankheiten zuverlässig heilbar, so auch das Syndrom der trockenen Augen. Die diabetische Retinopathie kann durch die Diät, welche in unserem Bircher-Benner Handbuch Nr. 7: „Für Diabetiker" erklärt ist, zuverlässig verhindert werden. Diese Diabetesdiät ist auch für die Augen geeignet. Übergewicht bedeutet immer eine bedeutende Stoffwechselstörung und ein erhöhtes Risiko für degenerative Krankheiten der Augen. Wie man das Körpergewicht zuverlässig und dauerhaft reduzieren kann, bis zum Idealgewicht, ohne Hunger zu leiden, ist in unserem Bircher-Benner Handbuch Nr. 26: „Für Gewichtsprobleme, Adipositas und Anorexie" erklärt, mit Diätplänen und Rezepten, bereit zur praktischen Anwendung. Dessen Diätanweisungen sind ebenfalls geeignet für Menschen mit degenerativen Augenleiden. Dieses Buch aus der weltbekannten Bircher-Benner-Klinik, einem Zentrum modernster Heilkunde, erklärt eingehend und auf der Basis wissenschaftlicher Evidenz alle bedeutenden Augenleiden, die allgemein üblichen Therapien, und auch ganz besonders die Wege der Diätetik und Naturheilkunde, mit denen sie verhütet und geheilt werden können, wenn man rechtzeitig damit beginnt. Es enthält zudem Ratschläge, wie man verhindern kann, dass sich die Kurzsichtigkeit verschlimmert und wie man die Netzhaut vor toxischem Licht schützen kann. Die Wissenschaft hat heute erkannt, dass bei allen degenerativen Augenleiden die Fehlernährung und oxidativer Stress die wichtigsten Ursachen sind. Die Retina mit ihren Sinnes- und Ganglienzellen ist biologisch gesehen ein Teil unseres Gehirns. Wie es im Gehirn eine Blut-Hirn-Schranke gibt, so gibt es auch eine Blut-Retina-Schranke, die nicht durch Stoffwechselschlacken beschädigt werden darf. Die Nervenzellen der Netzhaut sind ebenso empfindlich wie das Gehirn auf Giftstoffe aus der Nahrung, Pestizide, Schwermetalle und andere Toxine. Deren Wirkung auf Nervenzellen, und damit auch auf die Zellen der Netzhaut, ist in unserem Handbuch Nr. 24: „Zur Verhütung von Demenz und Alzheimerkrankheit“, eingehend beschrieben. Wir empfehlen dessen Studium allen Menschen mit Krankheiten der Netzhaut. Dieses Buch ist für Menschen geschrieben, die bis ins hohe Alter klar sehen möchten und die gewillt sind, all die vielen chronischen Augenleiden, an denen die Menschen um sie herum erkranken, zu verhüten oder sie zu deren Beginn zu heilen, solange dies noch möglich ist. Für den Arzt ist dieses Buch eine bedeutende Hilfe und Zeitersparnis bei der Betreuung seiner Patienten. Ein Buch, das sich lohnt.

Dr. med. Andres Bircher

Das Auge

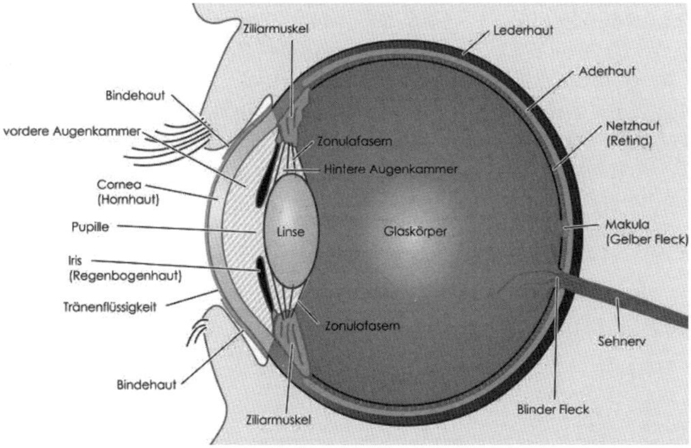

In Altgriechisch heisst das Auge „ὀφθαλμός: Ophthalmos“ oder „ὤψ ōps“: Myops und in lateinisch Oculus. Davon leiten sich viele Ausdrücke ab, wie „Ophthalmologie“, „Myopie“ oder „ocular“. Sein komplexer Bau, seine Art zu funktionieren und sich den Bedürfnissen ständig anzupassen, ist ein Meisterwerk der Natur. Die Zellen der Netzhaut sind Nervenzellen des Gehirns, die auf die Wahrnehmung von weissen und bunten Lichtreizen spezialisiert sind. Den „Augapfel“ nennt man Bulbus. Vorne ist er für den Lichteinlass durch die konvex geformte, glasklare Hornhaut abgeschlossen. Die übrigen Schichten des Augapfels sind von innen nach aussen: die Netzhaut, die Aderhaut und, zu äusserst, die schneeweisse Lederhaut. Im Übergang der Hornhaut zur Lederhaut ist rundherum ein sogenannter Ziliarmuskel angebracht, von welchem ausgehend die Linse mit ganz feinen, sogenannten Zonulafasern, aufgehängt ist. Wenn sich die Fasern des Ziliarmuskels anspannen, ziehen die Zonulafasern rund herum an der elastischen Linse, sodass dies breiter und flacher wird. Dadurch werden die Lichtstrahlen weniger stark nach innen gebrochen, sodass ein Bild aus der Ferne sich scharf auf der Netzhaut abbildet. Lockern sich die Fasern des Ziliarmuskels, so wird die Linse stärker gewölbt und werden die Lichtstrahlen stärker nach innen gebrochen, sodass wir scharf sehen können, was nahe vor uns liegt. Ein ganz kleines „Gehirn“, ist hinter dem Augapfel in der Augenhöhle verborgen. Man nennt es Ganglion ziliare. Dieses steuert unwillkürlich die Spannung des Ziliarmuskels immer genau so an, dass wir das Bild in jeder Entfernung, in die wir schauen, scharf sehen. Diese Anpassung der Linse nennt man Akkommodation. Der ganze Raum hinter der Linse ist mit einem sogenannten Glaskörper ausgefüllt, welcher immer einen leichten Druck auf die Netzhaut ausübt, sodass sich diese nicht ablösen kann. Den Raum zwischen der Hornhaut und der Linse nennt man „vordere Augenkammer“ und den ganz schmalen Raum zwischen der Linse und dem Glaskörper „hintere Augenkammer“. Vor der Linse, innerhalb der vorderen Augenkammer, befindet sich die wunderschön pigmentierte Regenbogenhaut, die man Iris nennt. Sie setzt mit ihrer Iriswurzel am Ziliarkörper an, und lässt in ihrer Mitte eine runde Öffnung frei, die man Pupille nennt. Die Weite dieser Öffnung wird unwillkürlich durch die Kontraktion von ganz feinen Muskelfasern eingestellt. Diesen feinen, ringförmigen Muskel nennt man Musculus sphincter pupillae. Durch vegetative Reize passt sich die Weite der Pupille der Helligkeit des Lichteinfalls an, sodass wir nicht geblendet werden. Aber auch bei Wut und Angst weitet sich die Pupille durch die Aktivierung des sympathischen Nervensystems. Hinten im Bulbus, genau gegenüber der Hornhaut, befindet sich die Stelle mit Zellen, welche das Bild nur schwarz-weiss wiedergeben, aber dafür besonders scharf. Spiegelt man den Augenhintergrund, so ist diese Stelle der Netzhaut gelblich. Darum nennt man sie „gelber Fleck“ oder Macula lutea. Die Netzhautzellen ausserhalb der Makula geben dem Bild die Farben.

Die Hornhaut

Die Hornhaut nennt man lateinisch „Cornea“ und griechisch „keras“, was „Horn“ bedeutet. Davon leiten sich wieder viele Ausdrücke ab. Die gesunde Hornhaut ist glasklar und wird durch die lipidhaltige Tränenflüssigkeit laufend benetzt. Die gewölbte vordere Fläche bewirkt den grössten Teil der Lichtbrechung des Auges. Aber auch das Kammerwasser wirkt als Linse und ist an der Lichtbrechung beteiligt. Die Linse passt die Lichtbrechung an die Entfernung des Bildes, das wir sehen, an. Die Brennweite des Auges ist der Abstand zwischen der hinteren Fläche der Linse und der Makula der Netzhaut. Beim gesunden Auge beträgt sie 16,6 mm. Im Zentrum ist die Hornhaut nur einen halben Millimeter dick, im Randbereich etwa einen Millimeter. Durch sie hindurch ist die Iris sichtbar, und mit einem Augenspiegel kann man durch die Pupille hindurch die Netzhaut betrachten. Die Hornhaut ist durchzogen von Nervenfasern. Da sie keine Gefässe enthalten darf, wird sie von der Innenseite her vom Kammerwasser und vom Rand her durch ein sogenanntes Randschlingennetz aus Blutgefässen mit allen wichtigen Nährstoffen versorgt. Sowohl das Kammerwasser, als auch die Tränenflüssigkeit, enthalten viel Kochsalz. Dieses bewirkt, dass die Flüssigkeit in der Hornhaut stets osmotisch nach aussen gezogen wird und dass die Hornhaut ständig in einem Zustand der Entquellung gehalten wird. Die Hornhaut enthält dadurch nur 76 Prozent Wasser.

Die Hornhaut besteht aus fünf Schichten:

- Das *vordere Hornhautepithel* bildet die äusserste Schicht. Sie geht ohne klare Grenze in die Bindehaut über. Es verhindert das Eindringen von Keimen in das Auge. Die Nervenfasern reichen bis in diese Schicht hinein. Darum sind kleinste Verletzungen der Hornhaut sehr schmerzhaft.

- Darunter befindet sich die sogenannte *Bowman-Membran.* Diese enthält keine Zellen und ist eine Art Glashaut. Ihre Oberfläche ist ganz glatt und sie dient als Basalmembran, als Unterlage für das vordere Hornhautepithel. Wird sie verletzt, so kann sie sich nicht regenerieren und es bleibt eine Narbe zurück, welche die Sicht trübt.

- Die mittlere Schicht der Hornhaut des Auges ist die dickste und wird *Stroma* genannt. Sie enthält die „Hornhautlamellen“. Diese sind zueinander parallel angeordnete, sind Bündel aus Bindegewebsfasern, die übereinander gelagert sind, sodass sie sich rechtwinklig kreuzen, und sie sind in eine amorphe Grundsubstanz eingebettet. Dazwischen eingestreut findet man Zellen. Die Fasern bestehen aus Kollagen. Kollagene sind komplex aufgebaute Strukturproteine von hoher Festigkeit. Dadurch ist das Stroma fest und gleichzeitig elastisch, etwa so wie Leder. Durch die parallele Anordnung der Lamellen aus Kollagenfaserbündeln ist das Stroma durchsichtig. Wenn diese Anordnung aber gestört wird (z.B. durch eine Entzündung oder Verletzung), wird die Hornhaut trüb und bildet sich eine bleibende Narbe. Dann kann nur noch mit einer Hornhauttransplantation geholfen werden.

- Unter dem Stroma gibt es eine zweite Glashaut, die man *Descemet-Membran* oder *Demours-Membran* nennt. Sie besteht aus einer einfachen Zellschicht, hat aber besondere Bedeutung für den Aufbau der Hornhaut, denn sie ist sehr widerstandfähig und wird im Laufe des Lebens dicker. Wird die Hornhaut verletzt oder durch eine Krankheit beschädigt, so bleibt die Descemet-Membran in aller Regel erhalten, sodass das Kammerwasser nicht ausfliessen kann. Wird diese Membran verletzt, so fliesst Kammerwasser ab und quillt die Hornhaut auf und wird trübe und die Verletzung heilt mit einer Narbe. Die Descemet-Membran ist eine Schutzschicht für die innerste Hornhaut-Schicht, das Endothel. Sie schützt vor Infektionen, mechanischen und chemischen Verletzungen und vor einer Zerstörung durch Enzyme.

- Die innerste Schicht bildet eine Zellschicht. Man nennt sie *Endothel.* Sie grenzt die Hornhaut gegen das Kammerwasser ab. Die Zellen dieser Schicht sind durch komplex aufgebaute Anschlussstellen miteinander verbunden und beteiligen sich aktiv am Stoffwechsel des Auges.

Die Uvea

Die Uvea nennt man auch „mittlere Augenhaut“. Der Name bedeutet in Lateinisch „uva“= „Traube“, sie liegt unterhalb der weissen „Lederhaut“, der „Sklera“ des Augapfels und ist dunkel pigmentiert. Zur Uvea gehört auch der Ziliarmuskel und die Iris, welche beide am Übergang der Hornhaut zur Sklera ringförmig angewachsen sind. Damit sind die Akkommodation der Linse für das Nahsehen und die Regulation des Lichteinfalls durch die Öffnung oder Verengung der Pupille Aufgaben der Uvea. Auch die Aderhaut zählt man zur Uvea. Man nennt sie auch *Choroidea*. Sie hat die Aufgabe, das Auge zu kühlen, wenn zu viel Wärme entsteht und dient als mechanisches Polster. Die Pigmentierung der Uvea sorgt für die Verdunkelung des Auges gegen Streustrahlungen von aussen und von innen. Das Gewebe der Uvea entspricht der weichen Hirnhaut, der Pia mater und der Arachnoidea und sie ernährt die sensible, ihr anliegende Netzhaut, die aus spezialisierten Nervenzellen des Gehirns besteht. Eine Entzündung der Uvea bezeichnet man als Uveitis.

Die Iris

Der Name „Iris“ bedeutet in Altgriechisch „Regenbogen“. Wegen ihren schönen Farben nannte bereits Galenos von Pergamon die Iris *„Regenbogenhaut“*. Die Art der Pigmentierung ist vererbt und ein wunderbares Beispiel für die Schönheit und Individualität des Menschen. Durch ihre Pigmente bildet sie für das Auge eine Blende, welche die Stärke des Lichteinfalls reguliert. Als vorderer Anteil der zweiten Gewebsschicht des Auges, der Uvea, ist sie am Übergang (Limbus) der Hornhaut zur weissen Augenhaut befestigt und trennt die vordere von der hinteren Augenkammer. Der innere Irisrand bildet die *Pupille*, das Loch für das Sehen, und liegt der Vorderfläche der Linse auf. Die glatte Irismuskulatur ist sternförmig angeordnet und reguliert den Lichteinfall in das Auge, indem sich bei starkem Licht die Muskelfasern kontrahieren. Dies nennt man *Adaptation*. Die Muskelfasern der Iris befinden sich an ihrer Hinterseite.

Die Iris ist aus zwei Schichten aufgebaut. Die vordere Schicht, die man auch „Stroma“ nennt, entsteht, mit Ausnahme der Pigmentzellen, aus dem mittleren Keimblatt des Embryos, dem Mesoderm. Die hintere Schicht, das Pigmentblatt und die Pigmentzellen, entsteht aus dem äusseren Keimblatt des Embryos, dem Ektoderm. Das Pigment filtert Streulicht und reguliert die Intensität des einfallenden Lichtes, sodass das Sehen ganz klar wird. Enthält das Pigmentblatt viel Pigment, so ist die Iris braun, enthält sie weniger, so ist sie grün und enthält sie noch weniger Pigment, so ist sie blau oder grau. Die Struktur des Stromas der Iris ist so individuell gestaltet, dass dies, wie ein Fingerabdruck, zum Erkennen einer Person genutzt wird.

Die Iris enthält zwei Muskelschichten. Sie bestehen aus sogenannten „glatten Muskelfasern“, welche überall im Körper dort vorhanden sind, wo Bewegungen durch das vegetative Nervensystem gesteuert sind. Die eine Muskelschicht ist kreisförmig um die Pupille eingefügt und dient der Verengung der Pupille. Man nennt diese Schicht *„Musculus Sphincter pupillae“*. Die zweite Muskelschicht ist radiär angeordnet und dient der Erweiterung der Pupille. Man nennt diese Schicht *„Muscululs Dilatator pupillae“*. Im Dunkeln kontrahieren sich die Fasern des Dilatatormuskels und ziehen von allen Seiten die Iris auseinander, sodass die Pupille sich erweitert. Bei hellem Lichteinfall zieht sich der Sphiktermuskel zusammen und verengt die Pupille. Die Erweiterung geschieht durch einen Reflex des Sympathikus. Darum erweitert sich die Pupille auch bei Angst und Wut. Ist die Pupille eng, so nennt man dies Myosis und wenn sie weit ist Mydriasis.

Die Linse

Die Linse nannten die antiken Griechen „Phakos“ die Römer „Lens“. Sie ist glasklar und elastisch. Die Hinterseite ist stärker konvex gekrümmt als an der Vorderseite. Da sie kristallklar ist, nennt man sie auch „Lens crystallina“. Sie ist eine Sammellinse, denn sie bündelt die Lichtstrahlen so, dass auf der Netzhaut ein scharfes Bild entsteht. Die Linse ist nicht kugelförmig (sphärisch) geformt, sondern ein Rotationsellipsoid. Dabei ist die Rückseite der Linse stärker gekrümmt als die Vorderseite. Ihre Form ist ideal für eine Abbildung bei kurzer Brennweite[1]. Sie stammt aus dem äusseren Keimblatt des Embros, dem Ektoderm. Beim Embryo entsteht sie aus einem Linsenbläschen, das aus einer Kapsel mit darunterliegenden unreifen Zellen besteht. Später nehmen die Zellen der Hinterwand eine längliche Form an und entwickeln sich zu Linsenfasern, welche das Linsenbläschen ausfüllen, sodass sich ein embryonaler Linsenkern ausbildet.

Die reife Linse besteht aus einer Kapsel, einer sogenannten „Linsenrinde“ und einem Linsenkern. Direkt unter der vorderen Kapsel befindet sich eine Zellschicht, die man „Linsenepithel“ nennt. An den äusseren Rändern der Linse gibt es zeitlebens eine Wachstumszone. Man nennt sie „Zona germinativa“. Sie bildet zeitlebens neue Zellen. Diese Zellen wandeln sich zu länglichen Fasern um aus transparenten Eiweissmolekülen. Man nennt diese „Kristalline“ der Linse. Die neu gebildeten Fasern liegen älteren Fasern zwiebelschalenartig auf. Mit zunehmendem Alter verkleinert sich die Rinde zugunsten des Linsenkerns. Im Gegensatz zur Rinde ist der Linsenkern kaum elastisch, sodass die ursprünglich sehr elastische Linse mit dem Älterwerden immer starrer wird. Darum kann sie für das Sehen in die Nähe immer weniger gekrümmt werden, sodass wir alterssichtig werden und eine Lesebrille benötigen.

Die Linse enthält weder Nerven noch Blutgefässe. Trotzdem hat sie einen sehr aktiven Stoffwechsel. Sie erhält ihre Nährstoffe und Elektrolyte u.a. aus dem Kammerwasser. Durch diese Ernährung ist ihre glasklare Durchsichtigkeit gewährleistet. Durch die allgemein übliche Fehlernährung wird sie mit der Zeit trüb, was man *grauen Star* nennt und operiert, indem man sie durch eine künstliche Linse ersetzt, die natürlich keine Akkommodation mehr zulässt.

Die Linse ist durch feine Fasern, sogenannte Zonulafasern, rund herum aufgehängt. Zur Akkommodation für das Sehen in die Nähe, kann bei jungen Menschen die Lichtbrechung der Linse bis zu 33 Dioptrien erhöht werden. Bei Fernsicht hat die Linse eine Lichtbrechung von ca. 19 Dioptrien. Dies geschieht durch den Ziliarkörper, dessen Muskulatur den Krümmungsgrad der Linse reguliert. Die Kontraktion dieses glatten Ziliarmuskels bewirkt, dass die Zonulafasern erschlaffen. Dadurch nimmt die Linse, wegen der Elastizität der Linsenfasern, eine stärker gekrümmte, mehr kugelige Form an, sodass man in die Nähe scharf sehen kann. Wenn die Fasern des Ziliarmuskels sich anspannen, wird die Linse flacher, sodass man das Bild der Ferne scharf sieht. Mit zunehmendem Alter lässt die Elastizität, wie schon gesagt, nach, sodass wir für das Nahsehen eine Lesebrille benötigen. Diese Alterssichtigkeit nennt man „Presbyopie“.

Die Bindehaut

Die Bindehaut überzieht die hintere Fläche der Augenlider. Der Facharzt nennt sie „Tunica conjunctiva“; Tunica bedeutet in Lateinisch „Gewand“; und „coniungere“ bedeutet „verbinden“. Ihre Zellen bilden einen lipidhaltigen Schleim zum Befeuchten der Hornhaut und zum Gleiten der Augenlider. Für die Hornhaut wirkt sie wie ein weiches Wischtuch und verteilt bei jedem Lidschlag die Tränenflüssigkeit über der Hornhaut. An der Basis der Augenlider bildet die Bindehaut eine bewegliche Falte und ist mit der weissen Augenhaut, der Sklera, verbunden. Sie grenzt aber auch an die Hornhaut an. Sie schliesst die Augenhöhle nach aussen ab.

Die Bindehaut umhüllt einen schmalen Hohlraum, den man Bindehautsack nennt, und im äusseren Augenwinkel bildet sie eine Nische, in welche die Ausführungsgänge der Tränendrüsen münden. Durch den Lidschlag breitet sich die Tränenflüssigkeit über die Hornhaut aus und am inneren Augenwinkel gibt es zwei sogenannte Tränenpunkte. Dies sind ganz feine Kanälchen, welche die Tränenflüssigkeit in Richtung der Nase ableiten.

Die Tränenkanälchen haben einen Durchmesser von ungefähr 0,5–1,5 mm. Ein Ring aus kollagenen Fasern hält den Zugang zu den Tränenkanälchen stets offen, sodass die Tränenflüssigkeit gut abfliessen kann. Am inneren Augenwinkel hat es in der Bindehaut eine Zusatzfalte, die man „Nickhaut“ oder „drittes Augenlid“ nennt. In der Bindehaut sind einzelne Drüsenpakete eingelagert, die man als akzessorische Tränendrüsen bezeichnet. Am inneren Augenwinkel ist die Bindehaut verdickt, was man „Tränenkarunkel“ nennt.

Wo die Bindehaut in die Hornhaut übergeht, enden die feinen Blutgefässe ringförmig. Man bezeichnet dies als „Randschlingennetz“. Dieses beteiligt sich an der Versorgung der Hornhaut mit Nährstoffen. Bei einer chronischen Entzündung können aus dem Randschlingennetz Blutgefässe in die Hornhaut einsprossen.

Bei jeder Allgemeinuntersuchung muss der Arzt die Bindehaut sorgsam betrachten. Man kann an ihr Veränderungen des Blutes erkennen, Blässe bei Blutarmut und eine gelbe Verfärbung bei Gelbsucht. Eine Bindehautentzündung nennt man Konjunktivitis. Sie entsteht durch Fremdkörper, lokaler Infektion oder allgemeine Infektionskrankheiten. Bei Entzündungen können sich Solitärfollikel in der Bindehaut stark vergrössern und wie Sandpapier die Hornhaut verletzen. Eine Blutung in der Bindehaut nennt der Augenarzt Hyposphagma. Allergologen schlagen gelegentlich eine sogenannte Konjunktivalprobe vor, bei der sie in die Konjunktiva eine Lösung eines Allergens einträufeln.

Das Augenlid

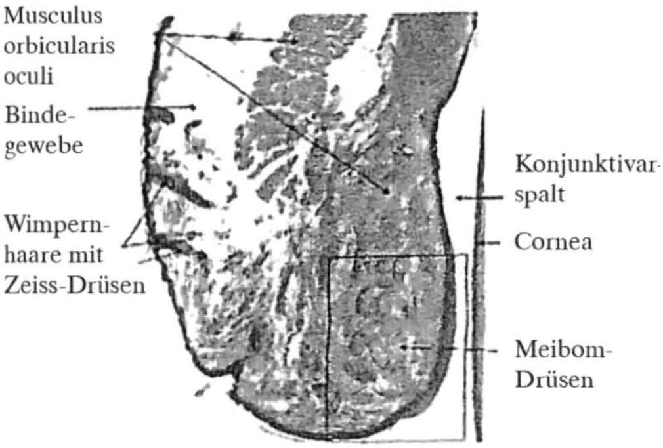

Bild: Augenexperte
Ratgeber und Nachschlagewerk für die Augenheilkunde

Das Augenlid nannten die alten Griechen „Palpebra“ und die Griechen „Blepharon“. Es besteht aus Muskeln, Drüsen, Bindegewebe und Haut. Die Öffnung zwischen beiden Lidern nennt man „Lidspalte“, die beiden seitlichen Enden „Lidwinkel“ und die Berührungslinien der geschlossenen Lider „Lidachse“.

Die Lider schützen nicht nur die Augen, sie befeuchten die Hornhaut und die Bindehaut durch den Lidschlag. Die feinen Muskeln der Lider zählen zur mimischen Gesichtsmuskulatur. Darum sind die Lieder ein Teil des Gesichtsausdrucks und der Mimik. Durch zwei Bänder sind sie mit den vorderen Rändern der Augenhöhle verbunden. Im inneren Lidwinkel befindet sich ein knötchenförmiges Gebilde. Dieses nennt man „Tränenkarunkel“.

Der Aufbau der Augenlider ist komplex: Es gibt ein äusseres und ein inneres Blatt. Dem äusseren Blatt liegt die Körperhaut auf, die aus mehrschichtigem Plattenepithel, also aus mehreren Schichten flach übereinanderliegender Zellen, besteht. In beiden Lidern ist eine ringförmige Muskelschicht vorhanden. Diese nennt man „Musculus orbicularis oculi“ und im Oberlid ist eine Muskelschicht vorhanden, die dazu dient, das Oberlid anzuheben, um das Auge zu öffnen. Um die Wimperhaare gibt es mehrere Drüsen: Sogenannte *„Meibom-“* und *„Zeis-Drüsen“* sind Talgdrüsen, welche den sogenannte „Augenbutter“ erzeugen, der verhindert, dass die Tränenflüssigkeit über die Lidkante fliessen kann. Reste können nachts zu Körnchen austrocknen, was man Kindern mit dem „Sandmännchen“ erklärt. Zudem gibt es „Moll-Drüsen“, die Schweiss produzieren.

Die Sensibilität der Lider gehört zum Trigeminusnerv. Das Heben der Lider wird vom Nervus facialis bewirkt. Die Muskeln, die unwillkürlich bewegt werden, werden von verschiedenen Nerven versorgt. Die Augenlider schützen vor Berührung, Fremdkörpern, Verletzungen und starkem Licht. Das Schliessen und Öffnen der Augenlider nennt man Lidschlag, allgemein sprachlich auch Blinzeln. Man kann die Lider willkürlich schliessen, doch schliessen sie sich auch unwillkürlich durch den „Lidschlussreflex“, und zwar innert 300 Millisekunden. Zudem schliessen sich die Lider regelmässig unwillkürlich zum Lidschlag, um das Auge zu befeuchten. Der Lidschlag geschieht etwa alle 10–12-mal pro Minute, bei Frauen etwas häufiger. Im Schlaf bleiben die Lider ganz von selbst verschlossen. Die Lider beteiligen sich am Geschichtsausdruck: wir können erschrocken oder ängstlich wirken, oder voller Freude, Trauer oder Müdigkeit.

Wenn Zeis- oder Moll-Drüsen sich akut entzünden, entsteht ein schmerzhaftes Knötchen im Lid. Man nennt es „Hagelkorn“ oder „Chalazion“. Entzündet sich eine innere Maibom-Drüse, so nennt man das schmerzhafte Knötchen „Gerstenkorn“ oder „Hordeolum“. Auch der Lidrand kann sich aus verschiedenen Gründen entzünden. Dann nennt man das „Blepharitis“. Häufig entsteht dies während einer Bindehautentzündung. Dann nennt man dies eine „Blepharokonjunktivitis“.

Bewegungsstörungen der Lider

Dass man das Oberlid nur teilweise oder gar nicht heben kann kommt selten vor. Dies nennt man *„Ptosis“*. Dies kann angeboren oder erworben sein. Die Muskulaturr welche das Oberlid anhebt, hat zwei Anteile. Einer ist durch den Sympathicus innerviert und wir können ihn nicht willkürlich beeinflussen. Er hebt das Lid an, wenn wir wach sind. Der andere ist durch den Nervus oculomotorius innerviert und mit ihm können wir, wenn wir gesund sind, das Oberlid willkürlich anheben.

Es kommt aber auch vor, dass man die Lider nicht mehr ganz schliessen kann, sodass die Hornhaut austrocknet. Dies geschieht bei einer Gesichtslähmung, wenn der Nervus facialis verletzt oder erkrankt ist. Dies nennt der Facharzt *„Lagophthalmus“*. Dieses Defizit bezieht sich auch auf den Lidschlussreflex. Einen krampfartigen Verschluss der Augenlider nennt man Blepharospasmus. Häufiger kommt es vor, dass eines oder beide Augenlider unwillkürliche zucken. Dies ist unangenehm, jedoch harmlos und verschwindet allmählich von ganz alleine wieder. Die Ursache kann eine mechanische Reizung sein oder Stress und Erschöpfung, eine Überlastung durch langes, angestrengtes Sehen, ein Mangel an Magnesium oder eine Folge des Alkoholkonsums. Nur ganz selten ist eine Nervenkrankheit daran schuld. Beim Morbus Basedow, einer autoimmunen Schilddrüsenentzündung mit Überfunktion, entsteht manchmal ein zu häufiger Lidschlag. Viel häufiger entsteht dies aber durch eine Reizung der Bindehaut und selten, bei nervösen Menschen, als unwillkürlicher Tic.

Bei Stoffwechselstörungen oder Wassereinlagerungen können die Lider leicht anschwellen, da das Gewebe sehr fein ist und viel Wasser aufnehmen kann. Das Augenlid kann auch durch einen Abszess, eine Zyste, einen gutartigen oder selten durch einen bösartigen Tumor erkranken. Fehlbildungen sind sehr selten. Besonders bei betagten Menschen kann es vorkommen, dass sich das Unterlid halb umstülpt. Man nennt dies „Schlupflid“. Dies ist sehr störend, kann aber operativ behoben werden.

Die Netzhaut

Die Netzhaut heisst in lateinischer Sprache „Retina". Sie kleidet den ganzen hinteren Augenbulbus inwendig aus und reicht bis hinter die Iris. Sie ist mehrschichtig und ist ein spezialisiertes Nervengewebe. Der hintere Augapfel enthält den optischen Teil der Netzhaut. Seine lichtempfindlichen Zellen verwandelt das auf sie projizierte Bild um in Nervenimpulse, welche die Sehrinde in den Hinterlappen unseres Gehirns analysiert und als Bild in unser Bewusstsein bringt. Unter den lichtempfindlichen Sinneszellen befindet sich eine lichtundurchlässige, pigmentierte Zellschicht von Zellen, das sogenannte Pigmentepithel der Uvea. Dazwischen eingelagert gibt es eine Schicht von Nervenzellen, welche die Impulse, die aus den Zellen die das Licht wahrnehmen, zu ihnen leiten und weiterverarbeiten. Dieser feine Aufbau von Nervenzellen ist durchzogen von verschiedenen unterstützenden und die Nervenzellen versorgenden Strukturen.

Die sogenannten „hinteren" Anteile der Netzhaut liegen nahe der hinteren Mitte des Augapfels, die „äusseren" Anteile sind weiter von dieser entfernt. Das durch die Pupille einfallende Licht erreicht zuerst die inneren Netzhautschichten, und erst danach die äusseren. Die äussere Schicht ist pigmentiert, sodass das einfallende Licht absorbiert wird. Fast die ganze Innenfläche des Augapfels ist von der optisch aktiven Netzhaut ausgekleidet.

Die Netzhaut liegt der hinter ihr liegenden Aderhaut auf, welche sie mit Nährstoffen versorgt. Durch den leichten Druck des „Glaskörpers" wird die Netzhaut an die Aderhaut angedrückt. Alle Nervenfasern der Netzhautzellen, ihre „Neuriten", führen in Richtung der Sehnervenpapille, bündeln sich dort und verlassen das Auge als Sehnerv. Die Austrittsstelle des Sehnervs aus dem Auge nennt man Sehnervenpapille. Mit dem Augenspiegel ist sie gut sichtbar. Sie befindet sich ganz hinten im Auge, etwas weiter innen als der gelbe Fleck des Scharfsehens. Entsprechend der Blut-Hirn-Schranke, gibt es zwischen den Blutgefässen der Retina und ihren Nervenzellen eine „Blut-Retina-Schranke". Diese kontrolliert, welche chemischen Substanzen aus dem Blut in die Netzhaut eindringen dürfen und schützt sie vor vielen schädlichen Substanzen, die im Blut zirkulieren.

Der Arzt kann die Netzhaut viel besser betrachten, wenn er die Pupille mit einem sogenannten Mydriatikum erweitert. Die Seh- und Nervenzellen sind durchsichtig. Darum kann man die dahinter liegenden, feinen Blutgefässe beurteilen und den „Gelben Fleck" des Scharfsehens, den man „Macula lutea" nennt. Etwas weiter innen erkennt man die Sehnervenpapille. An dieser Stelle, wo der Sehnerv austritt, ist die Retina blind. Darum müsste man eigentlich im Gesichtsfeld einen schwarzen, blinden Fleck haben. Doch ergänzen umliegende Zellen der Retina diesen blinden Fleck dermassen präzise mit ihrer Information, dass er nicht erkennbar ist. Am Augenhintergrund kann der Arzt den Zustand der feinen Gefässe beurteilen. Er erkennt die Schäden, welche ein Bluthochdruck oder eine Arteriosklerose verursachen. Auch kann er am Aussehen der

Sehnervenpapille erkennen, ob man an erhöhtem Hirndruck leidet, da diese bei Hirndruck angeschwollen und unscharf wird. Bei sorgfältiger Untersuchung kann man dadurch einen Hirntumor relativ früh erkennen.

Im Lichtmikroskop erkennt man in der Netzhaut eine auffällige Schichtung zwischen zellkernreichen und zellkernarmen Zellen. Dies sind für die Netzhaut charakteristische Zelltypen und Kompartimente. Man unterscheidet drei Arten von Nervenzellen der Netzhaut:

Die lichtempfindlichen oder *„fotorezeptiven"* Zellen. Sie wandeln das auf sie eintreffende Licht in Nervenimpulse um. Unter diesen gibt es *stäbchenförmige* und *zapfenförmige* Zellen und, wie man vermutet, noch weitere Zelltypen.

Dann gibt es die sogenannten *„zwischengeschalteten Zellen"* oder *„Interneurone"*, welche die Nervenimpulse von den fotorezeptiven Zellen erhalten und verarbeiten. Unter diesen gibt es sogenannte *„Horizontalzellen"*, *„Bipolarzellen"* und die *„amakrinen Zellen"*. All diese Zellen leiten die Nervenimpulse an Ganglienzellen der nächsten Zellschicht weiter.

Die Ganglienzellen der dritten Schicht leiten die Nervenimpulse der Netzhaut über den Sehnerven an die Nervenzellen der Sehrinde des Grosshirns weiter, welches diese als Bild zusammenfügt und in unser Bewusstsein bringt.

Die Fotorezeptorzellen und Ganglienzellen der Netzhaut

Man unterscheidet, wie schon gesagt, *Stäbchenzellen* und *Zapfenzellen*. Sie sind mosaikartig in der Retina verteilt. Die Stäbchenzellen ermöglichen das Sehen bei schwacher Beleuchtung. Man unterscheidet drei verschiedene Arten von Zapfenzellen. In einem Auge gibt es etwa 120 Millionen Stäbchenzellen und etwa 6 Millionen Zapfenzellen. In der Retina sind sie nicht gleichmässig verteilt. Im Zentrum des *gelben Flecks*, der *Macula lutea*, befindet sich der Bereich des schärfsten Sehens. Hier gibt es etwa 150 000 Zapfenzellen pro mm^2, während Stäbchenzellen fehlen. In einem ringförmigen Areal am Rand der Makula erreichen die Stäbchenzellen eine ähnlich hohe Dichte, während ihre Anzahl zur Netzhautperipherie hin bis auf etwa 35 000/mm^2 abnimmt. Zapfenzellen sind in der Peripherie 10-mal seltener als Stäbchenzellen.

Im Auge gibt es *drei Arten von Zapfenzellen*: rotempfindliche, grünempfindliche und blauempfindliche Zellen. Das Nervensystem kombiniert die Signale dieser drei Zapfenarten, um das einfallende Licht einer bestimmten Farbe zuzuordnen. Die Zapfen sind weniger lichtempfindlich als die Stäbchen. Darum kann man bei Finsternis kaum Farben sehen.

Die Stäbchenzellen sind sehr lichtempfindlich. Sie können ein einzelnes Photon wahrnehmen. Doch muss dies bei mehreren Stäbchenzellen geschehen, damit dies als Licht wahrgenommen werden kann. In den Stäbchenzellen und in den Zapfenzellen gibt es ein Sehpigment, das man *Rhodopsin* nennt. Trifft ein Photon auf dieses ein, so verändert es seine Struktur und löst eine Kaskade von Enzymen aus und diese bewirkt schliesslich die Weitergabe der Nervenimpulse durch den Sehnerv.

Man fand eine *dritte Art lichtempfindlicher Nervenzellen*, die ein lichtempfindliches Protein namens *„Melanopsin"* enthalten. Diese Zellen bewirken, dass bei Lichteinfall die Ausschüttung des Schlafhormons Melatonin unterdrückt wird, und passen die Grösse der Pupille dem Lichteinfall an, sodass das Auge nicht geblendet wird. Diesen Zellen kommt eine wichtige Rolle für die *„innere Uhr"* zu. Sie senden Signale an einen Nervenkern des Gehirns, der unter der Kreuzung der Sehnerven liegt und die Empfindung des *Tag-Nachtrhythmus* erzeugt.

In der Netzhaut gibt es zudem sogenannte *„Horizontalzellen"*. Diese verschalten die lichtempfindlichen Zellen untereinander. Sie dienen dazu, den Kontrast des Bildes zu verstärken. Auch gibt es sogenannte *„Bipolarzellen"* und *„Amakrine Zellen"*, welche die Sinneszellen untereinander verschalten. Sie ermöglichen das Erkennen von Bewegungen.

Die Ganglienzellen der Netzhaut empfangen die Signale all dieser Zellen und leiten sie durch den Sehnerv hindurch zur Sehrinde im Hinterhauptslappen des Grosshirns. All diese Zellen sind in Schichten angeordnet, wobei die lichtempfindlichen Zellen zu unterst sind und der pigmentierten Arachnoidea aufliegen, sodass das Licht durch alle Schichten hindurch dringen muss, um sie zu erreichen.

Die epiretinale Membran

Zur Abgrenzung der Zellen der Retina gegen den Glaskörper gibt es eine ganz fein strukturierte Membran. Man nennt sie epiretinale Membran. Sie wird durch Gliazellen, welche zwischen den Nervenzellen eingelagert sind, gebildet und gepflegt. Sie besteht aus Zucker-Eiweiss-Molekülen (Proteoglykanen) und enthält solide Bindegewebsfasern (Kollagenfasern). Trotzdem ist sie für das Licht so durchlässig wie Glas. Mit dem Elektronenmikroskop betrachtet, gleicht ihr Aufbau demjenigen einer Basalmembran, wie man sie in anderen Organen findet. Durch eine kittartige Substanz, die mit Fortsätzen der Gliazellen verankert ist, haftet diese Membran stark an der Netzhaut. Auch die Gliazellen sind Zellen des Gehirns, was zeigt, dass die Netzhaut eigentlich ein Teil unseres Gehirns ist.

Diese Membran dient auch dazu, das Glaskörpergewebe zu verdichten, da sich ihre Faserlamellen schichtweise von der Netzhaut abheben und in die Glaskörpermembran übergehen. Diese Grenzmembran ist nur etwa 3 Tausendstel Millimeter dick.

Die Nervenfaserschicht der Netzhaut

Die Nervenfasern der Ganglienzellen der Netzhaut befinden sich in einer eigenen Schicht, welche sich gegen den Austritt des Sehnervs hin verdichtet. Die Nervenfasern dieser Schicht leiten die Signale der lichtempfindlichen Zellen zu verschiedenen Regionen der Sehrinde und in den Hinterhauptslappen des Grosshirns weiter. Jeder Region der Netzhaut ist eine bestimmte Region im Gehirn zugeordnet. Man hat berechnet, dass die Nervenfaserschicht eines einzigen Auges rund 1 Million Nervenfasern enthält. Diese Fasern haben, solange sie im Auge verlaufen, noch keine Myelinscheide. Diese erhalten sie erst in der Sehnervenpapille, wo sie zum Sehnerv zusammengefasst werden. Eine lang anhaltende Erhöhung des Augeninnendrucks (Glaukom) zerstört allmählich die Nervenfaserschicht irreversibel, sodass man allmählich an „grünem Star“ erblindet.

Zwischen der Stelle des Scharfsehens, der Makula und der Sehnervenpapille laufen die Nervenfasern dicht zusammen, zum sogenannten *„makulopapillären Bündel“.* Alle übrigen Nervenfasern laufen bogenförmig um dieses Bündel herum. Die Nervenfasern aus der Makula des Scharfsehens verlaufen im Innersten des Sehnervs. In der Nervenfaserschicht der Netzhaut hat man aber auch Nervenfasern gefunden, welche umgekehrt, vom Gehirn zur Netzhaut, verlaufen. Man vermutet, dass sie dazu dienen, die Empfindlichkeit des Sehens zu reduzieren oder dass sie die Netzhautgefässe versorgen. Die Nervenfaserschicht ist nur etwa 25 Tausendstel Millimeter dick, obwohl die feinen Netzhautgefässe darin eingelagert sind.

Die Ganglienzellschicht

Dendriten nennt man Fasern von Nervenzellen, welche Informationen zur Nervenzelle hinführen. Die Dendriten der Ganglienzellen der Netzhaut empfangen die Informationen aus den lichtempfindlichen Zellen der Netzhaut. Bevor sie zu ihrer Ganglienzelle gehen, dringen sie in eine sogenannte „plexiforme Schicht“ hinein. Dort empfangen sie, aus Verzweigungen, die Signale von *Bipolarzellen* und *Amakrinzellen*. Die aus den Ganglienzellen hinwegführenden Nervenfasern gehen durch die Nervenfaserschicht zum Sehnerv hin und leiten die Information des Sehens bis in die Sehrinde des Grosshirns weiter. Die Ganglienzellschicht ist auch etwa 25 Tausendstel Millimeter dick.

Die innere plexiforme Schicht

Die Zellen dieser Schicht verarbeitet die Informationen aus den Sehzellen, bevor sie an die Sehrinde des Gehirns weitergeleitet werden. Sie besteht aus einem dichten Geflecht von Nervenfasern von Bipolarzellen, Amakrinzellen und Ganglienzellen. Die *Bipolarzellen* liefern aufgearbeitete Signale der Fotorezeptoren aus den äusseren Schichten der Netzhaut. Diese innere plexiforme Schicht gliedert sich in fünf Schichten mit Verschaltungen aus verschiedenartigen Bipolarzellen[2]. Die Amakrinzellen modulieren die Weitergabe der Signale der Bipolarzellen, bevor sie in die Ganglienzellen weitergegeben werden. Diese innere plexiforme Schicht ist etwa 60 Tausendstel Millimeter dick.

Die innere Körnerschicht der Netzhaut

Die innere Körnerschicht wird nach ihrem körnigen Aussehen im Lichtmikroskop benannt. Sie enthält die Körper von Zellen mit sehr unterschiedlicher Funktion. Es sind Zellkörper von Bipolar-, Amakrin- und Horizontalzellen und die Zellkörper des neuronalen Stützgewebes, die sogenannten Müller-Zellen. In der Nähe des Scharfsehens ist diese Schicht besonders dick. Sie verjüngt sich peripher auf eine zwei- bis dreireihige Anordnung der Zellkerne. Die innere Körnerschicht ist 30 Tausendstel Millimeter dick.

Die äussere plexiforme Schicht

Diese Schicht bildet die Verbindung zwischen den Fotorezeptoren und den nachgeschalteten Zellen. Sie ist die erste Stufe der Informationsverarbeitung in der Netzhaut. Auch enthält sie Stützfasern und das tiefere Versorgungsnetz der Kapillargefässe der Netzhaut, die von der zentralen Netzhautarterie gespeist werden. Diese Gefässe verlaufen präzise in dieser Schicht und stossen kaum zu andere Schichten vor. Die Dicke dieser Schicht beträgt etwa 20 Tausendstel Millimeter.

Die äussere Körnerschicht

Dies ist die Schicht der Netzhaut, in welcher sich die Zellkörper der Stäbchen und Zapfenzellen befinden. Die Kerne der Zapfenzellen liegen in einer einzelnen Schicht nahe der Grenzmembran, während die Stäbchen 4–6 Lagen bilden. Die Dicke dieser Schicht beträgt etwa 40 Tausendstel Millimeter.

Die äussere Grenzmembran (ÄGM)

Die äussere Grenzmembran (Membrana limitans externa), englisch external limiting membrane (ELM), ist eine weitgehend undurchlässige Trennschicht, auch Stratum limitans externum genannt. Sie wird durch eine horizontal gelegene Reihe von Zelladhäsions-Verbindungen (Zonulae adhaerentes, adhering junctions) gebildet, welche zwischen Ausläufern der Müllerschen Zellen und den Fotorezeptorzellen ausgebildet sind. Durch die Lücken dieses fibrillären Netzwerks treten die Innenglieder der Rezeptorzellen. In der Region der *Ora serrata* setzt sich die äussere Grenzmembran in jene Substanz fort, welche die beiden Schichten des Ziliarepithels verbindet. Als Ora serrata bezeichnet man die kreisrunde Übergangslinie der Pars optica der Retina (Netzhaut) in die Pars caeca (der blinde Anteil), welche den Ciliarkörper und die Iris überzieht. Sie ist die Übergangszone vom sehenden Teil der Netzhaut zum blinden Teil der Netzhaut. Das Pigmentepithel und die äussere Grenzmembran gehen hier in das Gewebe des Ziliarkörpers über. Die übrigen Schichten der Retina reduzieren sich zu einer Lage unpigmentierter Zellen. Diese Zellen bilden dann die äussere Lage des Ziliarepithels, d.h., die äussere Schicht des zweischichtigen Epithels des Ziliarkörpers.

Das Pigmentepithel der Netzhaut

Die pigmentierten Zellen sind einschichtig und hexagonal angeordnet und liegen der Aderhaut auf. Sie enthalten das schwarze Pigment Melanin. Von ihm ausgehend umgreifen fingerartige Fortsätze, die nach innen aufliegenden Fotorezeptorzellen. Dies dient der Ernährung und Regeneration der Fotorezeptorzellen. An ihrer Basis haben diese pigmentierten Zellen tiefe Furchen, die dem Stoffaustausch mit den Blutgefässen der Aderhaut dienen. Die pigmentierten Zellen verhindern, dass Blut aus der Aderhaut in die Retina eindringen kann[3].

Erkrankungen der Netzhaut

Wir haben den Aufbau der Netzhaut so detailliert erklärt, dass man erkennen kann, wie fein ihre Strukturen und wie sensibel ihre Nervenzellen sind. Wenn man dies weiss, so ist man nicht erstaunt, dass wir ihr Sorge tragen müssen, damit sie nicht erkrankt, durch Stoffwechselstörungen und andere Einflüsse. Im Folgenden beschreiben wir die wichtigsten Krankheiten der Netzhaut.

Die diabetische Retinopathie

Diabetes mellitus erzeugt eine Schädigung der Netzhaut, die man lange nicht bemerkt. Doch besteht die Gefahr, dass man mit der Zeit daran erblindet. In Europa und Nordamerika ist dies die häufigste Ursache einer Erblindung bei Menschen zwischen 20 und 65 Jahren. Nach 20 Jahren Krankheit erkennt der Arzt bei 90 Prozent der Diabetiker am Augenhintergrund Zeichen dieser Krankheit. Bei Menschen mit Typ-1-Diabetes erscheinen diese nach 10–13 Jahren. Wird die Krankheit entsprechend allgemeiner Auffassung optimal behandelt, so entsteht eine schwere Verminderung des Sehvermögens bei nur 5 Prozent der Diabetiker[4]. Im Mittel erblinden 20 Prozent aller Diabetiker an einer Retinopathie, Menschen mit Typ-1-Diabetes doppelt so häufig wie bei Typ-2-Diabetes. Doch findet man bei 5 Prozent aller Typ-2-Diabetiker schon bei der ersten Diagnosestellung Veränderungen im Sinne einer Retinopathie[5].

Mehrere Risikofaktoren sind bekannt, so besonders die Dauer des Bestehens der Zuckerkrankheit und eine ungenügende Behandlung. Wird der Diabetes optimal behandelt, so kann man erreichen, dass eine bereits entstandene Retinopathie nicht mehr fortschreitet. Beim heute üblichen Vorgehen der Diabetologie, ist dies nach unserer Erfahrung kaum je der Fall. Ein Diabetes des Typs 2 kann vollständig geheilt werden, solange der Insulinspiegel noch erhöht ist, da die Inselzellen noch nicht erschöpft sind. Auch ein Typ-1-Diabetes kann durch unsere vegetabile Frischkostdiät deutlich gebessert werden, sodass die Gefahr einer Retinopathie weit hinausgezögert werden kann. Wir verweisen hier auf unser Bircher-Benner Handbuch Nr. 7: „Für Diabetiker". Während der Phasen hormoneller Umstellung ist das Risiko erhöht. Auch bei Jugendlichen und schwangeren Frauen ist das Risiko für eine Retinopathie grösser. Stark erhöht ist es bei Bluthochdruck, Fettstoffwechselstörungen und bei Präeklampsie. Ganz besonders hoch ist das Risiko für Patienten, die an einer diabetischen Nierenschädigung leiden. Man unterscheidet eine nicht proliferative von einer proliferativen Retinopathie.

Die nichtproliferative Retinopathie

In diesem Stadium sind noch keine Gefässneubildungen vorhanden. Man unterscheidet milde, mässige und schwere Formen. Bei der milden Form, auch „Background-Retinopathie" genannt, findet man Gefässaussackungen der Kapillargefässe (Mikroaneurysmen). Bei weiterer Schädigung ihrer Innenschicht, die man Endothel nennt, werden die Gefässe undicht. Dies ist das Stadium der „mässigen Retinopathie". Die Blut-Retina-Schranke ist beschädigt, sodass Stoffwechselschlacken in die Retina eindringen können[6]. Im Augenhintergrund sieht man nun Ablagerungen von Fettstoffen aus dem Blutplasma. Der Augenarzt nennt sie „harte Exsudate". Weil da und dort Kapillaren verschlossen werden, entstehen punktförmige und flächenhafte Blutungen in die Netzhaut und die Venen der Netzhaut sind perlschnurartig verdickt.

Bei der schweren Form der diabetischen Retinopathie sind diese Veränderungen weiter fortgeschritten: nun gibt es viele Blutungen in der Netzhaut und Infarkte von Netzhautgefässen, die der Augenarzt „Cotton-Wool-Flecken" nennt, und die Venen der Netzhaut erscheinen jetzt nicht nur perlschnurartig, sondern segmentiert und bilden da und dort Schleifen. Daneben gibt es Stellen in der Netzhaut, die nicht mehr mit Blutgefässen versorgt sind und zudem findet der Augenarzt mehr als 20 Mikroaneurysmen. Nun entsteht ein Netzhautödem, zunächst lokal, dann diffus. Zunehmend werden Wachstumsfaktoren freigesetzt, welche Gefässneubildungen verursachen. Bei etwa 50 Prozent der Patienten geht eine schwere nicht proliferative Retinopathie innert eines Jahres in eine proliferative Retinopathie über[7,8,9].

Die proliferative Retinopathie

Diese schwere Form der diabetischen Retinopathie ist gekennzeichnet durch eine krankhafte Neubildung von Blutgefässen und zwar sowohl in der Netzhaut, als auch im Glaskörper. In den Bereichen der Netzhaut, die nicht mehr durchblutet sind, werden Botenstoffe freigesetzt, welche ein Gefässwachstum anregen. Sie „rufen sozusagen um Hilfe". Die Neubildungen entstehen bevorzugt in der Sehnervenpapille und wachsen aus den grösseren Gefässen der Netzhaut heraus. Die Wand dieser neu gebildeten Gefässe ist schwach, sodass Blutungen entstehen, besonders bei plötzlichem Blutdruckanstieg. Sobald es in den Glaskörper hineinblutet, verschlechtert sich die Sehschärfe plötzlich und drastisch. Später schrumpfen die neugebildeten Gefässe in der Netzhaut narbig zusammen, sodass sie die Netzhaut vom Untergrund abheben. Der Arzt nennt dies eine *traktive Netzhautablösung.* Dadurch wird das Auge blind und geht verloren. Die Gefässneubildungen durch diese Botenstoffe werden auch an anderen Orten im Auge sichtbar, zum Beispiel in der Iris, sodass diese rot wird, was der Arzt *„Rubeosis iridis"* nennt. Die Abflusswege des Kammerwassers werden verlegt, sodass der Innendruck im Auge schmerzhaft ansteigt. Der Arzt nennt dies ein *„rubeotisches Sekundärglaukom"*. Menschen mit Diabetes des Typs 1 leiden nach 15–20 Jahren zu 50 Prozent an einer proliferativen Retinopathie, Menschen mit Typ-2-Diabetes etwas später. Die Gefahr besteht besonders in Phasen hormoneller Umstellung, während der Pubertät oder während einer Schwangerschaft.

Die diabetische Makulopathie

Bei der Makulopathie wird die Stelle des schärfsten Sehens in der Netzhautmitte geschädigt. Dadurch verliert man nach und nach im Gesichtsfeld die zentrale Sehschärfe. Nun kann man weder Lesen, noch Auto fahren. Dies entsteht durch Fettablagerungen und eine ödematöse Schwellung der Netzhaut im Bereich der Makula, wegen der Schädigung feiner Gefässe und der Blut-Retina-Schranke. Auch kann die Makula früh geschädigt werden, wenn sie ungenügend durchblutet wird. Die diabetische Makulopathie ist häufig und kann in jedem Stadium des Diabetes entstehen.

Die augenärztliche Untersuchung

Die Spiegelung des Augenhintergrundes wird durch eine *Fluoreszenzangiografie* ergänzt, welche die Blutgefässe der Netzhaut sehr klar darstellt. Für eine LASER-Behandlung ist diese Untersuchung absolut notwendig. Seit einigen Jahren wird oft auch eine sogenannte *„Optische Kohärenztomografie (OCT)"* vorgeschlagen. Damit lassen sich Schnittbilder der Makula anfertigen. Dies eignet sich besonders zum Nachweis und danach zur Verlaufsbeurteilung des diabetischen Makulaödems. Durch diese Untersuchungen kann man schon vor dem Entstehen der Retinopathie Regulationsstörungen in den kleinen Blutgefässen der Netzhaut nachweisen[10]. Derartige Störungen des Gefässverhaltens können ein erhöhtes Schlaganfallrisiko anzeigen. Alle Formen der Retinopathie bleiben für den Patienten meist sehr lange Zeit symptomlos. Erst im Spätstadium bei Beteiligung der Makula oder einer Glaskörperblutung bemerkt der Patient eine Verschlechterung des Sehens. Diese kann langsam fortschreitend verlaufen, aber auch symptomatisch werden durch eine plötzliche Erblindung, wenn es in den Glaskörper hineinblutet.

Die Therapie der diabetischen Retinopathie

Die Grundvoraussetzung für die Behandlung der Retinopathie ist, dass der Diabetes optimal behandelt ist. Wenn einmal eine Retinopathie entstanden ist, kann sie nicht geheilt werden. Doch lässt sich durch verschiedene Behandlungsmassnahmen bei gleichzeitiger optimaler Behandlung des Diabetes eine Besserung der Gefässschäden und ein Stillstand der Erkrankung erreichen. Je früher die diabetische Retinopathie diagnostiziert und behandelt wird, desto besser sind die Erfolgsaussichten.

Der wichtigste „Arzt" ist dabei der Patient selbst, indem er die diätetische Therapie, wie sie in unserem Handbuch Nr. 7: „Für Diabetiker", beschrieben ist, konsequent durchführt. Auf Rauchen und Alkohol muss man konsequent verzichten, auch auf Kaffee und Energydrinks. Oft leiden Diabetiker an Bluthochdruck. Dieser muss ganz konsequent behandelt werden. Wenn die Arteriosklerose noch nicht zu weit fortgeschritten ist, normalisiert sich der Blutdruck mit unserer vegetabilen Rohkostdiät nach einigen Monaten, sodass die Blutdruckmittel unter ärztlicher Kontrolle allmählich abgebaut werden können.

Die Lasertherapie der Netzhaut

Sobald man in der Netzhaut Gefässneubildungen und Blutungen sehen kann, wird eine Lasertherapie vorgeschlagen[11]. Bei der sogenannten *„Panretinale Laserkoagulation"*: wird die Netzhaut an rund 1000–2000 Stellen mit dem Laserstrahl gitterförmig vernarbt. Dabei wird die Makula als Ort des schärfsten Sehens ausgespart. Die vernarbten Areale bleiben in der Regel sehfähig, da der Laser nur die äusseren Anteile, nicht aber die Fotorezeptoren zerstört. Diese Behandlung reduziert in den vernarbten Netzhautanteilen den Sauerstoffverbrauch, sodass die Makula mehr Sauerstoff erhält. Als unerwünschte Wirkung wird das Farbsehen und die Fähigkeit des Auges zur Anpassung an die Dunkelheit gestört. Wenn grossflächig vernarbt wird, kommt es zu einer Einschränkung des Gesichtsfelds und als Spätfolge überwuchern Membranen die Netzhaut, was man *„epiretinale Gliose"* nennt. Dies verschlechtert das Sehen deutlich. Wenn die Makula des Scharfsehens ödematös wird, so wird eine *„Fokale Laserkoagulation"* vorgeschlagen, um Gefässneubildungen, welche das Ödem verursachen, zu vernarben. Damit kann verhindert werden, dass sich die

Sehschärfe verschlechtert, und, nur selten, wird sie sogar etwas besser.

Injektionstherapien

Für die Therapie des diabetischen Ödems der Makula sind neue Behandlungen und Medikamente entwickelt worden. Immer häufiger werden Injektionen in den Glaskörper durchgeführt, auch wenn dies noch kein Standardverfahren ist.

Die Injektion von Dexamethason in den Glaskörper

Wenn man dieses Glukokortikoid mehrmals in den Glaskörper injiziert, kann dies das Makulaödem manchmal positiv beeinflussen. Doch kann dadurch der Innendruck des Auges ansteigen und ein grauer Star entstehen, eine Trübung der Linse[12]. Um die Neubildung von Gefässen zu hemmen werden auch Medikamente, die zur Krebsbehandlung entwickelt wurden, ins Auge injiziert, wie Bevacizumab (Avastin®), Ranibizumab, (Lucentis®) und Pegaptanib (Mugagen®). Robxistaurin kann als Tablette eingenommen werden[13].

Die operative Glaskörperentfernung

Bei andauernder Blutung in den Glaskörper oder bei einer Netzhautablösung mit Membranbildung, wird eine Entfernung des Glaskörpers *(Vitrektomie)* vorgeschlagen, wobei das Blut ausgeschält wird. Man ersetzt den Glaskörper durch Gas oder Silikonöl, um die Netzhaut wieder zu befestigen, da sie nur durch den Druck des Glaskörpers in ihrer Lage gehalten wird. In der Regel führt man gleichzeitig eine Lasertherapie durch[14].

All diese Verfahren sind wenig befriedigende Notlösungen. Darum ist die frühzeitige Verhütung der Retinopathie durch eine optimale diätetische Therapie des Diabetes entscheidend. Am Beginn einer Retinopathie kann das Fortschreiten und damit ein Sehverlust zuverlässig verhindert werden. Lange kann die diabetische Retinopathie fortschreiten, ohne wesentliche Beschwerden zu verursachen. Darum ist es für jeden Diabetiker ganz wichtig, mindestens einmal jährlich den Augenarzt aufzusuchen. Sollten Anzeichen einer diabetischen Augenerkrankung erscheinen, so müssen die Augen alle 3–6 Monate untersucht werden.
Heute gibt es auch computerunterstützte Methoden für diese Kontrollen, die aber die Sicherheit einer sorgfältigen Augenspiegelung nicht übertreffen.
Bei einer akuten Verschlechterung des Sehvermögens, neu auftretenden Problemen beim Lesen, einer Verschlechterung des Farbsehens oder visuellen Erscheinungen wie „Russregen“, sollte eine unmittelbare augenärztliche Untersuchung erfolgen[15]. Wer eine Schwangerschaft plant, muss unbedingt vorher seinen Diabetes optimal behandeln. Wir verweisen hier auf unser Bircher-Benner Handbuch Nr. 7: „Für Diabetiker“. Die hormonellen Veränderungen der Schwangerschaft verschlechtern die Situation in der Retina zu 10–26 Prozent. Der Lipidsenker Febofibrat (Lipanthyl®) kann die Verschlechterung der Retinopathie, gemäss den Studien der Hersteller dieses Medikaments, etwas verlangsamen[16]. Doch geht die Diät, welche in unserem Handbuch angegeben wird an die Ursache der diabetischen Fettstoffwechselstörung und dies ist viel wirksamer, sowohl gegen die Retinopathie, als auch gegen die anderen Folgekrankheiten des Diabetes.

Die Retinopathie pigmentosa

Diese Retinopathie ist eine degenerative Krankheit der Netzhaut, bei der die Fotorezeptoren allmählich zerstört werden. Diese Krankheit kann vererbt sein oder durch eine spontane Mutation durch toxische Medikamente, wie das in der Psychiatrie verwendete Neuroleptikum Thoridazin (Solian®) oder das Malariamittel Chloroquin (Plaquenil®) entstehen. Ist sie durch toxische Medikamente entstanden, so nennt man sie auch *„Pseudoretinitis pigmentosa“*.

Weltweit erkranken etwa drei Millionen Menschen an einer Retinitis pigmentosa, in Deutschland 30000–40000. Doch gibt es eine Dunkelziffer, da diese oft erst spät erkannt wird. Man schätzt, dass einer unter 3000–7000 Menschen daran erkrankt[17].

Oft beginnt diese Krankheit im Jugendalter oder in den mittleren Lebensjahren mit Nachtblindheit. Dann lässt die Sehkraft über Jahrzehnte allmählich nach, was enormes Leid bedeutet. Bei jedem Zweiten trübt sich zudem im Erwachsenenalter die Linse zu einem „grauen Star“[18].

Zuerst verliert man das sehen in der Nacht. Dann schränkt sich das Gesichtsfeld konzentrisch immer mehr ein, was man als „Tunnelblick“ bezeichnet. Man wird überempfindlich auf blendendes Licht und die Kontraste des Bildes werden unscharf. Immer weniger sieht man die Farben bis man schliesslich ganz erblindet. Wie schnell dies alles verläuft, hängt von der Art des genetischen Defektes ab. Die meisten Patienten erblinden bis zum 40.Lebensjahr[19]. Zuerst sterben die Stäbchenzellen von aussen nach innen allmählich ab, bis zur Makula hin. Dabei lagern sich Pigmente ein und verengen die Gefässe im Auge.

Über 71 Gene wurden identifiziert, deren Defekt die Retinopathia pigmentosa verursachen kann[20]. Die meisten dieser Gene folgen einem *„monogenetischen Erbgang“*. Dies bedeutet, dass der Defekt eines einzelnen Gens die Krankheit verursacht. So gibt es einen autosomal dominanten, autosomal rezessiven Erbgang und einen X-Chromosomal-rezessiven Erbgang, bei welchem nur Männer erkranken[21,22].

Bei rund einem Viertel der Patienten entsteht die Krankheit im Rahmen eines vererbten Syndroms, sodass auch andere Organe betroffen sind. Sie leiden an Hörstörungen, Lähmungen, Gehstörungen, Herzrhythmusstörungen, Muskelschwäche, geistigen Entwicklungsstörungen u.a. (Usher-Syndrom, Bardet-Biedl-Syndrom, Refsum-Syndrom, NBIA-Syndrom, Alport-Syndrom, Saldino-Mainzer-Syndrom).

Die Krankheit kann in früher Kindheit durch ein *Elektroretinogramm* diagnostiziert werden und der Augenarzt hat einen Sehtest zur Nachtblindheit. Erhärtet sich der Verdacht, so wird eine *DNA-Analyse* vorgeschlagen. Derzeit befinden sich zudem DNA- und Protein-Chips in Entwicklung, welche eine schnellere Diagnose ermöglichen sollen. Dadurch kann die Familie genetisch besser beraten werden. Die Krankheit muss von einer *Choroideremie* abgegrenzt werden, einer sehr seltenen angeborenen Krankheit bei Männern, mit fortschreitender Degeneration (Atrophie) der Aderhaut.

Die Mikrostromtherapie der Retinitis pigmentosa

Bei einer klinischen Studie wurden 82 Patientinnen während zehn Tagen entweder mit Mikrostrom *(Savir-Therapie)* oder mit einer stromlosen Placebo-Therapie behandelt. Für die Mikrostrom-Behandlung wurden Elektroden oberhalb und neben den Augen aufgeklebt und über diese wurden den Patienten täglich 40 Minuten lang ganz leichte Stromimpulse verabreicht. Nach nur zehn Tagen Mikrostrom-Therapie verbesserte sich bei zwei Dritteln der Studienteilnehmer die Sehleistung deutlich, da sich das Neuronen-Netzwerk im Gehirn erholte. Auch die Durchblutung des Gehirns verbesserte sich. So konnten die Nervenzellen der Sehrinde des Grosshirns wieder Signale mit denjenigen des Stirnlappens austauschen, um aus dem Sehimpulsen der Augen wieder Bilder zu erzeugen. Die Patienten konnten danach deutlich besser sehen. Man nimmt an, dass diese Therapie „schlummernde" Neurone aktiviert. Diese Therapie hat kaum Nebenwirkungen oder Risiken. Bei über 2000 Patienten wurde bislang kein einziges Ereignis schwerwiegender Störungen durch diese Therapie beobachtet. Die dort verwendeten Stromimpulse sind so schwach, dass man sie kaum auf der Haut spüren kann. Bei geschlossenen Augen sehen die Patienten während der Behandlung manchmal kurze Lichtblitze. Die angewandten Stromimpulse sind deutlich geringer als diejenigen eines Herzschrittmachers. Diese Therapie ist ganz neu, sodass die Langzeitwirkung noch nicht beurteilt werden kann.

Die Netzhautablösung

Lateinisch nennt man sie *„Ablatio retinae"* oder *„Amotio retinae"*. Dabei lösen sich die inneren Anteile der Netzhaut, die „Neuroretina" von ihrer Versorgungsschicht, dem retinalen Pigmentepithel ab. Dies ist ein augenärztlicher Notfall. Wenn man nicht sofort dagegen einschreitet, geht die Ablösung weiter in Richtung der Stelle des Scharfsehens, der Makula. Die Gefahr dieser Ablösung besteht vor allem bei *Kurzsichtigkeit.* Die Häufigkeit wird mit 0,71 Prozent bis 3,2 Prozent angegeben je nach deren Grad. Bei Augen extrem kurzsichtiger Menschen, mit –15 Dioptrien, ist das Risiko mehr als 100-mal grösser und zwar besonders bei Menschen zwischen dem 20. und 40. Altersjahr.

Bei sehr starker Kurzsichtigkeit wird oft eine operative Korrektur vorgeschlagen, die sogenannte *„LASIK-Operation" (Die Laser-in-situ-Keratomileusis)*. Dabei korrigiert man die Fehlsichtigkeit mit Hilfe eines „Excimerlasers" ausschliesslich im Inneren der Hornhaut. Eine gross angelegte Studie wies nach, dass Netzhautablösungen nach diesem Eingriff bei einer Kurzsichtigkeit von bis zu –10 Dioptrien eher seltener vorkommen, wenn auch immer noch im ersten Jahr zu 0,05 Prozent, nach fünf Jahren zu 0,15 Prozent und nach 10 Jahren zu 0,19 Prozent[23].

Die Neuroretina liegt dem Pigmentepithel normalerweise direkt auf, ist allerdings nur an der Austrittsstelle des Sehnervs und in ihrer äussersten Peripherie hinter der Iris fest mit ihm verbunden. Im Übrigen wird der enge Kontakt durch eine aktive Pumpleistung des Pigmentepithels und die Verzahnung der Stäbchen und Zapfen mit den Pigmentepithelzellen aufrechterhalten. Die intakte Neuroretina wird also vom Pigmentepithel gleichsam angesaugt.

Man unterscheidet folgende Arten der Netzhautablösung

Die rissbedingte Netzhautablösung (Rhegmatogene amotio retinae)
Zugkräfte von Anheftungsstellen des Glaskörpers an die Neuroretina können Risse erzeugen. Diese Risse ermöglichen das Eindringen von Flüssigkeit zwischen die Neuroretina und das Pigmentepithel. Dadurch verschwindet der Sog zwischen den beiden Schichten. An der Stelle des Risses löst sich die Netzhaut sofort ab, doch strömt innerhalb von Stunden weitere Flüssigkeit zwischen die beiden Schichten hinein, sodass sich die Ablösung innert Stunden über die gesamte Netzhautfläche ausdehnen kann[24].

Die zugbedingte Netzhautablösung (Traktive amotio retinae)
Auf der Netzhautoberfläche können sich bei verschiedenen Erkrankungen, wie z. B. der diabetischen Retinopathie, Bindege-

websmembranen ausbilden. Diese Membranen haften an einigen Punkten fest an der Netzhaut. Sie neigen zum Schrumpfen und ziehen dabei die Netzhaut zeltartig von ihrer Unterlage ab.

Die Netzhautablösung durch Einlagerung von Flüssigkeit (Seröse amotio retinae)
Werden Netzhautgefässe, z. B. durch eine Entzündung, geschädigt oder die Pumpfunktion des Pigmentepithels geschwächt, so kann sich Flüssigkeit unter der Neuroretina ansammeln, sodass die Retina sich ablöst. Dies nennt man auch *Retinopathia centralis serosa*. Selten kann dies auch angeboren sein.

Die tumorbedingte Netzhautablösung
Ein Tumor unter der Netzhaut kann die Netzhaut durch seine Raumforderung ablösen oder dadurch, dass er Flüssigkeit unter die Netzhaut bringt.

Die durch Druckwellen bedingte Netzhautablösung
Diese entsteht bei Menschen, die Feuerwaffen mit Munition grösseren Kalibers mit Mündungsbremsen bedienen. Die nach hinten, zum Schützen hin umgelenkten Verbrennungsgase erzeugen im Augapfel Druckwellen, welche die Netzhaut schädigen, sodass sie sich ablöst.

Die Symptome der Netzhautablösung
Besonders bei der durch Risse verursachten Ablösung sieht man *Blitze* (Photopsien) und dichte, schwarze oder rote Flecken. Der Augenarzt nennt dies *„Russregen"* wegen Blutungen und das Gesichtsfeld schränkt sich vorhang- und balkenartig ein, sobald die Ablösung sich ausbreitet[25]. Nur selten löst sich die Netzhaut vorerst unbemerkt ab.

Bei solchen Symptomen muss man den Kopf stillhalten und unverzüglich in die Notfallaufnahme einer Augenklinik gebracht werden, sonst riskiert man, blind zu werden.

Würde man die Ablösung nicht sofort behandeln, so würde das Auge schmerzhaft schrumpfen *(Phthisis bulbi)* und würde man das Auge verlieren.

Die Therapie der Netzhautablösung
Früh erkannt und schnell behandelt, durch Argon-Lasertherapie, Kryokoagulation oder eine eindellende Plomben-Operation, kann das Augenlicht in aller Regel gerettet werden. Das Vorgehen ist abhängig von der Ursache, der Lage und Ausdehnung. Löcher, Traktionen usw. in der unteren Hemisphäre des Auges, werden meistens chirurgisch, durch Tamponaden mit Silikonöl behandelt.

Die pneumatische Retinopexie
Bei dieser Methode bringt man ein Gasgemisch in das Auge, zum Beispiel Perfluorethan, Perfluorpropan, Octafluorpropan, Schwefelhexafluorid oder Stickstoff[26]. Durch eine entsprechende Haltung des Kopfs kann die abgelöste Retina an das Pigmentepithel angelegt werden. Nach einigen Wochen wird das Gas aus dem Auge ganz von selbst resorbiert. Diese Behandlung muss aber immer mit der sogenannten *Kryopexie* oder einer Laserbehandlung alleine oder mit beidem kombiniert werden[27].

Die Laserbehandlung
Ist die Ablösung noch klein, so kann man sie mit einer LASER-Behandlung aufhalten. Man erzeugt um die Ablösung herum Narben, welche nach etwa fünf Tagen die Neuroretina und das Pigmentepithel fest miteinander verbinden.

Die Operative Behandlung mittels Plombe, Cerclage und Glaskörperentfernung
Das Ziel der Operation ist ein Verschluss der Netzhautablösung und eine Entspannung des Glaskörperzugs. Man näht speziell geformte Kunststoffpolster (Plomben) hinein oder man umschlingt den Augenapfel zirkulär mit flexiblen Silikon-

bändern oder -schläuchen. Dadurch drückt man den Augapfel ein, sodass die Netzhaut wieder auf das Pigmentepithel zu liegen kommt. Heute verbindet man dies bei älteren Patienten meistens damit, dass man den Glaskörper und Membranen, die an der Netzhaut ziehen, entfernt, verschliesst das Auge und füllt Gase oder Flüssigkeiten in das Auge ein. Bei jungen Patienten mit noch klarer Augenlinse versucht man aber, ohne Glaskörperchirurgie zum Erfolg zu kommen, da alle Tamponaden eine frühe Linsentrübung (Katarakt) bewirken können.

Die Kryo-Chirurgie (Kryoretinopexie)
Ist der Riss zu gross oder zu weit in der Peripherie des Auges, so kann er durch einen kryochirurgischen Eingriff behandelt werden. Bei diesem Verfahren wird ein Kältestift auf der Aussenseite des Auges aufgesetzt und die Wirkung auf die Netzhaut durch die Pupille beobachtet. Dieser Eingriff dauert nur etwa 20 Minuten.

Ist eine Entzündung oder ein Tumor vorhanden, so muss dies natürlich behandelt werden. Menschen mit Risiko für eine Netzhautablösung, mit starker Kurzsichtigkeit, schlecht eingestelltem Diabetes, familiär gehäufter Netzhautablösung oder einer Netzhautablösung am anderen Auge, müssen ihre Netzhaut regelmässig durch den Augenarzt auf Schwachstellen untersuchen lassen. Frühgeborene Kinder sind für eine Netzhautablösung gefährdet. Sie müssen in den ersten Lebenswochen untersucht werden, um das Frühstadium einer *Frühgeborenenretinopathie* zu erkennen, welche unbehandelt zur Netzhautablösung führt.

Die zentrale, seröse Netzhautschädigung

Sie wird auch *Chorioretinopathia centralis serosa (CRCS)* genannt. Bei dieser Krankheit gelangt an der Stelle des Scharfsehens Flüssigkeit aus den Blutgefässen der Aderhaut unter die Schichten der Netzhaut und löst sie, örtlich begrenzt, vom Pigmentepithel ab. Dadurch wird die Netzhaut der Makula nicht mehr mit Nährstoffen und Sauerstoff versorgt. Dabei entsteht inmitten des Gesichtsfelds ein grauschwarzer Fleck *(Zentralskotom)*. Daneben verändert sich wegen der lokalen Abhebung die Lage der Netzhaut, sodass Verzerrungen des Bildes entstehen *(Metamorphopsie)*. Diese Krankheit heilt zu 68 Prozent innerhalb von 4 Monaten und zu 84 Prozent nach 6 Monaten spontan aus. Seltener wird dies chronisch und wird mit Medikamenten, Lasertechniken und Injektionen in den Glaskörper behandelt[28].

Die Symptome sind je nach der Ausdehnung und Lage der Netzhautanhebung verschieden. Anfangs hat man meistens nur das Gefühl einer leichten Blendung. Befindet sich das Leck im Bereich der zentralen Netzhaut, der Makula, so ergeben sich starke Verzerrungen. Befindet sich dieses ausserhalb der Makula, so werden manchmal nur kleine exzentrisch gelegene, schillernd farbige Flecken oder Ringe wahrgenommen. Besonders fallen diese beim Blinzeln und im Halbdunkeln auf, vor Tabellen, am Bildschirm oder wenn man weisse Flächen betrachtet. Arbeitet man mit Tabellen, so sieht man eine Verzerrung von geraden Linien zu Wellen und Verwerfungen.

Die anerkannten Risikofaktoren für die zentrale, seröse Netzhautablösung
Sie entsteht besonders bei weitsichtigen Männern zwischen 30–50 Jahren und sechsmal häufiger als bei Frauen und zwar besonders wenn sie unter Stress leiden,

nachts Atempausen haben (Schlaf-Apnoen oder Glukokortikoide einnehmen. Auch ist eine Fehlbesiedlung des Magens mit dem Bakterium Helicobacter pylori mit dieser Augenkrankheit assoziiert.

Die Therapie der zentralen Netzhautablösung

Wegen der Tendenz zur Spontanheilung, wird eine Therapie meistens erst nach 4 Monaten empfohlen, es sei denn, Gefässneubildungen sind entstanden. Jeder zweite Patient erleidet ein Rezidiv. Dieses muss in der Regel behandelt werden.

Die medikamentöse Hemmung von Mineralokortikoid-Rezeptoren

Da es Hinweise gibt, dass bei dieser Krankheit in der Aderhaut Rezeptoren für Minerlokortikode aktiviert seien, wird oft eine Therapie mit Spironolacton (Aldactone®) empfohlen[29,30]. Daneben verschreiben einige Augenärzte das Medikament Eplerenon (Inspra®). Doch hat eine gross angelegte Studie aus dem Jahr 2020 nachgewiesen, dass dieses nicht wirksamer ist als ein Placebo[31].

Die Argon-Lasertherapie

Ist in der Fluoreszenzangiografie ein klarer Quellpunkt zu sehen, der sich ausserhalb der Stelle des Scharfsehens, der Makula, befindet, ist eine Laser-Verödung möglich. Dadurch wird die angesammelte Flüssigkeit besser resorbiert, ohne die Gefahr, die Sehschärfe zu vermindern oder die Gefahr eines Rezidivs negativ zu beeinflussen[32].

Die Mikropuls-Laser Therapie

Bei diesem Verfahren versucht man, ohne Schädigung der Netzhaut, selektiv das retinale Pigmentepithel zu stimulieren, um dort Reparaturvorgänge auszulösen, die eine Resorption der krankhaften Flüssigkeit bewirken. Diese Verfahren scheinen hinsichtlich der Verbesserung des Sehens und der Komplikationen vergleichbar zu sein, doch soll dieses Verfahren der fotodynamischen Therapie unterlegen sein[33].

Die „Half-dose/half-fluence" fotodynamische Therapie (PDT)

Bei dieser Methode wird ein fotosensibles Medikament namens Verteporfin intravenös verabreicht. Nach 15 Minuten wird der betroffene Bereich der Stelle des Scharfsehens, der Makula, mit einem nicht-thermischen Laser der Wellenlänge von 693 nm bestrahlt. Dies bewirkt, dass im Gefässsystem freie Radikale freigesetzt werden, welche die Gefässwände beschädigen. Durch die natürlichen Reparaturvorgänge des Organismus werden die Gefässe besser abgedichtet. Der Name dieser Methode kommt daher, dass man bei der Behandlung der Makula entweder die Dosis des Medikaments oder die Dosis der Laserbestrahlung halbieren muss. Für viele Augenärzte ist dies bei einem chronisch rezidivierenden Verlauf die Methode der Wahl geworden.

Die sogenannte „Anti-VEGF Therapie":

Bei jedem vierten Patienten entsteht mit der Zeit eine Gefässneubildung. Dies kann durch Injektionen mit Ranibizumab (Lucentis®), Aflibercept (Zaltrap®, Elea ®) oder Bevacizumab (Avastin®, Zizumeb®) reduziert werden, wodurch sich das Sehvermögen verbessert[34].

Die diätetische Therapie der zentralen, serösen Netzhautschädigung

Nächtliche Atempausen gelten als Risikofaktoren für diese Krankheit. Diese können diätetisch angegangen werden. Hauptursache dieser Schlafapnoen sind Übergewicht, ein Mangel an lebendiger vegetabiler Nahrung und der weitverbreitete, inzwischen von manchen Ärzten empfohlene Rotweinkonsum. Die roten Blutkörperchen sind mit 7 Tausendstel Millimetern Durchmesser absichtlich grösser als der Innendurchmesser der Kapillaren. Dies ist von der Natur so eingerichtet, damit die Blutkörperchen sich beim Durchgang durch die Kapillaren einrollen müssen. Durch dieses Einrollen nehmen sie in der Lunge viel mehr Sauerstoff auf und geben im ganzen Körper viel mehr Sauerstoff an die Gewebe ab. Durch die allgemein verbreitete Fehlernährung und Mangel an lebendigen Vegetabilien verlieren die roten Blutkörperchen die Fähigkeit, sich einzurollen und sinkt der Sauerstoffgehalt der Gewebe so stark ab, dass nachts im Schlaf Atempausen entstehen, welche eine bedeutende Ursache für die zentrale, seröse Netzhautablösung ist. Durch die Umstellung der Ernährung auf eine vegetabile Vollwertkost mit mindestens 70 Prozent Rohkostanteil normalisiert sich die Sauerstoffspannung in den Geweben und verschwinden die Schlaf-Apnoen zuverlässig. Nach unserer jahrzehntelangen Erfahrung kann die zentrale, seröse Netzhautschädigung durch eine reine Rohkostdiät über mehrere Monate zuverlässig und dauerhaft ausgeheilt werden. Dieser Weg ist in unserem Bircher-Benner Handbuch Nr. 4: „Frischsäfte, Rohkost und Früchtespeisen", eingehend beschrieben, mit Diätplänen und Rezepten, bereit zur praktischen Anwendung. Dabei muss konsequent auf Alkohol, Kaffee und andere koffeinhaltige Getränke verzichtet werden. Ganz wichtig ist dabei eine neue Lebensordnung, mit wann immer möglich 3 Stunden Vormitternachtsschlaf, einer Mittagsruhe und regelmässigem Wandern und besserem Umgang mit Stress. Auch bei Übergewicht ist die Sauerstoffspannung in den Geweben erniedrigt. Eine Vielzahl von wissenschaftlichen Arbeiten hat belegt, dass eine nachhaltige Gewichtsreduktion durch die allgemein üblichen rein kalorienreduzierten Diäten nicht gelingt, da man danach immer sogleich wieder beim Ausgangsgewicht ankommt. Beim Übergewicht ist eine massive Übersäuerung und Stoffwechselstörung vorhanden. Eine bleibende Gewichtsreduktion, bis zum Idealgewicht, ist ohne Hunger zu leiden möglich mit einer Diät, welche in erster Linie die Stoffwechselstörung und die Verschlackung der Bindegewebe sowie die Insulin- und Leptinresistenz behebt. Dieser Weg ist in unserem Bircher-Benner Handbuch Nr. 26: „Für Gewichtsprobleme, Adipositas und Anorexie", eingehen erklärt, bereit zur praktischen Anwendung. Ein Weg, der sich lohnt. Durch diese Massnahmen heilt die zentrale, seröse Netzhautschädigung zuverlässig und dauerhaft aus, auch die Fehlbesiedlung des Magens mit dem Bakterium Helicobacter pylori, welche nicht umsonst mit dieser Augenkrankheit assoziiert ist.

Die Makuladegeneration

Dies ist eine degenerative Erkrankung der Stelle des Scharfsehens der Netzhaut, der Makula lutea. Dabei lässt die Sehschärfe inmitten des Gesichtsfelds immer mehr nach und es entsteht eine hochgradige Sehbehinderung, bis hin zur Erblindung. Weltweit sind heute 30–50 Millionen Menschen betroffen. Wie alle anderen degenerativen Zivilisationskrankheiten, wird auch die Makuladegeneration jedes Jahr häufiger. In den Industrieländern ist sie die häufigste Ursache einer Erblindung bei über 50-jährigen Menschen[35]. Man schätzt, dass bis 2040 dreihundert Millionen Menschen daran erkranken werden. Die weitaus häufigste Form ist die sogenannte *„senile oder altersbedingte Makuladegeneration (AMD)“*. Dass sie immer häufiger wird, kann keineswegs nur durch das Älterwerden der Menschen erklärt werden. Auch bei immer jüngeren Menschen ist sie immer häufiger geworden und verursacht 32 Prozent der Neuerblindungen, gefolgt vom Glaukom und der diabetischen Retinopathie mit je 16 Prozent. In Europa leiden 67 Millionen betagte Menschen an einer Makuladegeneration und jedes Jahr werden rund vierhunderttausend neue Diagnose gestellt[36]. In Deutschland leiden etwa zwei Millionen Menschen daran und in Österreich etwa 125 000 Menschen. Es gibt auch angeborene und juvenile Formen der Makuladegeneration. Diese sind aber selten und mit anderen Fehlbildungen kombiniert.

Die Degeneration geht nicht vom Nervengewebe der Netzhaut aus, sondern vom retinalen Pigmentepithel, der Bruchschen-Membran, welche die Aderhaut (Choroidea) mit dem retinalen Pigmentepithel verbindet. Bei der altersbedingten Makuladegeneration findet man in die Zellen des Pigmentepithels eingelagerte Stoffwechselschlacken, besonders Lipofuscin. Dieses degenerative Protein bewirkt, dass die Zellen des Pigmentepithels allmählich zugrunde gehen. Dabei sterben auch die darüberliegenden Fotorezeptoren ab, sodass das zentrale Gesichtsfeld immer schwächer wird[37]. Nach jüngeren Studien beginnt die Erkrankung mit einer Alterung und zunehmenden Degeneration der Aderhaut, wodurch die Netzhaut nicht genug Nahrung und Sauerstoff erhält[38].

Rauchen gilt als grösster Risikofaktor, aber auch ein Bluthochdruck, an welchem in den Industrieländern mehr als jeder zweite Erwachsene leidet. Man findet einen hohen Homocysteinspiegel und einen Mangel an Vitamin B12[39]. Als weitere Risikofaktoren gelten Defekte an den Genen CFH, C3 und ARMS2. Allerdings sollen diese nur das Erscheinen dieser Krankheit begünstigen und für deren Verlauf nicht von Bedeutung sein[40,41]. Bei der Makuladegeneration wachsen Gefässe durch die Bruchsche Membran hindurch, in das retinale Pigmentepithel hinein.

Kurzsichtigkeit begünstigt das Entstehen einer Makuladegeneration. Daneben gibt es genetisch bedingte, sogenannte *„Makuladystrophien“*, wie den Morbus Best und den Morbus Stargardt, und eine sogenannte *„inverse Retinopathia pigmentosa“*, bei welcher die Makula zuerst befallen wird, doch sind diese Ursachen selten. Eine weitere Ursache sind toxische Medikamente, zum Beispiel Chloroquin, das als Malariaprophylaxe oder zur Behandlung von Rheuma verschrieben wird. Sie kann auch durch eine Entzündung entstehen *(Presumed Ocular Histoplasmosis Syndrom, POHS)*, doch sind diese Ursachen sehr selten.

Man unterscheidet zwei Formen der Makuladegeneration:

Die trockene Makuladegeneration

Diese Form betrifft ca. 80 Prozent der Erkrankungen, verursacht aber nur 5–10 Prozent der Erblindungen. Sie beginnt mit einer Ablagerung sogenannter „Drusen". Dies sind *Lipofuszine*, degenerative Eiweisse, die als Stoffwechselschlacken abgelagert werden und zudem eine gestörte Durchblutung der Aderhaut. In fortgeschrittenem Stadium entsteht ein flächiger Zelltod des retinalen Pigmentepithels, vom Augenarzt *„geografische Atrophie"* genannt. Obschon sie an sich meistens recht langsam fortschreitet, kann der Sehverlust auch rasch entstehen[42].

Die feuchte Makuladegeneration (Retinopathia centralis serosa [RCS])

Bei der feuchten (exsudativen) Makuladegeneration bilden sich unter der Netzhaut flächige Gefässmembranen, in denen Flüssigkeitsansammlungen oder Blutungen entstehen. Dadurch wird man schnell leseblind. Im Endstadium wird die Makula schliesslich narbig umgewandelt[43]. Äusserst selten können sich auch bei einer trockenen Makulopathie Gefässmembrane bilden, die dann ebenfalls wie eine feuchte Makuladegeneration behandelt werden müssen. Heute werden Medikamente eingesetzt, welche die Gefässneubildung hemmen sollen. Diese können den Verlauf aber nicht aufhalten, jedoch etwas verlangsamen[44].

Die Makuladegeneration bewirkt folgende Sehstörungen

Zuerst wird das Bild immer weniger scharf, sodass das Lesen schwierig wird. Das Sehen verliert an Kontrast und Farbe. Man wird empfindlich auf Licht, fühlt sich rasch geblendet. Dann geht das Sehen im Zentrum des Gesichtsfelds verloren. Wohl kann man eine Uhr erkennen, aber nicht die Zeit ablesen und man kann die Gesichtszüge der Menschen nicht mehr erkennen. Das äussere Gesichtsfeld bleibt aber intakt, sodass man sich weiterhin orientieren kann. Auch in der Dämmerung kann man noch relativ gut sehen, da die Stäbchen ausserhalb der zentralen Netzhaut nicht beschädigt werden.

Die Diagnose der Makuladegeneration

Mit dem *Amsler-Gitter-Test* kann man die Makuladegeneration früh erkennen und man kann ihn auch selbst durchführen, um den Verlauf zu beobachten. Man deckt das andere Auge ab und hält den Test 40–50 cm vor sich hin. Auf dem Testblatt gibt es Rasterlinien. Bei Makuladegeneration erscheinen die Linien verkrümmt und man sieht dunkle Stellen, die wie Löcher erscheinen. Der Augenarzt untersucht das zentrale Gesichtsfeld mittels *„Perimetrie"*.

Damit kann man Ausfälle im Gesichtsfeld ausserhalb des zentralen Sehens beurteilen. Die präzisere Untersuchung erfolgt mit der *„Scanning-Laser-Ophthalmoskopie"* mit einem Retina Tomograf der *„optischen Kohärenztomografie"*, der *„Fluoreszenzangiografie"* oder durch hochauflösende mikroskopische Untersuchungen[45,46].

Die offizielle anerkannte Verhütung und Therapie der Makuladegeneration

Die trockene Makuladegeneration wird anders behandelt, als die feuchte. Gegen die trockene Makuladegeneration wird geraten, auf das Rauchen und Alkohol ganz strikt zu verzichten, da dies als Gift für das Auge betrachtet wird. Auch wird jegliche Art andauernden Stresses als sehr schädlich betrachtet. In zahlreichen Studien wurde nachgewiesen, dass die kaltweissen *LED-Leuchten* die Netzhaut massiv schädigen und bei Tieren und Menschen die Degeneration der Makula verursachen[47,48,49,50,51,52,53,54,55]. Die Augenärzte empfehlen, dass man auf keinen Fall LED-Leuchten verwende und sich auch vor dem UV-Lichtspektrum der Bildschirme durch Brillen schützt, welche dieses ausfiltern. Dass die Ernährung auf diese Krankheit einen grossen Einfluss hat, ist offiziell anerkannt, jedoch ohne konsequente Diätempfehlungen. In einer Studie wurde 40-jährigen Frauen, die mindestens drei Risikofaktoren für eine Herz-Kreislauf-Krankheit hatten, während 7 Jahren mit 50 mg Vitamin B6, 1000 µg Vitamin B12 und 2500 µg Folsäure behandelt, mit dem Ziel, den Homocysteinspiegel zu senken. Dadurch erkrankten sie weniger an einer trockenen Makuladegeneration als eine Vergleichsgruppe[56].

Die offizielle Therapie der trockenen Makuladegeneration

Die Therapie mit Lutein

Noch immer besteht die Ansicht, dass es keine kausale Therapie gebe, obschon die diätetischen Ursachen und oxidativer Stress als Ursache bekannt sind.
Man versucht das Pigment in der Makula zu vermehren und zu verhindern, dass die oxidativen Veränderungen weiter fortschreiten. In der Regel erhalten die Patienten den sekundären Pflanzenstoff *Lutein* in hoher Dosierung (10 mg), um das Fortschreiten der Degeneration zu verlangsamen. Dass dies wirksam ist, wurde in einer Studie des North Chicago VA Medical Centers bestätigt[57]. Lutein ist vor allem in grünem Gemüse wie Spinat, Grünkohl, Brokkoli, Paprika, Kürbis und Erbsen enthalten und in vielen Früchten, wie Nektarinen, Pfirsich, Aprikosen und Orangen, im Mais und im Eidotter. Die Nahrung muss Lutein wie Vitamine in grosser Menge enthalten. Eier sind aber hierfür nicht geeignet, da sie für eine gegen die Makuladegeneration wirksame Diät zu viel Eiweiss und gesättigte Fette enthalten.

Die Senkung des Homocysteinspiegels

Als zweiter Therapieansatz will man den Homocysteinspiegel senken, durch die Vitamine B6, B12 und Folsäure. Das Homocystein ist eine in der Natur vorkommende α-Aminosäure, die aber nicht an Eiweiss gebunden ist. Bei einem hohen Homocysteinspiegel im Blutserum entstehen Schäden an der Innenschicht der Gefässe, dem Endothel und im Gehirn. Dies gilt als Risikofaktor für die Makuladegeneration, die koronare Herzkrankheit und Demenz. Eine hoher Hyomocysteinspiegel ist die Folge der allgemein verbreiteten Fehlernährung. Er ist mit Übergewicht, Mangel an Folsäure- und Vitamin B6 und B12, Kaffeekonsum, Rauchen, Alkohol, und Bewegungsmangel assoziiert.

Die offizielle Therapie der feuchten Makuladegeneration

Der derzeitige Therapiestandard zur Behandlung der feuchten Makuladegeneration umfasst die Injektion von Hemmern des Gefässwachstums, den sogenannte „*Anti-VEGFs* (Anti-Vascular Endothelial Growth Factor“, in den Glaskörper. Derzeit wird vor allem Ranibizumab (Lucentis®) dazu verwendet, daneben Aflibercept (Eylea®) und als kostengünstigere Off-

Label-Behandlung Bevacizumab (Acastin®)[58,59], das sonst gegen verschiedene Krebsarten verwendet wird und Pegaptanib (Macugen®). Diese Therpien sollen den Verlauf etwas abbremsen, können ihn jedoch nicht aufhalten. Weitere Hemmer des Gefässwachstums sind Cortistatine.

Neuere Forschungsansätze

Mittlerweile gibt es auf der Basis von embryonalen *Stammzellen* neue Therapiemöglichkeiten. Seit dem April 2011 laufen zwei von der US-amerikanischen Food and Drug Administration (FDA) genehmigte Patientenversuche[60]. Dabei werden älteren Patienten mit trockener Makuladegeneration embryonale Stammzellen des Pigmentepithels in die Netzhaut des Auges injiziert. Dadurch soll eine deutliche Verbesserung des Sehens erreicht worden sein [61]. Bei anderen Versuchen injizierte man bei Patienten mit trockener Makuladegeneration Lapalizumab in den Glaskörper. Dieses Medikament soll das Komplementsystem des angeborenen Immunsystems hemmen. Dadurch soll sich die Degeneration um rund 20 Prozent verlangsamt haben[62]. Bei der feuchten Makuladegeneration verliert man die Sehkraft sehr schnell. Darum versucht man durch die Injektion sogenannter „Anti-VEGF-IVOM" Medikamente in den Glaskörper, welche das Gefässwachstum hemmen sollen, das Fortschreiten der Degeneration zu verlangsamen, durch eine Verödung der Gefässe mit Laserstrahlen oder durch eine sogenannte „Photodynamische Therapie", die Makuladegeneration zu verlangsamen.

Die Ernährung und die Makuladegeneration, oxidativer Stress und Lipofuszin

Lipofuszin wird auch als „Alterspigment" bezeichnet. Es ist ein gelbbrauner quervernetzter Niederschlag, bestehend aus oxidierten Eiweissen und Lipiden, die sich im ganzen Körper einlagern, besonders in die Zellorganellen des Herzmuskels, der Leber, der Nervenzellen und in die Zellen des Pigmentepithels der Netzhaut. Das Lipofuszin zerstört die Zellorganellen, sodass die Zellen durch Apoptose absterben. Mit zunehmendem Alter verdichtet sich dieses endogene Pigment und verfärbt auch die Haut stellenweise bräunlich. Lipofuszin entsteht als Schlackenstoff durch die Wirkung von oxidativem Stress auf Proteine (Proteinperoxidation) und auf Lipide (Lipidperoxidation)[63]. In der Netzhaut schädigt eingelagertes Lipofuszin das Pigmentepithel, bis es vorerst fleckenweise, dann immer weitergehend, abstirbt, mitsamt den darüberliegenden Fotorezeptoren. Da dies vorerst fleckenweise geschieht, nennt dies der Augenarzt eine „geografische Atrophie". Oxidativer Stress entsteht im Menschen durch die allgemein verbreitete Fehlernährung mit Fleisch, tierischen Fetten, viel Milchprodukten, Zucker, Weissmehlspeisen, Kaffee und Alkohol, aber auch durch LED-Licht und die gepulste Hochfrequenzstrahlung von Mobilfunk, WLAN-Boxen, kabellosen DECT-Telefonen und anderen drahtlosen Verbindungen. Dadurch werden die zarten Bindegewebe zunehmend mit hochreaktiven Oxidationsprodukten, sogenannten reaktiven Oxygen-Spezies (ROS), angefüllt. Diese sind so reaktiv, dass sie energiereiche Moleküle, wie das Wassermolekül, Schwefelwasserstoff, Nitroxygen und Schwefelwasserstoffmoleküle zu freien Radikalen aufspalten. Diese freien Radikale sind so reaktiv, dass sie Eiweissmoleküle zu degenerativen unlöslichen Amyloiden wie Lipofuscin, die mehrfach ungesättigten Lipide der Zellmembranen und der weissen Substanz des Nervensystems und die genetische Substanz, die DNA in den Zellen aufspalten. Dadurch bewirken sie eine zunehmende Degeneration in der Netzhaut, neurodegenerative Krankheiten, Herz-Kreislauf-Krankheiten, Schäden in allen Organen, auch in den Nieren und Krebs. Statt die Menschen konsequent über diese Ursache der Makuladegeneration aufzuklären und alles daran zu setzen, dass sich deren Ernährungsweise ändert, sucht die beflissene Pharmaindustrie bis anhin erfolglos nach Substanzen, welche das Lipofuscin in der Netzhaut abbauen sollen, denn diese degenerative Krankheit ist so verbreitet, dass Milliarden winken[64,65]. Eine Ernährung mit viel Omega-3-Fettsäuren vermindert das Risiko einer Makuladegeneration sowie eine hohe Dosis der antioxidativ wirkenden Vitamine C und E sowie Beta-Carotin aus Obst und Gemüse und Zink[66].

Viele Studien, unter anderen die randomisierten kontrollierten Studien (RCTs): „Age-Related-Eye-Disease Study (AREDS)“ und „AREDS2“, haben eine bedeutende Rolle der Nahrungsergänzung mit Mikronährstoffen gegen das Risiko einer Progression in frühen Stadien der Makuladegeneration gezeigt. Wissenschaftlich wurde nachgewiesen, dass eine Dysbiose der Darmflora, chronische Entzündung und eine geschädigte Schleimhautbarriere im Darm eine wesentliche Teilursache der Makuladegeneration ist. Eine Ernährung mit viel Fett, Zucker, Weissmehlspeisen und Fruktose, welche die Nahrungsindustrie vielen Nahrungsmitteln als Geschmacksverstärker zufügt, und die arm ist an Vitamin C, D, E, Zink, Beta-Carotin, Lutein, Zeaxanthin aus Früchten und Gemüsen und arm ist an Omega-3-Fettsäuren, ist mit dem Entstehen einer Makuladegeneration assoziiert[67].

Die Bedeutung der Carotinoide für die Netzhaut

Die Netzhaut benötigt viel *Lutein* und *Zeaxanthin* durch unsere Nahrung, als Antioxydantien gegen degenerative Veränderungen. In verschiedenen klinischen Studien und Kohortenstudien wurde bestätigt, dass eine Nahrung, die reich ist an diesen sekundären Pflanzenstoffen, einen hohen Schutz bietet gegen die Makuladegeneration. Lutein und Zeaxanthin gehören zur Stoffklasse der Carotinoide. Als Carotinoide bezeichnet man eine Gruppe von etwa 600 in der Natur vorkommenden sogenannten sekundären Pflanzenstoffen (Phytochemicals) mit starker biologischer Wirkung. Deren wichtigster Vertreter ist das β-Carotin. β-Carotin lässt sich relativ leicht in 2 Vitamin-A-Einheiten aufspalten und wird deshalb auch als Provitamin A bezeichnet. Das Vitamin A (Retinol) ist für den eigentlichen Sehprozess, der Umwandlung der Lichtsignale in Nervensignale, notwendig. Lutein und Zeaxanthin erzeugen nur etwa ¼ an Vitamin-A-Aktivität.

Diese beiden Carotinoide, Lutein und Zeaxanthin, werden als Pigment in der Retina, angereichert und zwar besonders im sogenannten „gelben Fleck“ in der Makula Lutea und geben ihm diese Farbe. In neuerer Zeit wurde deren protektive Wirkung für die Netzhaut erkannt. Beide Substanzen binden freie Radikale, sodass sie gegen oxidativen Stress wirksam sind. Zudem absorbieren sie energiereiche Wellenlängen im blauen Spektralbereich und verhindern dadurch fotochemische Schäden durch blaue Lichtspektren. Im Gegensatz zu ihrem Vorkommen im Blutserum, kommen die Carotinoide Lutein und Zeaxanthin in der Retina in verschiedenen optischen und geometrischen Unterformen vor. Dies weist zusätzlich auf die enge Bedeutung dieser beiden Substanzen gegen lichtinduzierte oxidative und fotochemische Vorgänge hin, welche die Netzhaut für degenerative Schäden gefährden. Lutein kann nicht im Körper erzeugt werden und muss daher wie ein Vitamin ständig mit der Nahrung zugeführt werden.

Gemüsesorten, welche viel Zeaxanthin und/oder Lutein enthalten

Art des Gemüses	Zeaxanthin (mg/100 g*)	Lutein (mg/100 g)
Grünkohl	0,17	21,9
Roher Spinat	0,33	10,0
Brokkoli	0,01	1,9
Blattspinat, roh	0,18	1,8
Erbsen	0,06	1,7
Rosenkohl	?	1,3
Grüne Bohnen	0,44	0,7
Mais	0,53	0,7
Karotten, roh	0,02	0,3
Tomaten	?	0,1

Angelehnt an eine Tabelle des US Department of Agriculture, Agricultural Research Service: USDA-NCC: Carotenoid Database for Foods 1998)
* = entspricht ungefähr einer halben Tasse gekochten Gemüses

Aber auch viele Früchte enthalten Lutein und Zeaxanthin, wenn auch in etwas niedrigerer Konzentration. Epidemiologische Studien zeigten, dass eine Ernährung mit viel Früchten und Gemüsen das Risiko für eine Makuladegeneration ganz deutlich vermindert[68,69]. Eine klinische Studie wies nach, dass eine Diät, die reich ist an Spinat und Mais, bei mehr als der Hälfte der Testpersonen die Dichte an Pigmenten in der Makula deutlich verbesserte[70]. Diese Wirkung erschien bereits vier Wochen nach Beginn der Diät und war mehrere Monate danach noch nachweisbar. Ein dichtes Makulapigment schützt sowohl die Retina als auch das retinale Pigmentepithel vor Schädigungen durch hohe Lichtintensitäten und besonders vor blauen Lichtspektren[71]. Bei Menschen mit Makuladegeneration wurde nachgewiesen, dass der Gehalt an Lutein und Zeaxanthin in der Makula deutlich vermindert ist[72]. Dabei entsprach die verminderte Dichte des Makulapigments dem verminderten Gehalt an Lutein- und Zeaxanthin[73]. Die mediterrane Ernährung (auch Mittelmeer-Diät) basiert auf viel Obst und Gemüse, Hülsenfrüchten, Vollkorngetreide, Olivenöl, moderatem Fischkonsum und einer gemässigten oder geringen Menge an Fleisch, Milchprodukten und Wein. Verschiedene Studien haben nachgewiesen, dass Menschen, die so leben, bedeutend weniger an einer Makuladegeneration erkranken[74,75,76]. Eine Übersicht über achtzehn qualitativ hochwertige Studien zeigte ebenfalls, dass die mediterrane Diät das Risiko einer Makuladegeneration und deren Progression verringert. In einer Vergleichsstudie war eine typisch orientalische Ernährungsweise für betagte Menschen kaum mit einer Makuladegeneration assoziiert, während eine westliche Ernährungsweise mit viel Fleisch, Milchprodukten, Kochsalz, Zucker, Weissmehlspeisen, industriell verkünstelten Nahrungsmitteln, Kaffee und Alkohol ein hohes Risiko für eine Makuladegeneration bedeutet. Viel Gemüse, das reich ist an Carotinoiden und Omega-3-Fettsäuren, verminderte das Risiko deutlich. Eine Ernährung mit Nahrungsmitteln mit schnell verdaulichen Kohlenhydraten und Zucker, die einen hohen glykämischen Index haben und ein Alkoholkonsum von mehr als zwei Getränken pro Tag, erhöhten das Risiko bedeutend, an einer Makuladegeneration zu erkranken. Die Autoren stellen fest, dass die Ernährung bei dieser Krankheit eine entscheidende Rolle spielt, sodass eine diesbezügliche Ernährungsberatung dringend notwendig ist[77].

Die Makuladegeneration hat dieselben Risikofaktoren wie alle anderen degenerativen Zivilisationskrankheiten. Unsere jahrzehntelange Erfahrung hat gezeigt, dass diese Krankheit der Retina durch eine vegetabile Ernährung mit hohem Rohkostanteil zuverlässig verhindert werden kann und dass sie in frühen Stadien, selbst wenn das Gesichtsfeld bereits verzerrt ist, durch eine rein vegetabile Rohkostdiät über viele Monate, wie sie in diesem Buch und im Bircher-Benner Handbuch Nr. 4: „Frischsäfte, Rohkost und Früchtespeisen", eingehend erklärt ist, zuverlässig und dauerhaft ausgeheilt werden kann. Auch in späteren Stadien kann das Fortschreiten dieser Krankheit durch diese Diät noch zuverlässig aufgehalten werden.

Die vitelliforme Makuladegeneration

Diese Krankheit, auch „Best-Krankheit" genannt, ist autosomal dominant vererbt. Das bedeutet, dass ein Kind die Krankheit erbt, wenn nur ein Elternteil betroffen ist. Der Gendefekt befindet sich im Chromosom 11, am Genlocus q13. Diese Art der Makuladegeneration beginnt schon in jungen Jahren, gewöhnlich in den ersten beiden Lebensjahrzehnten. In Deutschland leiden etwa 4000 Menschen an dieser Krankheit. Sie tritt meist bis zum 20. Lebensjahr in Erscheinung, kann sich aber auch erst später bemerkbar machen, in Einzelfällen erst nach dem 50. Lebensjahr. Der Augenarzt erkennt bei der Augenspiegelung eidotterartige, scharf begrenzte Ablagerungen im Bereich der Makula. Trotz dieses deutlichen Befunds ist die Sehschärfe anfangs meist noch nicht beeinträchtigt. Im weiteren Verlauf verflüssigen sich diese gelblichen Ablagerungen und schädigen den pigmentierten Anteil der Netzhaut. Noch später entstehen ausgeprägte Gewebsveränderungen und unkontrollierte Gefässneubildungen mit deutlichem Sehverlust.

Diese Krankheit gilt offiziell als unheilbar, doch hat auch hier die Ernährung einen bedeutenden Einfluss. Manche Patienten nehmen Vitamin A oder Lutein ein und der Augenarzt empfiehlt eine Ernährung mit viel grünem Gemüse und einen guten Schutz vor UV- und LED-Licht. Die Sehfähigkeit kann mit vergrössernden Sehhilfen verbessert werden[78].

Der Augeninfarkt

Wenn sich eine den Sehnerven versorgende Arterie verschliesst, so nennt man dies auch „Apoplexia papillae", „Optikomalazie" oder auch „anteriore ischämische Optikusneuropathie (AION)". Dadurch wird der Sehnervenkopf zu wenig durchblutet, sodass die Netzhaut nicht mehr genug Sauerstoff und Nahrung erhält. Dies ist ein augenärztlicher Notfall. Die Ursache ist meist eine Embolie bei Vorhofflimmern, oder es geschieht während einer Entzündung der Innenschicht des Herzens (Endokarditis) oder bei fortgeschrittener Arteriosklerose. Seltener entsteht es durch Gerinnungsstörungen. Zu 90 Prozent leiden die Patienten an einer Herz-Kreislauf-Krankheit: zu 65 Prozent an Bluthochdruck, zu 25 Prozent an einem Diabetes mellitus[79]. Auch bei einer Autoimmunentzündung der Gefässe, einer Vaskulitis, kann dies geschehen. Man unterscheidet zwischen entzündlichen und nicht entzündlichen Ursachen.

Einen solchen Gefässverschluss können auch Medikamente verursachen, wie etwa Silfenafil (Viagra®) oder andere sogenannte „PDE-5-Hemmer" zur Behandlung der sexuellen Impotenz oder er kann eine Komplikation einer Operation sein. Die Männer sind meistens älter als 50 Jahre. Auch wird ein sehr niedriger Blutdruck im Schlaf bei gleichzeitiger Blutarmut als Risikofaktor für einen solchen Gefässverschluss diskutiert[80,81] und ein erhöhter Augeninnendruck[82,83].

Die Erkrankung der Netzhaut bei frühgeborenen Kindern

Während der Schwangerschaft ist die Netzhaut des Kindes noch nicht vollständig mit Gefässen versorgt. Manchmal wird bei frühgeborenen Kindern die Versorgung der Netzhaut mit Sauerstoff zu knapp, besonders, wenn sie beatmet werden müssen. Dadurch kann es vorkommen, dass Gefässe in die Netzhaut aussprossen. Dann entstehen in der Netzhaut sogenannte „Leisten“ und „Demarkationslinien“, dort, wo die Gefässversorgung aufhört. Dann kann 6–8 Wochen nach der Geburt eine überschiessende und unkontrollierte Gefässneubildung entstehen, die sich im weiteren Verlauf zu bindegewebigen Strängen umgestaltet, die Gefässe enthalten, bis die Netzhaut sich ablöst und das Kind erblindet. In Deutschland geschieht dies bei 3,5 Prozent aller frühgeborenen Kinder, heilt jedoch zu 90 Prozent spontan aus.

Die Schädigung der Netzhaut durch toxisches Licht

Seit dem Jahr 2017 sind nur noch Leuchtdioden mit weissem Licht im Handel. Dieses LED-Licht enthält starke, blaue Lichtspektren mit 415 bis 455 Nanometern Wellenlänge, welche die Augen schädigen. Nicht nur *LED-Birnen* (Light Emitting Diodes) für die Innenbeleuchtung strahlen dieses Lucht aus, sondern auch die *Fernsehbildschirme, Computer, digitalen Tablets* und *Smartphones mit OLED (Organic Light Emitting Dioden)* oder *AMOLED (Active-Matrix Organic Light Emitting Dioden-Technik)*. In einer Vielzahl wissenschaftlicher Studien wurde eine hohe Toxizität dieser Lichtspektren nachgewiesen, sodass deren Toxizität für die Netzhaut heute wissenschaftlich anerkannt ist. Anerkannt ist auch, dass diese Lichtquellen eine bedeutende Teilursache sind für den grauen Star (Katarakt) und die Makuladegeneration. Besonders gefährlich ist das LED-Licht, wenn man dieses während längerer Zeit betrachtet oder sich darin aufhält, sei es als Beleuchtung im Hause oder in Bildschirmen von Smartphones und Tablets, und zwar ganz besonders beim Sehen aus kurzer Distanz. Auch das Sonnenlicht enthält blaue Lichtspektren, doch können wir uns schützen, indem wir eine Sonnenbrille tragen, die sowohl auf der Vorder-, als auch auf der Rückseite des Brillenglases die toxischen Wellenlängen herausfiltert. Schwieriger ist es aber, sich vor dem LED-Licht einer Innenbeleuchtung zu schützen. Ein Ersatz von LED-Lampen durch warmes weisses Licht mit der Farbtemperatur 2700 Kelvin wäre dringend notwendig, doch sind solche Glühbirnen kaum zu finden. Bei den sogenannten „OLED“ oder „AMOLED“-Bildschirmen der Smartphones gibt es gar keine Möglichkeit, sich effizient zu schützen, ausser man verwendet sie immer nur gelegentlich und nur möglichst kurz[84,85].

Die Blaulichtspektren des LED-Lichtes verursachen eine Degeneration der Netzhaut, einen Untergang ihrer Seh- und Nervenzellen. Diese phototoxischen Schäden summieren sich über die Jahre hinweg und es gibt deutliche Hinweise, dass dieses Licht für die immer häufiger werdenden degenerativen Krankheiten der Linse, der Netzhaut, für Sehschwäche, Retinopathien und für das Erblinden betagter Menschen durch die Makuladegeneration und das Glaukom mitverantwortlich ist. Dieser Untergang der Netzhaut durch das LED-Licht ist vielfach nachgewiesen. Es aktiviert die Mikroglia in der Netzhaut und verursacht dadurch darin eine chronische Entzündung. Die Mikroglia ist das Immunsystem sowohl des Gehirns, als auch der Netzhaut. Man hat festgestellt, dass durch dieses Licht die mRNA-Konzentration der Marker Bax, Bcl-2 und Caspase-3 in der Netzhaut ansteigen. Diese Marker sind an der Kaskade des Zelluntergangs der Netzhautzellen, an der sogenannten „Apoptose“, beteiligt[86]. Eine Arbeitsgruppe der französischen „Agentur für Ernährung, Umwelt und Arbeitsschutz (ANSES)“ hat diese Erkenntnisse bestätigt[87].

Eine andere Forschergruppe analysierte Verletzungen der Netzhaut und die Veränderungen der Genexpressivität in den Zellen der Netzhaut durch Tierversuche, welche das blaue Spektrum des „weissen“ LED-Lichtes verursacht. Bei Mäusen, die sich während 4 Wochen im Schein dieses

Lichtes mit einer Stärke von 250 Lux befanden, verringerten sich die Zellen der Netzhaut stark, was an der Zahl der Zellkerne in der äusseren Körnerschicht erkennbar ist. Zudem veränderte sich die Genaktivität (Genexpression) in den Netzhautzellen deutlich und man fand wesentlich mehr untergehende Zellen in der Netzhaut dieser Tiere, im Gegensatz zu Mäusen, welche sich während ebenfalls 4 Wochen in viel stärkerem normalem Licht der Stärke 1000 Lux befanden. Man vermutet, dass Signalwege, an denen das Protein *Ubiquitin* beteiligt ist, an dieser Netzhautdegeneration beteiligt sind. Ubiquitin ist ein kleines Protein, das in allen Zellen vorhanden ist und eine wichtige Rolle spielt bei der Regulation verschiedener Zellvorgänge. Das LED-Licht vermindert die Konzentration von Ubiquitin in den Netzhautzellen stark, was eine Selbstzerstörung anzeigt. Auch weisen Expressionsanalysen und immunhistochemische Untersuchungen darauf hin, dass zudem der Ubiquitin-vermittelte Proteolyse-Signalweg an der Degeneration der Netzhaut beteiligt ist[88].

Smartphones und Tablets zwingen uns, den Bildschirm aus der Nähe zu betrachten. Eine Übersichtsstudie ging der Frage nach, wie sich dies auf die Netzhaut auswirkt. Mehrere Untersuchungen an Tieren zeigten, dass Bildschirme mit dieser modernen Leuchtdiodentechnik die Netzhaut schon bei mässiger Exposition schädigen. Leider fehlen bis heute noch hochwertige Studien hierzu, da diese Technik sehr schnell eingeführt wurde. Die Forscher betonen, dass solche Untersuchungen dringend notwendig sind, um die Risiken der Smartphones und Tablets für den Menschen beurteilen zu können[89].

Eine andere Forschergruppe untersuchte die Auswirkungen des Lichtes der Smartphones auf Zellkulturen aus retinalem Pigmentepithel sowie auf die Netzhaut von Ratten. Dabei wurden, als Parameter des Zelluntergangs, die Spiegel von Bcl-2, Bax, Fas-Ligand (FasL), des Fas-assoziierten Proteins, der sogenannten „Todesdomäne" (FADD) und des Caspase-3-Proteins bestimmt. Als Zeichen des Zelluntergangs erhöhte die Belichtung der Zellkulturen die Parameter: „Bax-, gespaltene Caspase-3-, die FasL- und FADD-Expression" in den Zellen stark und hemmte die Akkumulation von Bcl-2- und Bcl-xL und die Bcl-2/Bax-Assoziation. Im Tierversuch wurden die Ratten während 4 Wochen teils kontinuierlich, teils periodisch, mit diesem Licht bestrahlt. Die periodische Exposition schädigte ihre Netzhaut sehr stark, verminderte ihre Dicke, bewirkte einen Untergang (Atrophie) von Fotorezeptorzellen der Retina und verletzte auch deren Nervenzellen[90]. Wissenschaftlich ist anerkannt, dass Smartphones die Regulation des Tag-Nachtrhythmus schädigen. Aktiviert man den „Nachtlichtmodus" des Handys, so reduziert dies die Intensität des kurzwelligen Blaulichts gut doppelt so stark, wie durch blaulichtreduzierende Brillengläser. Dieses Ergebnis gilt auch für alle anderen elektronischen Geräte, da sie die gleiche Art weissen Lichtes mit Blauspektrum abstrahlen, wie die Smartphones[91]. Klebt man eine Schutzfolie über den Bildschirm, so verringert dies die Intensität des Blaulichts ein wenig, doch wurde gezeigt, dass es wirksamer ist, die Helligkeit des Bildschirms zu reduzieren und den NS-Modus einzuschalten.

Mobilfunkstrahlung und Augenkrankheiten

Die zunehmende Verwendung von Mikrowellen, vor allem in Mobiltelefonen und Radar, führt zu einer höheren Anzahl exponierter Personen, was Anlass zur Sorge gibt. Augäpfel sind aufgrund ihrer Anatomie und Zusammensetzung „Hotspots" der Hochfrequenzfeldstrahlung. In einer Metaanalyse wurden mehrere Studien der Auswirkungen auf das Auge untersucht. Die Studien waren kaum vergleichbar, da sich die Expositionssysteme, Leistungsdichten und Dosimetrien unterschieden. Während die thermischen Wirkungen auf das Auge gut bekannt sind, einschliesslich Katarakt, Hornhautödem, Endothelzellverlust und Netzhautdegeneration, gelten die nicht-thermischen Wirkungen immer noch als umstritten. Allerdings sind unter experimentellen Bedingungen Zellzyklusanomalien und ein früher Zelltod (Apoptose) durch diese Strahlung nachgewiesen worden. Es gibt Hinweise, dass diese Schäden auf oxidativen Stress zurückzuführen sind. Noch gibt es nur wenige Studien, die am Menschen durchgeführt wurden[92].

Soweit diese vorhanden sind, haben sie jedoch wissenschaftlich nachgewiesen, dass die gepulste Hochfrequenzstrahlung des Mobilfunks Augenkrankheiten erzeugt. Eine Studie mit 166 Patienten im Alter von 40–70 Jahren hat ergeben, dass der Augendruck vor und nach der Verwendung des Mobiltelefons in beiden Augen durchschnittlich um 13 Prozent ansteigt[93]. Eine andere Studie der Seoul National University an 79 Patienten mit einer Messung an 158 Augen (127 glaukomatöse und 31 gesunde Augen), wies ebenfalls eine starke Erhöhung des Augeninnendrucks durch Mobilfunkstrahlung nach[94]. Heute gilt als wissenschaftlich anerkannt, dass die hochfrequente elektromagnetische Mikrowellenstrahlung von Mobiltelefonen und anderen modernen Geräten das Augengewebe schädigen kann. Zum Beispiel wurden in einer Studie die nicht thermischen Wirkungen hochfrequenter elektromagnetischer Mikrowellenstrahlung (1,1 GHz, 2,22 mW) auf das Augenlinsenepithel von Rindern untersucht. Die Exposition bei 1,1 GHz, 2,22 mW Mikrowellen verursachte eine reversible Abnahme der optischen Qualität der Linse, begleitet von einer irreversiblen morphologischen und biochemischen Schädigung der Linsenepithelzellschicht. Die Wirkung der elektromagnetischen Strahlung auf das Linsenepithel unterschied sich deutlich von derjenigen durch Wärme. Die Wissenschaftler zogen aus diesem Experiment den Schluss, dass elektromagnetische Felder von Mikrowellenstrahlung die Augenlinse schädigen[95]. Eine andere grosse Übersichtsstudie (Metaanalye) bestätigte, dass eine längere Nutzung des Mobiltelefons durch Kinder Kurzsichtigkeit (Myopie), Sehschwäche (Asthenopie) und Erkrankungen der Oberfläche der Augen, der Hornhaut und Bindehaut, erzeugen kann. Die Wissenschaftler fordern, dass die Nutzungszeit für Kinder geregelt und stark gesenkt werden müsse[96].

Der Linsenkatarakt (grauer Star)

Das Wort Katarakt ist griechisch (καταρράκτης) und bedeutet eigentlich „Wasserfall“, denn früher nahmen die Ärzte an, dass sich die Augen trüben würden, da sich darin trübe Flüssigkeit bilde. Beim grauen Star trübt sich die Linse ein und vermindert sich ihre Flexibilität. Die Ursache des grauen Stars gilt offiziell als in den meisten Fällen unbekannt. Doch ist nachgewiesen, dass ultraviolette oder ionisierende Strahlung die Augenlinse schädigen kann und zu ihrer Trübung beiträgt. Als weitere Risikofaktoren gelten ein Diabetes mellitus, Therapien mit Kortikosteroiden, Verletzungen und das Rauchen. Wenn man aufhört zu rauchen, so verlangsamt sich die weitere Trübung, im Gegensatz zu den allgemeinen Krankheitsrisiken, die nicht mehr signifikant zurückgehen[97]. Bei Menschen, die an der Weissfleckenkrankheit „Vitiligo“ oder an einer bullösen Fischschuppenkrankheit „Ichthyosis“ leiden, ist das Risiko einer Linsentrübung erhöht. Auch kann ein Starkstromschock oder ein Blitzschlag grauen Star verursachen[98], und Menschen, die an Hochöfen arbeiten, sind dafür gefährdet. Man nennt diese Berufskrankheit „Feuerstar, Wärmestar oder Glasmacherstar“. Nur ganz selten ist ein grauer Star angeboren, durch eine Rötelinfektion während der Schwangerschaft verursacht oder durch eine angeborene Stoffwechselstörung, durch einen Galaktokinasemangel. Leidet ein neugeborenes Kind bereits an grauem Star, so muss man die Linsen bereits im Säuglingsalter entfernen, da sonst die Augen ihre Sehkraft nicht entwickeln können, und eine sogenannte Amblyopie entsteht, eine Sehschwäche. Andere angeborene Ursachen sind sehr selten. Auch geschieht es ganz selten, dass Kinder oder Jugendliche wegen einer neurodegenerativen Krankheit namens „Cerebrotendinöse Xanthomatose“ an einem grauen Star erkranken[99].

Die reife Linse hat eine Kapsel, eine Linsenrinde und einen Linsenkern. Unter der vorderen Linsenkapsel gibt es eine Zellschicht, ein Epithel. In der Äquatorregion unter der Linsenkapsel ist eine Wachstumszone vorhanden, wo zeitlebens durch Zellteilung neue Zellen gebildet werden. Diese formen sich im weiteren Verlauf zu länglichen Fasern um, in denen sich transparente Proteine bilden, welche sich zu glasklaren Kristallinen anreichern. Die neu gebildeten Fasern liegen schliesslich, ähnlich den Häuten einer Zwiebel, von aussen den älteren Fasern auf. Mit zunehmendem Alter verkleinert sich die Rinde zugunsten des Linsenkerns. Im Gegensatz zur Rinde ist der Kern der Linse kaum elastisch. Dies ist der Grund, dass die Linse mit zunehmendem Alter immer starrer wird. Die Linse hat eine sehr hohe Stoffwechselaktivität, obschon sie weder Blutgefässe, noch Nerven besitzt. Sie wird ausschliesslich durch das Kammerwasser und den Glaskörper ernährt und die Qualität dieser Ernährung, die von der Qualität unserer Ernährung abhängt, ist für ihre glasklare Durchsichtigkeit entscheidend.

Die Ernährung und der graue Star

Weltweit erblinden rund 50 Millionen Menschen durch einen grauen Star. In den Vereinigten Staaten werden jährlich mehr als 541 000 Kataraktoperationen durchgeführt, zu einem Preis von über 3,8 Milliarden US-Dollar. In den USA schätzt man die Häufigkeit des grauen Stars unter 65–75-Jährigen auf 18 Prozent und unter 75–85-Jährigen auf 46 Prozent. In einigen anderen Bevölkerungsgruppen ist dies noch häufiger. Man schätzt, dass sich die Anzahl an Operationen zur Extraktion der Augenlinsen um die Hälfte verringert würde, wenn man den Beginn des grauen Stars um zehn Jahre hinauszögern würde.

Als Ursache für den grauen Star gelten eine Proteinperoxidation durch oxidativen Stress, verschiedene Schäden im Stoffwechsel und die direkte Verzuckerung der Linsenproteine durch hohe Blutzuckerspiegel nach den Mahlzeiten. Epidemiologische Daten weisen darauf hin, dass erhöhte Plasmaspiegel von Carotinoiden, Vitamin C, Tocopherol und Taurin vor grauem Star schützen. Biochemisch wurde nachgewiesen, dass jede dieser Substanzen fotooxidative Schäden an Linsenproteinen verzögern kann. Auch wird vermutet, dass das Spurenelement Selen und die Aminosäure Tryptophan vor einem Katarakt schützen, und dass eine kalorienarme Ernährung das Entstehen des grauen Stars verzögert[100].

Epidemiologische Untersuchungen weisen darauf hin, dass antioxidativ wirkende Nahrungsmittel gegen den grauen Star schützen[101]. Diese sind in frischen Früchten und Gemüsen reichlich vorhanden. Die Carotinoide der Früchte und Gemüse wirken besonders stark antioxidativ. *β-Carotin* ist das Provitamin A und wird in Vitamin A umgewandelt. Das Pigment der Stelle des Scharfsehens, der Makula lutea, besteht, wie schon beschrieben, aus *Lutein* und *Zeaxanthin*. Darum erscheint die Makula gelb. Diese sekundären Pflanzenstoffe sind besonders in den Randschichten der Früchte und Gemüse enthalten. Die Carotinoide schützen nicht nur die Linse vor einem Katarakt, sie verbessern auch die geistigen Fähigkeiten des Gehirns, schützen gegen kardiovaskuläre Krankheiten und wirken gegen Krebs. Dass oxidativer Stress die glasklaren Linsenproteinen der Linsenkristalle beschädigt und dadurch die Linsentrübung verursacht, ist heute wissenschaftlich anerkannt.

Da die Linse ausschliesslich durch das Kammerwasser und den Glaskörper ernährt wird und nicht durch Blutgefässe, vermutet man, dass es in der Linse ein einzigartiges inneres Mikrozirkulationssystem gibt, das die antioxidativen Nahrungsstoffe zu jeder Region der Linse bringt. Auch vermutet man, dass die Art eines jeden Antioxydans für dessen Wirkung in der Linse entscheidend sei[102]. Nachgewiesen ist jedenfalls, dass viel *Vitamin C* gegen den grauen Star schützend wirkt[103]. Auch die Polyphenole *Resveratrol* und *Pterostilben* der Randschichten der Früchte und Gemüse sind gegen den grauen Star wirksam[104]. Zudem ist nachgewiesen, dass diese sekundären Pflanzenstoffe gegen die Zellalterung und dadurch lebensverlängernd wirken. Resveratrol wurde in mindestens 72 Pflanzenarten gefunden, besonders reichlich ist es in Weintrauben, Himbeeren, Pflaumen, Maulbeeren, Erdnüssen und im japanischen Staudenknöterich vorhanden.

Lanosterin ist ein natürlich vorkommendes Steroid. Es entsteht im Körper als Zwischenprodukt bei der Biosynthese von Cholesterin. Neue Forschungsergebnisse zeigen, dass Lanosterin eine wichtige Rolle beim Erhalt der lichttransparenten Struktur der Linse spielt und für dessen Behandlung wirksam ist[105]. Vegetarier haben ein wesentlich tieferes Risiko, dass ein grauer Star entsteht[106,107].

Während dem Entstehen eines grauen Stars ändert sich die Brechkraft der Linse, sodass die Brillengläser häufiger angepasst werden müssen. Sobald die Minderung der Sehschärfe auch bei optimaler

Korrektur als störend und unerträglich empfunden wird, stellt der Augenarzt die Indikation zur operativen Entfernung der Linse und deren Ersatz durch ein künstliches Implantat. Eine konservative Behandlung des grauen Stars ist offiziell nicht bekannt. Die Operation kann meistens ambulant durchgeführt werden, nur wenn Vorerkrankungen dies notwendig erscheinen lassen, stationär. Zögert man die Operation lange hinaus, so verhärtet sich die Linse zunehmend und ist deren Entfernung schwieriger und mit einem grösseren Risiko für Komplikationen verbunden. Ohne Operation und ohne Diät verschlechtert sich die Sehkraft immer mehr, bis zur vollständigen Erblindung.

Die Kataraktoperation

In Deutschland werden jedes Jahr über 650 000 Operationen durchgeführt. Durch einen kleinen Schnitt durch die Hornhaut wird die trübe Linse durch eine künstliche Linse ersetzt. Bis vor einigen Jahren galt als Indikation hierfür eine deutlich herabgesetzte Sehschärfe auf etwa 0,3 oder schlechter. Heute werden auch subjektive Beeinträchtigungen des Patienten wie eine stark erhöhte Blendungsempfindlichkeit oder ein herabgesetztes Dämmerungssehen als ausreichende Gründe anerkannt, einen solchen Eingriff vorzunehmen.

Der Verzicht auf eine Kataraktoperation bei bestehender Einschränkung der Sehfähigkeit mindert nicht nur die Lebensqualität, er erhöht auch die Sterblichkeit. Zumindest zeigte dies eine australische Studie, bei der zwei Gruppen untersucht wurden, von denen sich die einen Patienten operieren liessen und die anderen die Operation ablehnten[108]. Auf den ersten Blick waren die Unterschiede gering, doch unter Berücksichtigung des Alters, des allgemeinen Gesundheitszustands, der Lebensweise und anderem, war die Sterblichkeit bei jenen deutlich erhöht, die sich nicht operieren liessen, da sie öfter Medikamente falsch einnahmen, und häufiger stürzten. In Deutschland wird diese Operation zu rund 90 Prozent ambulant durchgeführt[109]. Bei schlechtem Allgemeinzustand, ungenügender Betreuung zu Hause und wenn der Patient gleichzeitig an einem Glaukom leidet oder nur ein sehendes Auge hat, ist die Aufnahme in eine Augenklinik notwendig.

Für die Operation erhält man starke Beruhigungsmittel. Verläuft sie ohne Komplikation, so dauert sie nur etwa 10 Minuten, doch muss man danach ½–1 Stunde unter Beobachtung nachruhen, bis die Beruhigungsmittel ausgewirkt haben und man mit einer Begleitperson nach Hause gehen kann. Man erhält eine Sonnenbrille, die man unbedingt tragen muss, solange, bis der Chirurg mitteilt, dass dies nicht mehr notwendig ist, doch muss man sie während rund einer Woche auch während des Schlafs am Mittag und nachts tragen, um das Auge zu schützen.

Komplikationen der Kataraktoperation

Diese sind nicht sehr selten. Falls starke, oft pochende Schmerzen im oder um das Auge entstehen, starke Stirnkopfschmerzen, mit oder ohne Übelkeit und Erbrechen, eine plötzliche Verschlechterung des Sehvermögens, eine verstärkte Rötung des Auges oder wenn man plötzlich schwarze Flecken oder Schlieren im Gesichtsfeld sieht, muss man sofort den Augenarzt aufsuchen.

Eine der häufigsten Komplikationen ist die sogenannte *„hintere Kapseltrübung (PCO)“*. Sie entsteht bei rund 20 Prozent der Patienten. Dies kann schon während der Operation entstehen oder erst Monate danach. Die Sicht ist verschwommen, als wäre der graue Star zurückgekehrt, doch ist diesmal nicht die Linse trüb. Diese Komplikation kann durch eine sogenannte schmerzlose „YAG-Laser-Kapsulotomie“ wirksam behandelt werden. Dazu wird die Pupille durch dilatierenden Augentropfen erweitert, und wird der trübe Teil der hinteren Kapsel durch Laserstrahlen entfernt. Dabei wird das Auge weder berührt, noch verletzt. Trotzdem gibt der Augenarzt danach entzündungshemmende Augentropfen mit nach Hause.

Eine weitere Komplikation ist eine sogenannte *„dislozierte Intraokularlinse“*, wenn es nicht gelungen ist, die künstliche Linse exakt einzulegen. Dabei sieht man Doppelbilder durch die Ränder des Linsenimplantats. Für den Chirurgen hat oberste Priorität, dass der natürliche Kapselsack der Linse nicht verletzt wird. Dieser ist extrem dünn und kann manchmal reissen oder brechen, sodass das Implantat nicht korrekt zu liegen kommt. Die Hülle der Linse, der sogenannte Linsensack oder Linsenbeutel, wird durch ganz zarte Fasern an Ort und Stelle gehalten. Es besteht immer ein gewisses Risiko, dass er sich verschiebt oder dass er bricht. Dann gelingt es oft durch einen zweiten Eingriff, die Linse neu und besser zu positionieren. Diese Komplikation einer dislozierten Intraokularlinse ist sehr selten. Sie entsteht in 20 Jahren bei jedem tausendsten Patienten und in 25 Jahren zu 0,7 Prozent.

Empfehlungen nach der Operation

Man muss danach jede anstrengende Aktivität, wie Heben schwerer Lasten, vermeiden. Man soll sich nicht nach vorne beugen, schon gar nicht den Kopf bis unter die Taille beugen, das Auge nicht berühren, nicht reiben, kein Shampoo oder Seife in die Augen bekommen, kein Augen-Make-up auftragen, nicht schwimmen und man muss Sportarten oder andere Aktivitäten meiden, bei denen die Gefahr besteht, die Augen zu verletzen. Lesen oder Fernsehen ist sehr bald möglich, doch darf man nicht Auto fahren, bis der Arzt dies erlaubt.

Da die künstliche Linse die Brechkraft nicht verändern kann, muss man sowohl für die Ferne, als auch für die Nähe eine Brille tragen. Nach jeder Kataraktoperation ist Nachkontrolle notwendig.

Der Nachstar

Im operierten Auge kann nicht selten, nach einigen Monaten oder noch nach Jahren, die hintere Linsenkapsel trüb werden. Früher entstand dieser sogenannte Nachstar (Cataracta secundaria) bei jedem zweiten Patienten. Doch konnten die künstlichen Linsen so stark verbessert werden, dass diese zweite Trübung nur noch bei weniger als 4 Prozent der Patienten entsteht. Die Trübung der hinteren Linsenkapsel ist die Folge einer bindegewebigen Umwandlung oder dadurch, dass sich bei der Operation verbliebene Zellen der natürlichen Linse vermehren. Der Nachstar kann entweder durch eine LASER-Behandlung oder chirurgisch behoben werden[110].

Die Gefahr der Alterung der künstlichen Linse

Hydrophile Acryllinsen riskieren mittel- und langfristig, über Jahre, zu verkalken und bei hydrophoben Acryllinsen können flüssigkeitsgefüllte Poren entstehen, ein sogenanntes „Glistening“, sodass man im Gegenlicht Kontraste nur noch unklar sieht und sich nicht weniger behindert fühlt als mit dem grauen Star. Dies darf nicht mit einem Nachstar durch eine Trübung der hinteren Linsenkapsel verwechselt werden, sonst wird ein Auswechseln der Linse sehr erschwert und manchmal sogar unmöglich[111].

Die Kurzsichtigkeit (Myopie)

Das Wort Myopie stammt aus dem Griechischen „μυωπία myōpía". Bei Kurzsichtigkeit entsteht das Bild vor der Netzhaut des Auges, sodass das Bild aus der Ferne unscharf abgebildet wird, während die Nähe scharf gesehen wird. Der Augenbulbus ist zu lang bzw. die Brechkraft der Linse und Hornhaut zu stark, bezogen auf dessen Länge.

Eine Kurzsichtigkeit kann in jedem Alter entstehen, doch beginnt sie meistens schon in der Kindheit oder in der frühen Jugend. Die Wahrscheinlichkeit kurzsichtig zu werden ist grösser, wenn ein Elternteil oder beide Eltern kurzsichtig sind. Wenn man sehr viel Zeit damit verbringt, in die Nähe zu sehen, zu lesen, zu schreiben oder viel Zeit an Mobiltelefonen, Tablets und Computern verbringt, entsteht Kurzsichtigkeit. Eine ganz wichtige Ursache ist, dass Kinder zu wenig im Freien spielen können, wo sie am Tageslicht die Ferne sehen können. Man schätzt, dass weltweit etwa 1,5 Milliarden Menschen kurzsichtig sind. In den Industrieländern nimmt die Kurzsichtigkeit immer mehr zu[112,113]. Die Kurzsichtigkeit wird heute als Zivilisationskrankheit betrachtet. In Deutschland und auch in der Weltbevölkerung sind etwa 25 Prozent der Menschen kurzsichtig[114]. Im frühen Schulalter sind in Deutschland 11,4 Prozent der Kinder kurzsichtig und mit zunehmendem Alter werden es mehr. In Europa sind heute knapp 50 Prozent der Jugendlichen kurzsichtig. In Asien ist Kurzsichtigkeit noch viel häufiger. In der südkoreanischen Hauptstadt Seoul sind 95 Prozent der Jugendlichen kurzsichtig.

Bei der Myopie besteht ein Missverhältnis zwischen der Länge des Augapfels und der Brechkraft der optisch wirksamen Medien des Auges. Man nennt dies auch eine „Achsen-Ametropie". Dabei projiziert sich das Bild eines weit entfernten Gegenstands vor die Netzhaut und dies auch bei abgeflachter Linse durch vollständige Entspannung des Ziliarmuskels. Darum sieht man das Bild aus der Ferne unscharf. Wird der Gegenstand immer näher an das Auge herangebracht, so projiziert sich sein Bild im Auge immer weiter nach hinten, bis die Bildebene auf die Netzhaut trifft, sodass es scharf gesehen wird. Kurzsichtigkeit ist das geometrisch-optische Gegenteil der Weitsichtigkeit (Hyperopie), bei welcher sich das Bild aus der Nähe hinter die Netzhaut projiziert. Diese beiden Brechungsfehler bezeichnet man als *„axiale Bildlagefehler"*.

In der Regel ist die Myopie keine Krankheit im eigentlichen Sinne. Eine Erbkomponente gilt als anerkannt. Dagegen gilt viel Lesen im Kindesalter, Schularbeiten, die Benutzung von Mobiltelefonen und viel Arbeiten in der Nähe als Ursache offiziell immer noch als umstritten[115]. Hingegen wurde nachgewiesen, dass das Tageslicht einen grossen Einfluss hat, indem die Netzhaut bei Tageslicht Dopamin freisetzt[116,117,118]. Heute gilt mangelndes Tageslicht als wichtigster Risikofaktor für die Kurzsichtigkeit.

Eine Myopie gilt heute als langfristige Gefahr für das Sehvermögen. Man betrachtet eine starke Myopie als Teilursache eines grünen und grauen Stars, einer Netzhautablösung und eines Makulaödems[119]. Damit misst man einer starken Kurzsichtigkeit einen Krankheitswert zu.

Bei Kurzsichtigkeit ist auch die Tiefenschärfe des Bildes vermindert. Nimmt die Kurzsichtigkeit stark zu, so überdehnt dies die Aderhaut und die Netzhaut und schädigt dies mit der Zeit das Pigmentepithel und vermindert die Durchblutung der Aderhaut, was degenerative Veränderungen bewirken kann (Atrophie). Besonders überdehnt wird die Netzhaut im Bereich des Äquators, der Stelle des Scharfsehens, der Makula lutea und der Region um den Sehnervenkopf[120]. Eine laserchirurgische Korrektur der Fehlsichtigkeit reduziert zwar die Brechkraft der Hornhaut und dadurch den axialen Brechungsfehler, aber nicht den zu lang gewordenen Augapfel und die Risiken für die Netzhaut durch die Myopie.

In der peripheren Netzhaut, im Äquatorbereich, können die degenerativen Veränderungen eine Netzhautablösung verursachen. Schon bei einer Kurzsichtigkeit von –1,00 bis –3,00 Dioptrien ist das Risiko für Netzhautlöcher, sogenannt *„Foramina“* und Netzhautablösungen um mehr als das Vierfache erhöht und bei einer Myopie, die stärker ist als –3,00 Dioptrien um das Zehnfache[121]. Im Bereich des Scharfsehens, der Makula lutea, kann es zu einer degenerativen Ausdünnung der Aderhaut kommen, einer sogenannten *„areolären chorioretinalen Atrophie“*, welche bis zur Sehnervenpapille reicht und zu Rissen in der Bruchschen Membran, sogenannten *„Lacksprüngen“*. Später kann eine Gefässneubildung der Aderhaut entstehen, eine sogenannte *„chorioidale Neovaskularisation (CNV)“* mit Blutungen und scheibenförmigen Vernarbungen. Mit zunehmender, starker Kurzsichtigkeit steigt zudem das Risiko, an einem primären *Offenwinkelglaukom* zu erkranken[122]. Auch entstehen häufiger Trübungen im Glaskörper, mückenartige, schwarze, scheinbar umherschwimmende Flecken, sogenannte *„Mouches volantes“*. Die diagnostische ICD-10-Klassifikation unterscheidet eine degenerative bzw. maligne Myopie von einer einfachen Kurzsichtigkeit und eine durch Krämpfe des Ziliarmuskels verursachte *Pseudomyopie*[123].

Verschiedene Arten der Myopie

Die Achsenmyopie

Dies ist die häufigste Form, durch eine zu grosse axiale Länge des Auges[124]. Jeder Millimeter einer Abweichung der Achsenlänge des Auges von der Ideallänge bewirkt eine Zunahme der Kurzsichtigkeit um drei Dioptrien[125].

Die Brechungsmyopie oder Refraktionsmyopie

Bei der Brechungsmyopie entsteht die Kurzsichtigkeit durch eine erhöhte Brechkraft der refraktiven Medien des Auges: der Hornhaut (Cornea) oder der Linse oder diesen beiden brechenden Medien sowie des Kammerwassers und des Glaskörper[126].

Die Krümmungsmyopie

Sie entsteht durch eine verstärkte Krümmung einer oder mehrerer refraktiver Flächen des Auges, besonders der Hornhaut. Sie entsteht besonders, wenn sich nach einer Laseroperation ein *Keratokonus* bildet, eine viel zu starke Krümmung der Hornhaut.

Die Linsenmyopie

Sie entsteht durch eine Veränderung des Brechungsindexes eines oder mehrerer Materialien des Auges, vor allem der Linse.

Eine andere Einteilung der Myopie geschieht nach dem Zeitpunkt ihres Entstehens[127].

Besteht sie schon bei der Geburt, so bleibt sie während der Kindheit bestehen. Oft entsteht die Myopie in der Kindheit, vor dem 20. Lebensjahr, weniger oft im frühen Erwachsenenalter zwischen dem 20. und 40. Lebensjahr und nur selten erst nach dem 40. Lebensjahr.

Die sogenannte „Myopia simplex"
Dies ist die häufigste Form der Kurzsichtigkeit, teils familiär verursacht, teils durch zu häufiges Arbeiten mit Blick in die Nähe. Man betrachtet sie nicht als Krankheit, da sie durch eine Sehhilfe ohne Weiteres korrigiert werden kann und nicht so stark ist, dass man Folgekrankheiten befürchten muss. Sie entsteht meist in der Kindheit und Jugendzeit.

Die degenerative Myopie oder maligne Myopie
Sie ist sehr stark ausgeprägt und charakterisiert durch deutliche Veränderungen des Augenhintergrundes, wie zum Beispiel durch eine Auswölbung am hinteren Pol des Augapfels, ein sogenanntes „Staphylom". Bei dieser Form erreicht man auch mit einer optimal korrigierenden Sehhilfe keine volle Sehschärfe. Dabei nimmt die Kurzsichtigkeit im Laufe des Lebens oft stetig zu. Sie ist eine der wichtigsten Ursachen einer Sehbehinderung[128]. Diese schwere Art der Myopie ist oft angeboren und ist sehr stark ausgeprägt.

Der Akkommodationsspasmus
Dies ist eine Verkrampfung des Ziliarmuskels, welche die Linse verzieht. Man bezeichnet ihn als *Pseudomyopie*[129]. Er entsteht besonders bei jungen Menschen, welche ihre Augen durch Lesen, Lernen oder der Arbeit an Computern übermässig beanspruchen[130]. Diese Pseudomyopie darf auf keinen Fall durch Linsen mit negativen Dioptrien korrigiert werden.

Die Nachtkurzsichtigkeit (Dämmerungsmyopie)
Bei dieser Art Kurzsichtigkeit sieht man in der Dämmerung und im Nebel nur unscharf, da das auf die Netzhaut projizierte Bild nicht kontrastreich genug ist, um eine Fokussierung zu ermöglichen. Darum stellt sich die neuronale Akkommodationssteuerung auf einen *„dark focus"*, einen Ruhepunkt ein, der etwa ½–2 m vor dem Auge liegt[131].

Die Indexmyopie oder Linsenmyopie
Diese Art Kurzsichtigkeit entsteht durch Veränderungen des Brechungsindexes in einem oder mehreren lichtbrechenden Medien der Augen. Ein grauer Star kann dies verursachen[132].

Die erworbene oder induzierte Myopie
Mehrere Medikamente können eine Myopie verursachen sowie ein hoher Glukosespiegel bei Diabetes mellitus, ein grüner Star u. a. Auch kann sie durch zusammenschnürende Bänder (Cerclage) bei einer operativen Behandlung einer Netzhautablösung entstehen, indem sich der Augenbulbus verlängert[133]. Auch kann sie eine Folge eines operativen Eingriffs an der Hornhaut oder der Linse sein. Solche Myopien sind meistens nur leicht, sodass sie durch Sehhilfen gut korrigiert werden können.

Die induzierte Formdeprivationsmyopie oder linseninduzierte Myopie
Diese Form der Kurzsichtigkeit kann entstehen, wenn die Augen durch eine unnatürliche Umgebung mit begrenzter Sichtweite oder durch eine schlechte Beleuchtung überbeansprucht werden[134], durch künstliche Linsen[135] oder wenn bei einem schielenden Kind die Sicht des dominanten Auges durch eine halbdurchsichtige Abdeckung behindert wird, zur Verhinderung einer Sehminderung, einer Amblyopie, des schwächeren Auges[136]. Dadurch verlängert sich der Augapfel. Mit solchen Methoden wurde in Tierversuchen gearbeitet, um die Krankheitsentstehung der Kurzsichtigkeit zu studieren. Beim Menschen kann sich ein grauer Star in dieser Art auswirken.

Die transiente Myopie
Durch eine Überbeanspruchung der Augen kann eine Kurzsichtigkeit auch vorübergehend entstehen.

Die Raummyopie
Diese kann bei Piloten entstehen, wenn sie lange in grosser Höhe in die Ferne schauen, sodass der Ciliarmuskel lange nicht beansprucht wird.

Die Altersabhängigkeit der Kurzsichtigkeit

Bei der Ausmusterung sind Studenten häufiger kurzsichtig als andere Soldaten, und Schulkinder häufiger als Vorschulkinder. Die von der WHO finanzierte „Refractive Error Study in Children (RESC)" untersuchte die Verteilung der Fehlsichtigkeit bei Kindern im Alter zwischen 5 und 15 Jahren – dem Alter, wo die einfache, häufigste Kurzsichtigkeit, die „Myopia simplex", meistens beginnt[137]. Dabei hat es sich gezeigt, dass sich die Häufigkeit der Myopie in sogenannten „Entwicklungsländern" bei Kindern und Jugendlichen kaum verändert, während sie in Indien und China unter 6–25-Jährigen stark zunimmt, sodass man heute von einer regelrechten „Myopisierung" der jungen Menschen spricht[138].

Die Verstärkung der Kurzsichtigkeit durch Rückkopplung

Beim Wachstum des Kindes passen sich die Augen aufgrund der Homöostase an. Das Wachstum der Augen wird u.a. von den Sehnerven und den Nerven des Ziliarmuskels beeinflusst. Die Länge der Augäpfel passt sich während jeder Nacht so an, dass das Bild auf der Netzhaut, bei Ruhestellung der Augenlinse und des Ziliarmuskels, für die meistbenutzte Sehentfernung des Vortags scharf ist. Dies ist eine erste Stufe der Rückkopplung. Wenn ein Kind viel liest oder viel auf den Bildschirm eines PCs oder Smartphones schaut, ist der Ziliarmuskel oft angespannt, damit das Bild auf der Netzhaut scharf ist. Dies bewirkt, dass die Augäpfel mit der Zeit länger werden, sodass das Kind kurzsichtig wird.

Die zweite Stufe der Rückkopplung entsteht, wenn man es bevorzugt, die Brille auch beim Sehen in die Nähe zu tragen. Dadurch verstärkt sich die Verlängerung des Augenbulbus, sodass nach einiger Zeit eine stärker korrigierende Brille nötig wird. Darum ist es ganz wichtig, die Brille beim Sehen in die Nähe konsequent nicht zu benutzen, sodass man kein weiteres Längenwachstum des Augapfels verursacht.

Auch beim Jugendlichen und beim Erwachsenen lässt sich die Verstärkung der Kurzsichtigkeit verhindern, indem man die jeweils „neue" Brille nur für die Fernsicht und die „alte" Brille für den Nahbereich benützt. Es wird vermutet, dass man mit einer „Kinder-Lesebrille" von ca. 2 Dioptrien bei gefährdeten Kindern vorbeugend eine Kurzsichtigkeit sogar verhindern könnte.

Tageszeitliche Schwankungen der Myopie

So wie alle anderen Organe ist auch das Auge nicht starr. Es unterliegt den Prozessen der Homöostase, mit denen der Körper sein Wachstum und seine Funktionen ständig selbst reguliert und an die Umgebungsbedingungen anpasst. Eine deutsche Studie berichtete 1988, dass sich in einer ausreichend grossen Gruppe von Probanden der Grad der Kurzsichtigkeit statistisch zwischen Messungen am Morgen und am Abend um 0,25 Dioptrien, und damit ganz deutlich, ändert. Damals konnten die Autoren noch keine Aussage zur Ursache dieser Schwankungen machen[139]. Einige Jahre später erkannte man durch Tierversuche, dass das Wachstum der Länge des Augenbulbus einem ausgeprägten Tag- und Nachtrhythmus unterliegt. Während es tagsüber starke Wachstumsschübe gibt, schrumpfen die Augen nachts, das heisst, die axiale Länge des Augenbulbus vermindert sich nachts wieder[140]. Dasselbe wurde an Studien mit Hasen und Affen bestätigt[141,142].

Auch beim Menschen, bei Kindern und Erwachsenen, variiert die Grösse des Augapfels und damit die axiale Länge des Auges in Abhängigkeit von der Tageszeit. Die höchste Verlängerung im Sinne einer Verstärkung der Kurzsichtigkeit geschieht um die Mittagszeit[143,144]. Die Länge des Augapfels variiert zwischen dem Tag und der Nacht zwischen 0,015 und 0,04 mm bzw. 0,020–0,092 mm. Dies entspricht einer Änderung des Brechwertes um 0,05–0,32 Dioptrien[145] und bestätigt die Werte der deutschen Studie von 1988[146]. Dagegen verändern sich die optischen Eigenschaften der Hornhaut und der Linse kaum[147,148,149].

Veränderungen der Lichtbrechung während der Schwangerschaft und Stillzeit

Während der Schwangerschaft kann eine vorübergehende myopische Verschiebung bis zu rund −1 Dioptrien entstehen. Doch bildet sich diese von selbst wieder zurück, spätestens einige Wochen nach dem Ende der Schwangerschaft und Stillzeit[150,151].

Die Kurzsichtigkeit verstärkt sich durch viel Nahsehen

Schon 1914 wurde nachgewiesen, dass sich eine Myopie durch Arbeit im Nahbereich während 15 Minuten um bis zu −1,3 Dioptrien verstärkt[152]. Neuere Untersuchungen bestätigen eine durchschnittliche Veränderung der Myopie zwischen −0,12 und −0,93 Dioptrien[153]. Wenn man bereits kurzsichtig ist, so bleibt diese zusätzliche Kurzsichtigkeit deutlich länger bestehen als bei Normalsichtigkeit. Manche Wissenschaftler vermuten, dass diese vorübergehende Verstärkung der Myopie, eine bestehende Myopie nachhaltig verschlechtere[154].

In einer prospektiven Studie mit Kindern zwischen 6 und 15 Jahren wurde die Wirkung des Nahsehens auf die Myopie über 8 Jahre untersucht. Dabei hat es sich gezeigt, dass viel Nahsehen bei normalsichtigen Kindern keine Myopie erzeuge, dass das Nahsehen jedoch bei Kindern, die bereits kurzsichtig sind, diese vorübergehende Verstärkung der Myopie verlängere. Bei Kindern mit Sehhilfen verstärkte sich die Myopie jedes Jahr und bei ihnen wurde die Zeit der vorübergehenden Verstärkung nach dem Nahesehen immer länger. Bei kurzsichtigen Kindern ohne Sehhilfe nahm die Myopie dagegen deutlich weniger stark zu[155].

In Tierversuchen wurde gezeigt, dass das Risiko einer Kurzsichtigkeit rund 5-mal geringer ist, wenn sich das Tier viel im Tageslicht befindet und dass dieses bei viel und langem Nahsehen 16-mal höher ist[156]. Man hat festgestellt, dass die Nervenzellen der Netzhaut bei viel Tageslicht mehr Dopamin ausschütten und dass dieses die Länge des Augenbulbus beeinflusst[157].

Die Häufigkeit der Fehlsichtigkeit bei Affen unterscheidet sich kaum von derjenigen der Menschen[158]. Bei der Geburt sind Affen unterschiedlich stark weitsichtig und sehen nur ganz unscharf. In den ersten Lebensmonaten normalisiert sich ihre Sicht. Doch sind auch viele Affen fehlsichtig, Weibchen etwas weniger als Männchen. In einem Labor lebende Tiere sind schon in ihrer Jugend um 0,5 Dioptrien kurzsichtiger als Tiere, die in der Wildnis aufwachsen und wenn sie älter werden, verstärkt sich dieser Unterschied. Die Fehlsichtigkeit variiert bei Labortieren viel stärker als bei Tieren, die in der Wildnis leben.

Das Auge hat die Fähigkeit, sich immer wieder einer Normalsichtigkeit (Emmetropie) anzunähern

In der Kindheit wächst das Auge in Schüben, synchron mit dem Schlaf-Wach-Rhythmus: Tagsüber verlängert sich der Augapfel und nachts schrumpft er wieder. In der Kindheit wächst das Auge tags schneller als es nachts schrumpft, sodass seine Grösse sich dem Wachstum des Kindes laufend anpasst[159,160,161]. Diese Wachstumsraten variieren zwischen Individuen und sind nicht in beiden Augen genau gleich. Beim Erwachsenen sind sie viel geringer. Auch wenn ein Auge abgedeckt wird, zum Beispiel bei einem schielenden Kinde und durch das Tragen von Sehhilfen, vermindert sich die nächtliche Schrumpfung des Augapfels, findet gar nicht statt oder kehrt sich sogar in ein Längenwachstum um[162]. Dadurch verlängert sich der Augapfel dauerhaft und dies setzt sich solange fort, bis ein Gleichgewichtszustand entsteht, indem das Auge sich dem, was es jeden Tag sieht, anpasst, damit die Länge des Augapfels wieder besser zu den Brechwerten der Linse und der Hornhaut passt. Diese Fähigkeit des Auges ist genial. Man nennt sie *„Emmetropisierung“*. Das Auge ist also fähig, die Länge seines Bulbus den Brechwerten der Linse und der Hornhaut ständig anzupassen, damit es normalsichtig wird. Trägt man eine Sehhilfe, so berücksichtigt das Auge aber deren Wirkung, sodass es ein Scharfsehen mit der Sehhilfe anstrebt[163,164,165]. Damit bewegen sich die tageszeitlichen Schwankungen der Bulbuslänge um die neue Fehlsichtigkeit herum, da die optische Korrektur durch die Sehhilfe verhindert, dass das Auge die Normalsichtigkeit anstreben kann[166,167,168].

Die Steuerung des Wachstums des Auges

Man nimmt an, dass das Wachstum des Auges sowohl über Vorgänge, die über den Sehnerv und den Ciliarnerv vor sich gehen, als auch über eine Steuerung innerhalb des Auges gesteuert wird[169,170]. Das Wachstum des Auges wird durch eine Ausschüttung des Neurotransmitters *Dopamin* aus den Netzhautzellen reguliert. Medikamente welche auf Dopaminrezeptoren einwirken, beeinflussen das Bulbuswachstum. Auch gibt es Hinweise, dass das Nervengift *Nikotin* und der Neurotransmitter *Gammaaminobenzoesäure (GABA)* das Längenwachstum des Augenbulbus verstärken und damit auch eine bestehende Myopie[171,172]. Atropin und Pirenzepin blockieren die Rezeptoren für Acetylcholin. In Experimenten verhinderten sie das Entstehen einer Myopie. Doch versteht man noch nicht, wie dies zustande kommt[173]. Nikotin blockiert die Adenosinrezeptoren der Nervenzellen in der Netzhaut und im Gehirn. Dieselbe Wirkung hat 7-methyl Xanthin. In einer randomisierten, Placebo-kontrollierten Studie wurde die Wirkung dieses Xanthins an 9–13-jährigen Kindern untersucht. Durch 400 mg 7-Methylxanthin pro Tag nahm die Kurzsichtigkeit bei 59 Prozent der Kinder nicht mehr zu und es wurden keine Nebenwirkungen beobachtet. Doch nach absetzen dieser Therapie ging die Progression der Myopie weiter wie zuvor[174]. 7-Methylxanthin entsteht im Stoffwechsel aus Koffein.

Entfernt man die Abdeckungen oder die Linsen noch in der Wachstumsphase, so steuert die Wachstumsregulation des Auges wieder in Richtung einer Normalsichtigkeit (Emmetropie). Diese Fähigkeit ist bei Tieren sehr ausgeprägt: so erholen sich Küken, Meerschweinchen, Spitzhörnchen und Primaten in ihrer Jugend selbst von einer drastischen Fehlsichtigkeit[175,176]. Dabei wird der Augapfel nicht einfach nur verformt, sondern die Zellstruktur der Lederhaut, der Sklera, wird umgebaut. Noch weiss man nicht, ob sich diese Erkenntnisse aus Tierversuchen auch auf den Menschen übertragen lassen[177].

Genetische Einflüsse

Trotz umfangreicher Studien weiss man bis heute noch wenig über die genetischen Ursachen der Myopie. Nur für die seltenen Fälle sehr extremer Kurzsichtigkeit konnte dies geklärt werden[178]. Eine Untersuchung von 400 Erwachsenen Zwillingen wies nach, dass diejenigen mit starker Kurzsichtigkeit eine verstärkte Expression des Gens RASGRF1 (locus 15q25) hatten, was bedeutet, dass dieses Gen stärker aktiv war[179]. Dieses Gen codiert ein Protein , das besonders in der Entwicklungsphase der Retina in den Neuronen und Rezeptoren in hoher Konzentration vorhanden ist. Dieses Gen wird durch eine Anregung muskarinischer Rezeptoren angeregt, welche, wie zuvor gezeigt, durch niedrig dosiertes Atropin oder Pirenzepin blockiert werden, was das Fortschreiten der Myopie von Kindern verlangsamte[180,181,182]. Siebzehn weitere Gene stehen im Verdacht, die Entwicklung einer Myopie zu beeinflussen.

Der Einfluss der Kurzsichtigkeit auf die Alterssichtigkeit

Die Alterssichtigkeit gleicht die in der Jugend entstandene Kurzsichtigkeit nicht aus, sondern sie kommt dazu. Der verlängerte Augapfel wird nicht wieder verkürzt, sondern die Linse verhärtet sich exponentiell mit zunehmendem Alter[183]. Durch diese Verhärtung kann der Ziliarmuskel die Linse nicht mehr genug verformen, um in der Nähe scharf zu sehen. Die Akkommodationsbreite nimmt ab. Oft wird auch bei Kurzsichtigkeit eine Lesebrille notwendig.

Doch befindet sich der Nah- und der Fernpunkt bei Kurzsichtigkeit näher am Auge, sodass viele kurzsichtige Menschen einwandfrei lesen können, wenn sie die Brille für die Fernsicht abnehmen. So benötigt zum Beispiel eine Person mit einer Kurzsichtigkeit von –1,50 bis –2,50 Dioptrien bei Alterssichtigkeit zum Lesen in 20–45 Zentimetern Entfernung keine Lesebrille.

Die sogenannte „Monovision“

Monovision bedeutet einäugiges Sehen. Durch eine refraktive Laserchirurgie oder das Einpflanzen einer künstlichen Linse, lässt sich erreichen, dass man auch jenseits des 45. Altersjahrs ohne Brille in die Nähe und in die Ferne befriedigend sehen kann. Das Gehirn toleriert in der Regel einen chirurgisch erzeugten Unterschied der Brechkraft bis zu 1,5 Dioptrien gut, wenn das beim Blick in die Ferne dominierende Auge absolut scharf sieht und das beim Blick in die Nähe dominante Auge in die Nähe ebenfalls ganz scharf sieht. Vor einem solchen Eingriff muss man aber durch eine eingehende orthoptische Untersuchung mit Probekontaktlinsen sorgsam abklären, ob dies so ist. Zuerst irritiert dies, doch unterdrückt das Gehirn nach einer gewissen Zeit der Gewöhnung den jeweils unschärferen Seheindruck. Im mittleren Sehbereich von 1–3 m Distanz sehen dann beide Augen, je nach der Weite ihrer Pupillen und bei gutem Licht, fast gleich gut, sodass man den Übergang von der Ferne auf die Nähe und umgekehrt kaum wahrnimmt. Nur ist das räumliche Sehen auf die mittlere Distanz reduziert. Wenn es eindunkelt und wenn man nachts mit dem Auto fahren will, ist aber eine Sehhilfe notwendig, da man im Finsteren den Dioptriensprung am deutlichsten wahrnimmt. Bei rund 5–8 Prozent der Menschen besteht dieser Zustand von Natur aus, sodass sie bis zur fortgeschrittenen Alterssichtigkeit keine Lesebrille benötigen.

Möglichkeiten gegen eine Verstärkung der Kurzsichtigkeit

Kinder sollten möglichst oft und lange ohne Sehhilfe sein. Lässt sich diese nicht mehr vermeiden, so ist es wichtig, dem Kind zu sagen, dass es diese nur tragen soll, wenn es absolut notwendig ist. Die Korrektur der Fernsicht sollte nur gerade so stark sein, wie dies für den Alltag des Kindes notwendig ist. Erwachsene sollten die Kurzsichtigkeit nie voll auskorrigieren, sondern immer nur so weit, dass sie nach den gesetzlichen Vorgaben Auto fahren können. Ist man gezwungen, viel in die Nähe zu sehen, so ist es ganz wichtig, ganz oft eine kleine Pause einzulegen, um in die Ferne zu blicken. Ganz wichtig ist bei jeder Art des Sehens, dass man LED-Licht und das Lesen im Mobiltelefon oder Tablet möglichst vermeidet und für den Computerbildschirm sich eine Computerbrille mit Blaulichtfilter anfertigen lässt, um die Netzhaut vor der zerstörenden Wirkung dieser Blaulichtspektren zu schützen.

Die Weitsichtigkeit (Hypermetropie)

Die Weitsichtigkeit wird auch Übersichtigkeit, Hyperopie oder Hypermetropie genannt. Die medizinischen Fachbegriffe Hyperopie und Hypermetropie leiten sich vom altgriechischen „ὑπέρ hypér“ = „über“ und „ὑπέρμετρος = hypérmetros“ = „übermässig“ und „ὤψ“ = „ōps“ = „Auge“ ab. Als axialer Brechungsfehler ist die Weitsichtigkeit das Gegenteil von der Myopie. Der Augapfel ist im Verhältnis zur Brechkraft der Hornhaut, der Linse und des Glaskörpers zu kurz, sodass sich das Bild aus der Ferne hinter die Netzhaut projiziert und unscharf gesehen wird. Je näher ein Objekt an das Auge herangeführt wird, desto weiter verlagert sich der Bildpunkt nach hinten. Man sieht also umso klarer, je weiter man in die Ferne blickt. Das Mass der Weitsichtigkeit wird ebenfalls in Dioptrien angegeben und zwar in positiven Zahlen. Die Weitsichtigkeit ist in erste Linie geerbt. Sie gilt nicht als Krankheit, sondern als Normvariante der Augenentwicklung. Es gibt aber auch eine Anzahl Fehlbildungssyndrome, welche mit Weitsichtigkeit einhergehen.

Die Weitsichtigkeit kann man mit einer konvexen Sammellinse korrigieren, welche die Brechkraft verstärkt, sodass das Bild auf die Netzhaut projiziert wird. Eine geringe bis mittelgradige Weitsichtigkeit kann das Auge durch die Akkommodation der Augenlinse kompensieren, sodass man sie oft gar nicht bemerkt. In dieser Situation muss sie nicht korrigiert werden, solange man ohne Beschwerden sowohl in die Ferne, als auch in die Nähe sehen kann. Bei Kindern vermindert sich die Weitsichtigkeit im Laufe ihres Wachstums. Eine höhergradige Weitsichtigkeit über 3 Dioptrien muss jedoch auch im Kindesalter zumindest teilweise korrigiert werden, da die Kinder sonst riskieren, zu schielen.

Da die Fähigkeit der Linse zur Akkommodation ab dem 35. Altersjahr abnimmt, wird ab diesem Alter meistens eine Sehhilfe notwendig. Bei Weitsichtigkeit macht sich also die Alterssichtigkeit wesentlich früher bemerkbar als bei Kurzsichtigkeit. Die Korrektur durch eine konvexe Sehhilfe entlastet die Akkommodation auch beim Blick in die Ferne und verbessert das Nahsehen. Später, bei stärkerer Alterssichtigkeit, wird eine Lesebrille notwendig. Die Alterssichtigkeit nennt man „Presbyopie“, vom griechischen: „πρεσβύτης“ =„presbýtis“ = „Greis“ und „ὤψ“ = „ōps“ = „Auge“. Die konvexen Brillengläser oder Kontaktlinsen haben einen positiven Brechwert, also ein „+“ Zeichen vor der Anzahl der Dioptrien. Seit einigen Jahren kann auch eine Weitsichtigkeit durch die refraktäre Laserchirurgie korrigiert werden. Diese haben wir im Kapitel über den Astigmatismus auf Seite 66 eingehend beschrieben.

Wenn man bei Kindern die Weitsichtigkeit nicht genügend korrigiert, so riskiert man, dass sie beginnen nach innen zu schielen. Darum muss man bei Kindern die Weitsichtigkeit immer optimal korrigieren. Nicht ungewöhnlich ist, dass dabei die Sehschärfe nicht wesentlich besser wird. Trotzdem müssen die Kinder die Brille tragen, damit sie nicht schielen. Eine hochgradige Weitsichtigkeit (Hyperopie) muss bei einem Kinde immer korrigiert werden, spätestens ab der Einschulung. Als man beim grauen Star die Linse noch nicht ersetzen konnte, entstand durch deren Entfernung eine starke Weitsichtigkeit von ca. 13 Dioptrien, die man durch eine „Starbrille“ mit stark konvexen Brillengläsern kompensieren musste.

Die Hornhautverkrümmung (Astigmatismus)

Der griechische Ausdruck Astigmatismus bedeutet „Punktlosigkeit“, denn bei einer Verkrümmung der Hornhaut entsteht kein Brennpunkt im Augenhintergrund. Stattdessen wird das äussere Bild in einer „Brennlinie“ abgebildet. Dabei lassen sich zwei Lichteinfallsebenen ermitteln, eine mit maximaler und eine zweite mit minimaler Brechkraft.

Wo die Krümmung der Hornhaut stärker ist, ist auch die Brechkraft stärker und wo sie schwächer ist, ist auch die Brechkraft schwächer. Je grösser der Unterschied zwischen diesen beiden sogenannten „Hauptschnitten“ ist, desto stärker ist der Astigmatismus. Er lässt sich entweder als Differenz der Hornhautradien oder als Differenz der Brechkraft beschreiben. Auf einem Brillenrezept wird das Ausmass der Differenz, der Brechwert der beiden Hornhautradien, in Dioptrien angegeben. Die Art, wie korrigiert werden muss, wird als „Zylinder“ angegeben und die Position des Astigmatismus als „Achslage“. Wenn die Differenz der beiden gemessenen Hornhautradien 0,1 mm beträgt, so entspricht dies ungefähr einer Brechkraftdifferenz von 0,5 Dioptrien zwischen der Brechkraft der beiden gemessenen Hornhautradien. Ein Astigmatismus bis zu 0,5 Dioptrien gilt als normal.

Ein Astigmatismus kann angeboren sein oder er kann erst mit der Zeit entstehen. Er verändert sich weniger stark mit dem Wachstum und dem alltäglichen Sehen, als die axialen Brechfehler der Weit- und Kurzsichtigkeit. Es gibt genetische Ursachen: bei verschiedenen ethnischen Gruppen findet man das Phänomen des Astigmatismus entweder unterschiedlich oder aber stark. In Asien gibt es Familien mit einem hochgradigen Astigmatismus, der nach den mendelschen Erbgesetzten weitervererbt wird[184]. Bei Kindern aus Familien, die an Astigmatismus leiden, ist es notwendig, bereits im 6. Lebensmonat die Brechkraft mittels Skiaskopie oder Laserdiagnostik, bei erweiterter Pupille zu ermitteln und den Astigmatismus zu korrigieren, da ohne Brillenkorrektur die Gefahr gross ist, dass das betroffene Auge seine Sehfähigkeit allmählich verliert. Eine solche Schwachsichtigkeit nennt man Amblyopie.

Oft ist ein Astigmatismus erworben. Verschiedene brechende Medien des Auges können am Entstehen eines Astigmatismus beteiligt sein. Meist ist dies die Hornhaut, indem sie nicht exakt kreisförmig ist, sondern zwei zueinander symmetrische Krümmungen hat, mit unterschiedlicher Brechkraft. Daher kommt auch die umgangssprachliche Bezeichnung „Hornhautverkrümmung“.

Seltener gibt es aber auch einen Linsenastigmatismus. Er entsteht entweder dadurch, dass die Oberfläche der Linse nicht exakt sphärisch ist, oder er kann dadurch entstehen, dass der Ziliarmuskel nicht rundherum gleichmässig an der Linse zieht. Ein sogenannter *refraktärer Astigmatismus* entsteht, wenn die optische Dichte der Schichten der Linse nicht überall exakt gleich ist[185]. Hinzu kann bei starker Kurzsichtigkeit ein Astigmatismus durch eine Verkrümmung des Augenhintergrundes entstehen. Solche Fehler können auch kombiniert vorhanden sein. Dann setzt sich der gemessene Astigmatismus eines Auges aus der Summe der einzelnen Astigmatismen zusammen. Doch hat der Astigmatismus der Hornhaut immer den grössten Einfluss.

Erkrankungen der Hornhaut, wie ein Keratokonus oder ein Keratoglobus, verursachen oft einen starken, irregulären Astigmatismus und zudem andere Abbildungsfehler. Auch kann durch verschiedene augenchirurgische Eingriffe, zum Beispiel wegen eines Glaukoms oder eines Katarakts oder zur Korrektur eines Schielens, einen Astigmatismus entstehen.

Liegt eine Brennlinie des Astigmatismus in der Ebene der Netzhaut und die andere dahinter, so nennt man dies einen *„Astigmatismus hyperopicus simplex"*. Liegt die zweite Brennlinie vor der Netzhaut, so nennt man dies einen *„Astigmatismus myopicus simplex"*. Liegt eine Brennlinie vor der Ebene der Netzhaut und die zweite dahinter, so nennt man dies einen *„Astigmatismus mixtus"*. Ist ein Auge zusätzlich weit- oder kurzsichtig, so nennt man dies einen *„Astigmatismus compositus"*. Stehen die maximal und minimal brechenden Ebenen senkrecht zueinander, so nennt man dies einen *„regulären Astigmatismus"*, stehen sie nicht rechtwinklig zueinander, so nennt man dies einen *„irregulären Astigmatismus"*.

Die Stärke der Hornhautverkrümmung wird in Dioptrien mit einem vorangestellten Minus angegeben. Die Schritte zur Abstufung betragen dabei üblicherweise 0,25 dpt im Negativbereich. Bei der Bestellung einer Brille mit Zylinder befindet sich vor der entsprechenden Dioptrienzahl ebenfalls ein Minus. Ein Wert bis 0,5 liegt im Normalbereich und muss nicht unbedingt korrigiert werden. Das hängt jedoch in erster Linie vom individuellen Empfinden ab. Einige Menschen benötigen schon ab 0,25 dpt eine Sehhilfe, andere erst ab 0,5 dpt. Der Zylinder wird ermittelt, indem zunächst die maximale und anschliessend die minimale Brechkraft des Auges gemessen werden. Je stärker die Hornhaut über die normale Wölbung hinaus gekrümmt ist, desto grösser ist die Brechkraft, während der Radius der Hornhaut geringer ausfällt. Um die Sehschwäche auszugleichen, die durch den Astigmatismus hervorgerufen wird, ist die Brille mit Zylindergläsern ausgestattet. Dabei handelt es sich um sogenannte „torische" Linsen. Eine torische Linse hat in zwei senkrecht zueinanderstehenden Richtungen zwei unterschiedliche Brechwerte. Mindestens eine der Linsenoberflächen hat dabei die Form eines „Käppchens" (Torus), die andere ist meist sphärisch. Im Gegensatz zu Gläsern einer Brille ohne „Zylinder" besitzen torische Linsen zwei Brennlinien, statt eines Brennpunkts.

Eine wichtige Rolle spielt bei der Anfertigung einer Brille mit Zylinder auch die Achse. Sie gibt die genaue Lage an, beziehungsweise die Richtung der Krümmung. Die Achse wird in Grad gemessen und orientiert sich an einer senkrecht (0 °) und einer waagerecht (90 °) verlaufenden Geraden. Die auf diese Weise ermittelten Korrekturwerte werden in die Brillengläser eingeschliffen und gleichen die Unebenheit der Hornhaut aus. So wird das vormals horizontal oder vertikal verzerrte Bild wieder scharf auf die Netzhaut geworfen.

Der Astigmatismus rectus
So nennt man einen „Astigmatismus nach der Regel". Dabei hat die Ebene mit maximaler Brechkraft die Achse 90 ° (± 15 °), sodass die Brennlinie waagrecht verläuft. Also muss der Minus-Zylinder der Brille bei 180 ° (± 15 °) liegen. Dies ist bei Weitem die häufigste Form.

Der Astigmatismus inversus
So nennt man einen Astigmatismus, bei dem die Ebene mit maximaler Brechkraft die Achse 0 ° (± 15 °) hat. Dabei verläuft also die Brennlinie senkrecht und der Minus-Zylinder der Brille muss bei 90 ° (± 15 °) liegen.

Der Astigmatismus obliquus
So nennt man einen Astigmatismus, bei dem die Achsebene der maximalen Brechkraft in irgendeinem anderen Winkel steht.

Der irreguläre Astigmatismus
So nennt man einen Astigmatismus bei ganz unregelmässiger Krümmung der Hornhaut, sodass die beiden optischen Ebenen nicht senkrecht zueinanderstehen.

Die auf diese Weise ermittelten Korrekturwerte werden in die Brillengläser eingeschliffen und gleichen die Unebenheit der Hornhaut aus. Dadurch wird das vormals horizontal oder vertikal verzerrte Bild wieder scharf auf die Netzhaut abgebildet.

Die astigmatische Abbildung
Während bei der Abbildung einer punktförmigen Lichtquelle im gesunden Auge ein Brennpunkt entsteht, entstehen, wie bereits erklärt, bei der Hornhautverkrümmung zwei Brennlinien. Die eine Brennlinie befindet sich dort, wo normalerweise der Brennpunkt wäre, die andere dort, wo sich der gesehene Punkt mit der Stelle der Hornhaut mit der kleinsten Brechkraft abbildet. Die Achsen dieser beiden Brennlinien liegen in der Regel jeweils senkrecht zueinander. Zwischen diesen beiden Brennlinien gibt es einen Bereich, in welchem der gesehene Punkt als unscharfer Kreis abgebildet wird. Dieser Kreis bildet sich umso kleiner ab, je näher die beiden Brennlinien beieinander liegen, je geringer also das Ausmass des Astigmatismus ist. Man nennt diesen Bereich auch den *„Kreis kleinster Verwirrung“*. Die stärkste Minderung der Sehschärfe entsteht, wenn die Achse des Zylinders nicht exakt senkrecht (90°) oder waagerecht (0°) steht, sondern in einer schrägen Ebene. Die Achse des Zylinders gibt an, in welche Richtung eine Hornhautverkrümmung ausgeglichen werden muss. Dieser Wert kann zwischen 0 und 180° liegen und wird immer in Einerschritten angegeben (z.B. 0, 1, 2, 3…178, 179, 180).

Die Diagnose eines Astigmatismus

Die Ermittlung eines Astigmatismus erfolgt mittels sogenannter *„objektiver Refraktion“*. Eine genaue Vermessung der Hornhautkrümmung kann man mit einem *„Ophthalmometer“* oder *„Keratograf“* durchführen. Die Werte, die man damit erhält, bilden die Grundlage für die sogenannte „subjektive Refraktionsbestimmung“. Dafür sind zwei Schritte notwendig: Man muss die Stärke der Verkrümmung, den sogenannten *„Stärkenabgleich“* und die Achse der Verkrümmung bestimmen, den sogenannten *„Achsabgleich des Zylinders“*. Beide Bestimmungen führt man mit einem sogenannten *„Kreuzzylinder“* durch. Damit kann man das Ausmass des Astigmatismus und dessen Lage genau ermitteln.

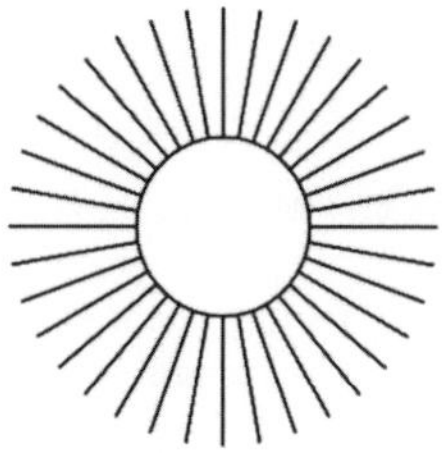

Bautsch Vektor, Wikipedia

Mit einem *„Astigmatismus Sonnenrad“* oder einer Strahlenfigur nach Snellen, kann man selber einen groben Eindruck über den eigenen Astigmatismus gewinnen. Dazu betrachtet man die Grafik mit einem Auge, senkrecht auf die Bildfläche gerichtet, in verschiedenen Abständen und sucht, wo man das Bild scharf sehen kann, und beurteilt, ob die Stärken der Striche und die Abstände der Strahlen alle gleich sind. Hat das Auge einen Astigmatismus, so sehen die gegenüberliegenden

Strahlen anders aus als die Strahlenpaare, auf welche man das Auge senkrecht gerichtet hat.

Ein Astigmatismus gilt nur als Brechungsfehler, so wie etwa eine Kurz- oder Weitsichtigkeit, es sei denn, er ist so stark ausgeprägt, dass auch nach bestmöglicher Korrektur keine ausreichende Sehschärfe zu erreichen ist. Dann gilt er als nicht korrigierbare Sehschwäche (Asthenopie) und somit als Krankheit. Auch wenn eine Linsentrübung, ein Keratokonus oder Hornhautnarben vorhanden sind, wird dies als Krankheit anerkannt. Ein angeborener Astigmatismus muss unbedingt erkannt und korrigiert werden, da sonst das Auge seine Sehkraft verliert. Einen solchen Verlust der Sehkraft nennt man, wie schon gesagt, Amblyopie. Kinder mit einem angeborenen Nystagmus leiden um 85 Prozent häufiger zusätzlich an einem Astigmatismus[186]. Als Nystagmus bezeichnet man unwillkürliche, rhythmische Pendelbewegungen der Augen. Ein kongenitaler Nystagmus erscheint in der Regel erst ab dem 2. bis 3. Lebensmonat.

Die Möglichkeiten der Korrektur

Ein regulärer Astigmatismus kann bis zu einer gewissen Ausprägung mit sogenannten zylindrischen Brillengläsern ausgeglichen werden. An solche Brillengläser muss man sich anfangs gewöhnen. Man nennt sie auch sphärotorische Brillengläser.

Ist der Astigmatismus nicht allzu stark, so kann man ihn auch mit einer sphärischen, formstabilen Kontaktlinse korrigieren. Dies ist auch bei einem irregulären Hornhautastigmatismus möglich, weil zwischen der Kontaktlinse und der Hornhautoberfläche ein torisch geformter Tränenfilm vorhanden ist, der den Astigmatismus ausgleicht. Als torisch bezeichnet man, wie schon erklärt, eine Linse, die in zwei senkrecht zueinander stehenden Richtungen zwei unterschiedliche Brechwerte hat. Mindestens eine der Linsenoberflächen hat dabei die Form eines „Käppchens", die andere ist meist sphärisch. Als Torus bezeichnet man einen wulstartigen Ring. Auch kann man mit einer formstabilen oder weichen torischen Kontaktlinse einen Ausgleich erreichen, deren Gewichtsverteilung so beschaffen ist, dass sie ihre Ausrichtung auf der Hornhaut beibehält. Falls all dies nicht gelingt, so gibt es operative Verfahren, um einen Astigmatismus zu korrigieren.

Die photorefraktive Keratektomie (PRK)
Der Begriff „**p**hotorefraktive **K**erate**k**tomie" setzt sich zusammen aus: φωτός = photos = „Licht" und lateinisch „re" = „zurück" und „frangere" = „brechen" und das Wort „Keratektomie" aus dem griechischen „κέρας" = „Horn" und „εκτομή" = « Herausschneiden". Bei dieser Operation wird die äusserste Epithelschicht auf der Hornhaut mit einem speziellen Messer entfernt. Der Laserabtrag findet, wie bei allen hier beschriebenen Verfahren, auf der Hornhautoberfläche statt. Diese Methode wird in den USA auch für angehende Piloten angewandt, um einen Astigmatismus zu korrigieren.

Die LASIK-Laseroperation
Eine nicht allzu starke Hornhautverkrümmung lässt sich grundsätzlich problemlos durch eine Laseroperation korrigieren. Allerdings ist dies, wenn man gleichzeitig stark kurz- oder weitsichtig ist, nicht möglich. Auch bei starker Hornhautverkrümmung, wird von der Lasertherapie abgeraten. Auch darf die Hornhaut nicht zu dünn sein und die Verkrümmung darf nicht durch eine Krankheit entstanden sein. Auch wird bei irregulärem Astigmatismus statt dieser Operation zu einer Kontaktlinse geraten, wenn die Sehschärfe durch diese um mindestens 20 Prozent verbessert werden kann. Auch bei einem starken Astigmatismus rectus oder inversus ab 3,00 Dioptrien oder einem Astig-

matismus obliquus über 2,00 Dioptrien, ist eine Lasertherapie kontraindiziert. Die Lasik-Methode eignet sich nur für Patienten mit einer Hornhaut mit mindestens 500–650 Mikrometern Dicke.

Zunächst löst man mit einem hochpräzisen *„Femtosekundenlaser"*, einem Laser, der mit ultrakurzen Pulsen arbeitet oder einem automatisch arbeitenden *„Mikrokeratom"* eine hauchdünne Schicht der Hornhaut vom Auge ab. Dieser sogenannte „Flap" wird zur Seite geklappt, vergleichbar mit dem Umblättern einer Buchseite. Jetzt kommt der Laser zum Einsatz. Er trägt genau an der richtigen Stelle mikroskopisch feine Teile der Hornhaut des Auges ab. Bei Kurzsichtigkeit verringert man die Brechkraft, bei Weitsichtigkeit verstärkt man sie. Beim Astigmatismus gleicht man die Dicke der Hornhaut ganz präzise aus. Anschliessend wird der Hornhautlappen wieder zurückgeklappt. Er saugt sich von selbst fest und verschliesst die Wundfläche.

Diese Methode wird weltweit seit gut 10 Jahren angewandt. Doch besteht immer ein kleines Risiko, dass der Hornhautlappen zu klein oder unregelmässig ausgeschnitten wird oder dass er sich danach vom Auge ablöst. Darum stand diese Technik in der Kritik derjenigen Augenärzte, welche die photorefraktive Keratotomie als sicherer betrachten.

Wie bei jedem operativen Eingriff hat auch die LASIK-Methode eine Reihe von Risiken. Der Chirurg benötigt sehr viel Erfahrung, um diese zu vermeiden. Eine Studie aus dem Jahr 1998 verglich die intraoperative Komplikationsrate der ersten 200 Behandlungen eines Operateurs mit derjenigen der folgenden 4800 Behandlungen. Bei den ersten 200 Behandlungen lag die Komplikationsrate bei 4 Prozent, bei den weiteren Behandlungen nur bei 0,87 Prozent[187]. Je stärker die Korrektur sein muss, desto riskanter ist der Eingriff. Eines dieser Risiken, das sowohl bei der LASIK, aber auch bei jeder anderen Art von refraktiver Chirurgie besteht, ist eine Verminderung des Sehens in der Dämmerung, wenn die optische Zone der operierten Hornhaut zu sehr reduziert wird. Dann ist der Kontrast des Bildes vermindert und können Glanzeffekte und Lichthöfe sehr störend sein[188,189,190]. Über- und Unterkorrekturen kommen vor, die sich nicht durch eine Brille korrigieren lassen. Selten entsteht eine Infektion am Auge, welche bei sorgfältiger Betreuung in der Regel gut behandelt werden kann.

Für eine Beeinträchtigung des Sehens nach einer LASIK-Behandlung gibt es auch Risikofaktoren von Seiten des Patienten, nämlich bei hoher Dioptrienzahl oder flacher Hornhaut[191]. Ein gewisses Risiko besteht darin, dass die Struktur der Hornhaut durch das Abtragen von Gewebe geschwächt wird. Durch diese Schwächung und den ständig auf die Hornhaut einwirkenden Augeninnendruck kann es vorkommen, dass sich die Hornhaut vorwölbt *(Keratektasie)*. Dieses Risiko ist umso grösser, je geringer die Restdicke der Hornhaut nach der Behandlung ist. Als Mindestwert für die Restdicke gelten 250 µm. Die Restdicke berechnet man vor dem Eingriff aus der zentralen Hornhautdicke, abzüglich der Dicke des ausgeschnittenen Hornhautlappens (Flapdicke) und des notwendigen Abtragens von Gewebe im Zentrum der Hornhaut. Eine *post-LASIK Keratektasie* ist eine Langzeitkomplikation, die mit einer Latenzzeit von bis zu 10 Jahren auftreten kann. Die Häufigkeit dieser schweren, das Sehen stark beeinträchtigenden Komplikation, wird mit ca. 0,6 Prozent und 0,9 Prozent angegeben und bei stärkerer Kurzsichtigkeit mit bis zu 2,5 Prozent[192]. Bei der LASIK-Methode entstehen durch das Schneiden des Hornhautlappens (Flab) eine Reihe von Risiken[193]. In den ersten Tagen nach der Behandlung kann an der Hornhaut ein Missempfinden entstehen. Zu 15–20 Prozent leiden die Patienten in den ersten Wochen bis Monaten an trockenen Augen. Diese Trockenheit entsteht durch den Hornhautschnitt, der Hornhautnerven durchtrennt. So kann das Auge die Austrocknung nicht mehr erkennen, keinen häufigeren Lidschlag bewirken und die Tränendrüsen nicht mehr zur Befeuchtung anregen[194].

Das Schneiden des Flaps stellt besonders bei der Benutzung eines Mikrokeratoms ein ernst zu nehmendes Risiko dar. Die gewünschte Form und Grösse des Flaps wird unter Umständen nicht erreicht und in seltenen Fällen kann es auch zu unvollständigen oder durchbrochenen Flaps (Hemi-Flap oder Knopfloch-Flap) kommen. Ein weiteres Risiko insbesondere des Keratom-Flaps ist das Einwachsen von Epithelzellen vom Randschnitt her unter den Flap. Diese führen zu Trübungen im betroffenen Areal, sind aber vom Arzt relativ einfach zu entfernen. Der Flap kann nach der Behandlung durch starke aussere Einwirkungen verschoben oder gar abgetrennt werden. Eine solche Gefahr besteht besonders bei Sport- oder Autounfällen. Schliesslich besteht bei jeder Augenlaser-Operation die Gefahr einer *Hornhautektasie* (Erweiterung) und zwar möglicherweise bei der Keratom-LASIK in höherem Masse als bei der PRK, da die Hornhaut in einem tiefer liegenden Gewebeabschnitt geschwächt wird. Generell wünschenswert wäre deshalb der routinemässige Einsatz der sogenannten *„Online-Pachymetrie“* die während der laufenden Excimerlaser-Einwirkung auf die Hornhaut deren Abtrag in Echtzeit misst, um so zu vermeiden, dass der Excimer versehentlich zu tief in die Hornhaut eindringt und die kritischen Grenzwerte unterschreitet.

Da die ersten LASIK-Behandlungen 1990 durchgeführt wurden, gibt es inzwischen längerfristige Erkenntnisse zu deren eventuellen Spätfolgen. Bei etwas weniger als 1 Prozent aller Patienten mit der LASIK-Behandlung kommt es zu Komplikationen während der Operation. Dass sich der Flap anhebt, ist noch nach sieben Jahren möglich. Nur ganz selten kommt es vor, dass sich ein Flap bei nur geringer äusserer Einwirkung ablöst, zum Beispiel beim Reiben eines Auges. Eher geschieht dies durch Sportverletzungen mit einem Ball, durch die Krallen eines Haustieres oder bei einem Autounfall durch den Airbag. Dies muss sofort augenärztlich behandelt werden, damit man einen akzeptablen Visus erhalten kann.

Die sogenannte „Wellenfronttechnologie“
Komplikationen nach refraktiven Hornhaut-Eingriffen entfachten in der optischen Industrie die Entwicklung neuer Untersuchungsmethoden, welche ganz präzise, massgeschneiderte Laserbehandlungen ermöglichen sollen. Dies geschieht mit einem sogenannten *„Linsen-Array-System“*, aus 100 diagnostischen, in Gitterform angeordneten Laserstrahlen, die von der Netzhaut reflektiert werden. Das Gerät misst die Unterschiede der Laufgeschwindigkeit der einzelnen Laserstrahlen und rechnet dies in ein Korrekturprogramm um. Dadurch erhält man präzise Abtragungsprofile für den Excimerlaser, die es möglich machen, auch dezentrierte Hornhautverkrümmungen oder sehr kleine verkrümmte Zonen zu bessern oder im besten Fall zu beseitigen.

Neueste Operationstechniken
Die *Femto-Lasertechnik* hat sich als ideales Werkzeug zur kontrollierten computergesteuerten Operation an den optischen Medien des Auges und besonders der Katarakt-Operation erwiesen, als Alternative zur LASIK-Operation. Noch ist diese Methode im Stadium der wissenschaftlichen Evaluierung. Bis dahin zeichnet sich ab, dass auch bei dieser Methode die gleichen physikalischen Grundprinzipien herrschen, sodass die gleichen Komplikationen drohen wie bei der *Femto-LASIK* oder

der *Keratom-LASIK Methode*, wenn man diese nicht beachtet[195]. Bei neuesten Operationsmethoden, wie die sogenannte *„Femtosekunden-Lentikel-Extraktion"*, bei welcher der Hornhautlappen (Flap) mit einem Laser geschnitten wird und die sogenannte *„Small Incision Lenticule Extraction"*, bei welcher mit dem Laser nur ein kleiner Schnitt von 2–4 mm Länge notwendig ist, entstehen etwas weniger Komplikationen.

Die zuletzt genannte Methode nennt man *„SMILE" (Small incision lenticule extraction)*. Sie wurde in den letzten zehn Jahren zur Behandlung von Kurzsichtigkeit und kurzsichtigem Astigmatismus eingeführt. Diese Technik, bei der man nur einen ganz kleinen Einschnitt in die Hornhaut machen muss und keinen Lappen aufklappen muss, gilt als sehr wirksam und sicher. Die Stabilität der Hornhaut wird weniger gefährdet, die Patienten klagen danach weniger über trockene Augen und man kann die Komplikationen, die man mit dem Aufschneiden eines Hornhautlappens riskiert, vermeiden. Allerdings kam es häufiger vor, dass damit ein Astigmatismus nicht vollständig korrigiert wurde.

Das Glaukom, der grüne Star

Man bezeichnet eine Reihe von Augenkrankheiten verschiedener Ursache als „grünen Star“ All diesen gemeinsam ist eine irreversible Schädigung von Nervenfasern des Sehnervs. Ist diese fortgeschritten, so erkennt der Arzt an der Austrittsstelle, der Sehnervenpapille des Sehnervs, eine zunehmende Aushöhlung (Exkavation), Abblassung und Degeneration (Atrophie). Dadurch entstehen für das Glaukom typische Gesichtsfeldausfälle (Skotome), bis hin zu einer vollständigen Erblindung. Das grösste Risiko hierfür ist ein erhöhter Augeninnendruck. 40 Prozent aller Patienten mit Glaukom haben aber einen normalen Augeninnendruck. Dann spricht man von einem *Normaldruckglaukom.* Doch sind auch diese sehr empfindlich gegen Blutdruckschwankungen[196]. Man unterscheidet *Offenwinkel- und Engwinkelglaukome.* Dies bezieht sich auf den Kammerwinkel, die feine, trabekelähnliche Struktur, die sich zwischen der Rückfläche der Hornhaut und der Vorderfläche der Iris befindet und das Kammerwasser resorbiert. Offenwinkelglaukome sind viel häufiger, werden oft nicht rechtzeitig bemerkt und werden ohne Behandlung chronisch. Das seltenere Engwinkelglaukom dagegen bewirkt zum Teil schmerzhafte *Glaukomanfälle*, wodurch, wenn nicht behandelt, in kurzer Zeit eine akute Erblindung droht. Beim Offenwinkelglaukom werden die Gesichtsfeldausfälle oft erst spät bemerkt, da sie nicht im Zentrum des Gesichtsfelds beginnen, sondern in dessen Peripherie, und da sie durch das noch intakte Gesichtsfeld des anderen Auges überdeckt werden.

Das Glaukom ist weltweit eine der häufigsten Ursachen einer Erblindung. In Deutschland leiden etwa 500000 Menschen an einem erhöhten Augeninnendruck und etwa eine Million Menschen an einem Glaukom. Jeder Zehnte mit erhöhtem Augendruck ist davon bedroht, blind zu werden. Man vermutet zudem eine sehr hohe Dunkelziffer. Ein normaler Augeninnendruck schliesst ein Glaukom nicht aus, da dieses zu 40 Prozent bei normalem Augeninnendruck entsteht. In Minnesota konnte zwischen dem Jahr 1980 und 2000 die Häufigkeit der Erblindung durch ein Glaukom, durch bessere Information der Menschen, augenärztliche Untersuchungen und neue Behandlungsmethoden, halbiert werden[197].

Der Name „Glaukom“ stammt von Aristoteles und bedeutet in Altgriechisch „γλαυκός glaukós“ = „hell, leuchtend, glänzend“. Er nannte dies so wegen der blau-grauen Verfärbung der Regenbogenhaut durch die chronische Entzündung. Im 16. Jahrhundert entstand die Bezeichnung grüner Star.

Die Pupille verfärbt sich beim Glaukom trüb und blassblau und Hippokrates verstand dies als „glaukosis“, als einen krankhaften Erguss zwischen dem Kristallkörper und der Regenbogenhaut. Damals behandelte man dies durch einen Starstich[198]. Auch Galenos war der Ansicht, dass das Glaukom durch eine gelblich oder grünlich verfärbte Austrocknung und Verdickung des Kammerwassers und der Linse verursacht sei[199]. In der deutschen Sprache entstand im 8. Jahrhundert die Bezeichnung „Star“ für jede Art einer

Linsentrübung. Doch verbreitete sich der Begriff „grüner Star“ erst im 20. Jahrhundert.

Das Kammerwasser (Humor aquosus) ist eine klare Körperflüssigkeit in der vorderen und hinteren Augenkammer. Es wird im Ziliarkörper des Auges produziert und an die hintere Augenkammer abgegeben. Durch die Pupille gelangt es in die vordere Augenkammer und fliesst im Kammerwinkel durch ein feines Trabekelwerk hindurch und durch den Schlemm-Kanal aus dem Auge ab. Für den Augeninnendruck ist das Verhältnis der Produktion des Kammerwassers zum Abfluss entscheidend. Das Trabekelwerk reguliert den Widerstand des Abflusses und stellt den Augeninnendruck auf den richtigen Wert für die Gesundheit des Auges ein. Dieser liegt zwischen 10 und 21 mm Hg. Im Tagesverlauf gibt es normale Schwankungen bis zu 5 mm Hg, mit einem leichten Anstieg nachts oder in den frühen Morgenstunden. Der mittlere Augeninnendruck nimm mit zunehmendem Alter leicht zu.

Heute hält man ein Missverhältnis zwischen dem Augeninnendruck und der Durchblutung des Sehnervs als Ursache für das Glaukom. Ist der Blutdruck innerhalb der feinen Arterien des Sehnervenkopfs hoch, so wird ein leicht erhöhter Augeninnendruck anfangs vertragen, jedoch nicht wenn deren Blutdruck normal oder erniedrigt ist. Unter solchen Bedingungen kann ein Glaukom bereits bei niedrigem Augeninnendruck entstehen und fortschreiten. Besonders ungünstig ist ein erhöhter Augeninnendruck bei niedrigem Blutdruck. Da dies beides schwanken kann, sowohl der absolute Wert dieser Druckverhältnisse, als auch die Dauer der Phasen, während denen dieses Verhältnis besonders ungünstig ist, ist dieses von Bedeutung. Auch sind nicht alle Augen gleich empfindlich.

Das feine Trabekelwerk im Kammerwinkel wird durch die allgemein verbreitete Fehlernährung allmählich geschädigt, sodass das Kammerwasser immer weniger gut abfliessen kann. Die Gefässe des Sehnervs werden durch einen länger dauernden Bluthochdruck geschädigt, sodass die Durchblutung des Sehnervs leidet. Doch kennt man noch nicht alle Ursachen, denn es gibt Menschen, bei denen ein Glaukom trotz normalem Augendruckwert und guter Durchblutung des Sehnervs entsteht und fortschreitet.

Die Schädigung des Sehnervs erkennt der Arzt, wie schon gesagt, an einer typischen Aushöhlung (Exkavation) des Sehnervenkopfs. Zuerst leiden die Nervenfasern der mittleren Netzhautperipherie. Dann schreitet die Zerstörung langsam zum Zentrum hin fort. Sobald etwa 70 Prozent der Nervenfasern zugrunde gegangen sind, bestehen bogenförmige Ausfälle im mittleren Gesichtsfeld. Diese bezeichnet man als „Bjerrum-Skotome“. Da sie nicht im Zentrum des Gesichtsfelds sind, nehmen die Patienten diese oft lange nicht wahr, sodass die Diagnose oft sehr spät gestellt wird.

Das Glaukom kann schleichend, manchmal aber unberechenbar sprunghaft verlaufen. Darum sind bei einem Verdacht regelmässige augenärztliche Kontrollen notwendig. Auch sind regelmässige Vorsorgeuntersuchungen wichtig, um diese Krankheit möglichst früh zu erfassen und behandeln zu können.

Die Risikofaktoren für ein Glaukom

Ein höheres Risiko, an einem Glaukom zu erkranken, besteht bei erhöhtem Augeninnendruck, bei verstärkter Exkavation der Sehnervenpapille, bei geringer zentralen Dicke der Hornhaut, bei zeitweise zu niedrigem Blutdruck, was oft als Folge einer medikamentösen Therapie des Bluthochdrucks entsteht. Bei Bluthochdruck ist das Risiko deutlich erhöht, da dieser die feinen Arterien des Sehnervs schädigt. Diese Situation ist typisch für das sogenannte „Normaldruckglaukom“. Auch ein Diabetes mellitus erhöht das Risiko deutlich und zudem ist es grösser bei familiärer Häufung sodass man eine Erbkomponente vermutet. Als weitere Risikofaktoren gelten Untergewicht, rheumatische Durchblutungsstörungen (Raynaud-Syndrom), Migräne, Tinnitus, arterielle Hypotonie, besondere Empfindlichkeit auf Schmerzen, Gerüche oder Medikamente, Einschlafstörungen und mangelndes Durstempfinden, denn all diese Symptome weisen auf eine mögliche Durchblutungsstörung des Sehnervs hin und damit auf ein Normaldruckglaukom ohne erhöhten Augeninnendruck[200]. Auch ist das Risiko bei dunkeler Hautfarbe 3-mal höher[201]. Kurzsichtige Menschen sind für ein Offenwinkelglaukom gefährdet und stark weitsichtige für ein Engwinkelglaukom und Glaukomanfälle. Auch mit zunehmendem Alter nimmt das Risiko zu.

Die Diagnose des Glaukoms

Man kann den Augeninnendruck mit einem sogenannten „Applanationstonometer“ nach Hans Goldmann bestimmen. Dieses misst den Druck, den es braucht, um die Hornhaut abzuflachen. Dazu muss man die Hornhaut mit Augentropfen unempfindlich machen. Man kann aber auch den Innendruck ohne Berührung der Hornhaut messen, mit einem Pneumotonometer. Dieses sendet ganz kurz einen genau definierten Luftstoss auf die Hornhaut und misst gleichzeitig, wie stark diese dadurch abgeflacht wird. Dies können auch geschulte Assistentinnen durchführen. Man muss dazu die Dicke der Hornhaut messen, da diese die gemessenen Druckwerte beeinflusst und diese berücksichtigen. Der Augenarzt nennt dies „Pachymetrie“. Da der Augendruck über den Tag hinweg variiert, ermittelt man oft ein „Tagesdruckprofil“ durch mehrere Messungen, über den Tag verteilt.

Die alleinige Messung des Augeninnendrucks genügt weder für die Diagnose oder den Ausschluss eines Glaukoms, noch für Kontrolle des Verlaufs, da sonst die Glaukome mit normalem Druck nicht erfasst würden. Der Arzt beurteilt den Augenhintergrund in einem dreidimensionalen Bild. Darin sieht er das Ausmass der Schädigung des Sehnervs, die Grösse und Form der Aushöhlung des Sehnervenkopfs und die Exkavation der Papille. Mit Licht ohne rotes Spektrum werden Defekte der Nervenfaserschicht gut sichtbar. Durch eine „Perimetrie“ untersucht man das Gesichtsfeld und sucht nach für das Glaukom typischen, bogenförmigen Ausfällen. Gesichtsfeldausfälle nennt man Skotome. Durch eine „Scanning-Laser-Tomografie“ und eine Messung der Dicke der Netzhaut, „Scanning-Laser-Polarimetrie“ und eine „optische Kohärenztomografie“ können heute auch ganz geringe Schäden erfasst werden, sodass man das Glaukom früh erkennen und dessen Verlauf besser beurteilen kann[202].

Um ein Glaukom zu klassifizieren, muss man auch den vorderen Augenabschnitt untersuchen. Mit einer Spaltlampe sucht man nach Pigmentablagerungen auf der Hornhautrückfläche, nach pathologischen Eiweissen auf der Linse oder im Saum der Iris, nach neu gebildeten Gefässen in der Iris (Rubeosis iridis), nach Hornhauttrübungen (Embryotoxon oder Haab-Linien) und nach Pigmentdefekten in der Iris, dem sogenannten Kirchenfensterphänomen. Mit einem Kontaktglas beurteilt man die Weite und den Zustand des Gewebes im Kammerwinkel (Gonioskopie) und nach Gesichtsausfällen sucht man durch einen sogenannten „Lichtschweiftest nach Bogolini[203].

Die Bedeutung des erhöhten Augeninnendruck (okuläre Hypertension)

Aus der „okulären Hypertension" entwickelt sich oft innert einiger Jahre ein sogenanntes „primäres Offenwinkelglaukom", mit einer Schädigung der Nervenfasern des Sehnervs. Je höher der Druck ist, desto grösser ist dieses Risiko. Darum betrachtet man einen erhöhten Augeninnendruck als Vorstufe und mögliches Frühstadium eines Glaukoms. In der Regel wird dieses Stadium mit Augentropfen behandelt, da mehrere grössere Studien nachgewiesen haben, dass diese das Glaukomrisiko bedeutend reduzieren[204].

Das Offenwinkelglaukom

Offenwinkelglaukome nennt man primäre Glaukome, wenn sie nicht die Folge einer anderen Augenkrankheit sind.

Das Glaucoma chronicum simplex

Dieses wird auch als *primär chronisches Offenwinkelglaukom* bezeichnet (PCOWG).

Es ist die häufigste Art eines Glaukoms. Meistens erscheint es ab dem 40. Lebensjahr, manchmal aber schon früher. Für dieses besteht eine gewisse familiäre Veranlagung. Es entsteht, wenn die Rückresorption des Kammerwassers im Kammerwinkel durch degenerative Veränderungen seiner feinen Strukturen behindert ist. Durch die Verschlackung dieser feinen Strukturen mit degenerativen Substanzen, welche der Stoffwechsel nicht bewältigen konnte, steigt der Augendruck über Jahre hinweg immer mehr an, und zwar in der Regel, ohne dass man dies spürt.

Eine weitere Art des *Glaucoma chronicum simplex* ist das *Normaldruckglaukom*, das fälschlicherweise auch als *Niedrigdruckglaukom* bezeichnet wird. Rund 40 Prozent aller Glaukome entstehen trotz normalem Augeninnendruck durch eine ungenügende Durchblutung des Sehnervenkopfs. Um das Normaldruckglaukom behandeln zu können, muss die Ursache der Durchblutungsstörung internistisch angegangen werden. Ist die Hornhaut besonders dünn, so riskiert man eine Fehleinschätzung des Augeninnendrucks um bis zu – 3 mm Hg, sodass die Gefahr besteht, einen Augenhochdruck zu verkennen. Auch vermutet man, dass, eine dünne Hornhaut ein zusätzlicher Risikofaktor sein könnte.

Das angeborene Glaukom (juveniles Glaukom)

Es gibt Entwicklungsstörungen der feinen Strukturen im Kammerwinkel, sodass das Kammerwasser von Anfang an schlecht rückresorbiert wird. Manchmal ist dies mit weiteren Fehlbildungen kombiniert. Häufig entsteht dies aber durch eine *Rötelinfektion* in der frühen Schwangerschaft[205]. Der erhöhte Augeninnendruck kann eine ein- oder beidseitige Vergrösserung des Auges bewirken. Ist die Hornhaut eines neugeborenen Kindes trüb/verdickt und scheut es das Licht, so muss man an ein angeborenes Glaukom denken und dies sofort abklären. Durch eine Operation kann man eine dauerhafte Sehverschlechterung oft verhindern.

Sekundäre Offenwinkelglaukome

Eine sekundäres Offenwinkelglaukom entsteht durch andere Erkrankungen des Auges, durch eine Verletzung, eine Entzündung (Uveitis), einen Tumor im Auge oder durch Gefässneubildungen im Kammerwinkel als Folge des Diabetes mellitus. Auch können Kortikosteroide ein sekundäres Offenwinkelglaukom verursachen.

Das Pseudoexfoliationsglaukom

Dies ist eine relativ häufige Art eines Sekundärglaukoms[206]. Es entsteht, wenn feine degenerative Ablagerungen auf der Linse und im Kammerwinkel den Abfluss des Kammerwassers behindern. Dadurch steigt der Augeninnendruck zum Teil massiv an. Diese degenerativen Ablagerungen werden teils von den Epithelzellen der Linse ausgeschieden und es wurde wissenschaftlich nachgewiesen, dass es sich um die typischen, degenerativen Stoffwechselschlacken handelt, die man auch in anderen Organen findet, im Herzen, in der Lunge, der Leber, der Niere und in der Gallenblase[207].

Das Pigmentglaukom

Dieses entsteht durch einen Abrieb von Pigment von der Rückfläche der Regenbogenhaut durch die ständigen Bewegungen der Zonulafasern und der Linse durch die Akkommodation. Die abgeriebenen Melaninkörnchen lagern sich im feinen Trabekelwerk des Kammerwinkels ab und behindern den Abfluss des Kammerwassers. Auch kommt es vor, dass der Kontakt zwischen der Regenbogenhaut und der Linse so dicht ist, dass der Druck des Kammerwassers vor der Linse höher ist als dahinter, sodass das Kammerwasser schlecht abfliessen kann. Man nennt dies einen *„inversen Pupillarblock"*. Dabei reibt sich ebenfalls durch die Bewegungen der Linse Pigment ab. Diese Art eines Glaukoms findet man bei leicht kurzsichtigen Menschen im 3. bis 5. Lebensjahrzehnt. Mit einer Spaltlampe kann man diese Pigmentablagerungen an der Rückfläche der Hornhaut erkennen, auch dass die Vorderkammer vor der Iris besonders tief ist und man erkennt typische Defekte der Zellschichten der Iris, die der Augenarzt *„Kirchenfensterphänomen"* nennt. Auch an den Fasern der Linse und im Kammerwinkel entstehen sichtbare Pigmentablagerungen.

Das Engwinkelglaukom

Das Engwinkelglaukom entsteht, wenn eine Verengung zwischen der Regenbogenhaut, der Hornhaut und dem Trabekelwerk des Kammerwinkels den Abfluss des Kammerwassers behindert. Das Ausmass der Verengung variiert wegen der sich stets ändernden Weite der Pupille und der Dicke der Iris. Darum ist der Augendruck nicht immer erhöht, manchmal aber konstant und schädigt den Sehnerv. Weitsichtige Menschen sind besonders gefährdet für ein Engwinkelglaukom, da bei ihnen der Kammerwinkel enger geformt ist, und Menschen mit fortgeschrittenem grauen Star, da sich die Linse durch die trüben Einlagerungen verdickt und den Kammerwinkel einengt. Ein Engwinkelglaukom kann auch als Nebenwirkung von Medikamenten entstehen, welche die Pupillen erweitern, wie Atropin, einige Antidepressiva und Mittel gegen Brechreiz (Antiemetika). Manchmal erhöhen solche Medikamente den Augeninnendruck so stark, dass es zu einem Glaukomanfall kommt.

Der Glaukomanfall

Dieser entsteht, wenn der Abfluss des Kammerwassers plötzlich stark behindert wird, indem die Regenbogenhaut den Kammerwinkel verlegt. Dieser „akute Winkelblock" erhöht den normalen Augeninnendruck von 70 mm Hg drastisch, oft auf mehr als das Dreifache. Der Augapfel fühlt sich steinhart an, die Augen sind plötzlich stark gerötet und der Schmerz ist massiv. Auch kann die Hornhaut anschwellen, sodass man nur noch unscharf sieht und oft sieht man im Gegenlicht Farbringe. Die Patienten leiden an sehr starken Kopfschmerzen, Übelkeit und Erbrechen und teils an Herzrhythmusstörungen. Die Pupille ist mittelweit und reagiert oft kaum oder gar nicht auf Licht. Meistens ist nur ein Auge betroffen.

Der Anfall kann nach wenigen Stunden von selbst abklingen und nach einer gewissen Zeit wiederkehren. Er kann aber auch über Tage anhalten. Jeder akute Winkelblock ist ein Notfall. Er muss sofort behandelt werden, um grosse Schäden zu vermeiden.

Die allgemein übliche Therapie des Glaukoms

Sind beginnende Schäden am Sehnervenkopf erkennbar, so muss ein erhöhter Augeninnendruck konsequent gesenkt werden. Der Kammerwasserdruck, den man erreichen muss, um Schäden zu verhindern, ist nicht bei jedem Menschen gleich hoch. Darum sind häufige Kontrollen nötig, um erste Schäden sofort zu erkennen. Um ein Fortschreiten der Schädigung zu verhindern, muss der Zieldruck um mindestens 15 mm Hg unterschritten werden. Nach den Richtlinien der „European Glaucoma Society“[208] beginnt man die Therapie mit Augentropfen. Oft kommt später ein zweites Medikament hinzu. Sobald auch damit der Zieldruck nicht mehr erreicht werden kann, werden operative Verfahren vorgeschlagen: in der Regel zunächst eine sogenannte *„Trabekulektomie“*. Diese gilt heute als Goldstandard der Glaukom-Chirurgie. Als Alternative zur medikamentösen Therapie kommt manchmal eine sogenannte *„Lasertrabekuloplastik“* in Frage. Oft besteht gleichzeitig eine degenerative innere Krankheit, welche konsequent behandelt werde muss. Wissenschaftliche Arbeiten haben gezeigt, dass Entspannungsübungen, etwa autogenes Training, den Augeninnendruck senken können[209]. Zur Akupunktur findet man nur eine Studie, die keine Wirkung nachweisen konnte[210].

Die medikamentöse Therapie des Glaukoms

Meistens können die Medikamente als Augentropfen gegeben werden.

Betablocker verringern die Menge der Bildung des Kammerwassers, sodass der Augendruck sinkt: Verordnet wird oft Timolol (Tymoptic®) oder Levobunolol (Vistagan®).

Cholinergika imitieren die Wirkung des Neurotransmitters Acetylcholin. Sie binden an Muskarinrezeptoren und regen dadurch das parasympathische Nervensystem an. Dadurch vermindert sich der Augeninnendruck. Gleichzeitig verengen sie die Pupillen, sodass sich der Kammerwinkel öffnet. Als Augentropfen werden Carbachol oder Pilocarpin (Spersacarpine®) verwendet.

Alpha-2-Adrenozeptor-Agonisten hemmen das sympathische Nervensystem, sodass der Parasympathikus überwiegt. Dadurch wird weniger Kammerwasser gebildet und fliesst mehr Kammerwasser ab. Verschrieben werden: Clonidin (Timoptic®), Brimonidin (Oculac®), (Desomedin®), (Brimonidin®), (Isopto®) u.a.

Carboanhydrasehemmer: Carboanhydrase ist ein Enzym, das in vielen Gewebearten des Körpers vorhanden ist, so auch im Ziliarkörper des Auges. Durch die Hemmung dieses Enzyms in den Ziliarfortsätzen sinkt die Produktion des Kammerwassers und damit der Augeninnendruck. Dieses Medikament wird entweder als Augentropfen (Brinzolamid [Azopt®], Dorzolamid [Dorzo-Vision®] u.a.) oder als Acetazolamid Tabletten (Diamox®), (Claupax®) u.a. verschrieben.

Prostaglandine: Prostaglandine fördern den Abfluss des Kammerwassers und senken den Augeninnendruck relativ stark. Verschrieben wird Latanoprost (Monoprost®), Travoprost (Timolol®) u.a., Bimatoprost (Lumigan®), (Ganfort®), Tafluprost (Suflatan®), (Taptiqom®) u.a.

Nicht selten kombinieren die Augenärzte diese Medikamente, wenn die Wirkung nachlässt und man erhält die Anweisung, sie das ganze Leben lang anwenden zu müssen.

Die diätetische Therapie des Glaukoms

Unsere jahrzehntelange Erfahrung hat gezeigt, dass eine mehrmonatige Diät mit vegetabiler Frischkost (Rohkost) und striktem Meiden von Kaffee, Schwarztee, Alkohol, Zucker und Salz den erhöhten Augeninnendruck in wenigen Wochen normalisiert. Sind bereits schwere degenerativen Veränderungen des Glaukoms vorhanden, so können diese nicht mehr rückgängig gemacht werden, aber diese Diät bewirkt zuverlässig, dass die neurodegenerativen Prozesse des Glaukoms nicht mehr weiter fortschreiten. Das aktuelle medizinische Paradigma beschränkt sich auf die Kontrolle und Senkung des Augeninnendrucks. Für das „Normaldruckglaukom" bietet es keine Therapie an. Wir haben die Erfahrung gemacht, dass diese Diät sowohl die Ursache des Glaukoms, den erhöhten Augeninnendruck und die neurodegenerativen Veränderungen am Sehnerv und in der Netzhaut äusserst wirksam behandelt, sodass diese Krankheit zuverlässig vermieden bzw. zum Stillstand gebracht werden kann. Sobald dies geschehen ist, kann die Heildiät aus vegetabiler Rohkost mit 1/3 vegetabiler Vollwertkost ergänzt werden. In letzter Zeit mehren sich wissenschaftliche Untersuchungen, welche die Wirkung unserer Diät bestätigen.

Längst ist anerkannt, dass neben dem erhöhten Augeninnendruck *oxidativer Stress* und eine *verminderte Durchblutung im Auge* wichtige Ursachen des Glaukoms sind. Vegetabile Nahrung, besonders in ungekochtem Zustand, enthält eine Vielzahl bioaktiver, sekundärer Pflanzenstoffe, die stark antioxidativ wirken und die Durchblutung der feinen Gefässe des Auges verbessern. Carotinoide, besonderes Beta-Carotin, die Vitamine A, C und E und die Flavonoide der Früchte und Gemüse wirken stark antioxidativ. Die Omega-3-Fettsäuren aus kalt gepresstem Leinöl und der hohe Gehalt an Magnesium des Chlorophylls in höchster biologischer Wertigkeit, verbessern die Mikrozirkulation in den Gefässen des Sehnervs und in der Netzhaut. Dass dies alles das Risiko für ein Glaukom reduziert, wurde in vielen Studien nachgewiesen[211]. Auch in einer gross angelegten prospektiven Studie, der sogenannten „Rotterdam Studie", mit 3502 Teilnehmern im Alter ab 55 Jahren, wurde ein starker Einfluss der Ernährung auf das Risiko an einem Glaukom zu erkranken nachgewiesen[212], und dass Omega-3-Fettsäuren vor einem Glaukom schützen, während Rauchen und Pestizide für diese Krankheit gefährden[213].

Das Glaukom ist, genauso wie die altersbedingte Makuladegeneration, eine neurodegenerative Krankheit. Diese beiden Krankheiten bewirken die hohe Anzahl an Erblindungen in der Weltbevölkerung. Beim Glaukom entsteht der Schaden an den retinalen Ganglienzellen und ihren Nervenfasern, zuerst im Sehnerv, dann in der Netzhaut. Oxidativer Stress ist an der Ursache aller neurodegenerativen Krankheiten massgeblich beteiligt, sowohl bei der Makuladegeneration, als auch beim Glaukom. Viele präklinische Studien, sowohl im Labor, als auch an Tieren, zeigten die Wirksamkeit von diätetischen Antioxidantien gegen die Degeneration der Netzhaut, sowohl bei der Makuladegeneration, als auch beim Glaukom, und dies wurde auch in klinischen Studien nachgewiesen. Dass eine vegetabile Ernährung mit hohem Gehalt an antioxidativ wirkenden sekundären Pflanzenstoffen das Risiko für ein Glaukom reduziert und dessen Fortschreiten verhindert, ist heute wissenschaftlich anerkannt[214].

Eine stark schützende Wirkung des sekundären Pflanzenstoffs Resveratrol, der in vielen Früchten und Gemüsen vorhanden ist, wurde in Tierversuchen, sowohl gegen die Makuladegeneration, als auch gegen das Glaukom, nachgewiesen und am Menschen ist diese Wirkung gegen die Makuladegeneration bestätigt worden. Dabei erwies sich eine starke Vermehrung der Carotinoide und Omega-3-Fettsäuren in der Nahrung allein bereits als ausreichend, um das Entstehen eines Glaukoms zu verhindern. Bei Patienten mit Glaukom wurde gezeigt, dass Coenzym Q10 und die besonders im Nervensystem antioxidativ wirkende Alpha-Liponsäure gegen den Verlust retinaler Ganglienzellen wirksam ist, und dass dies die begleitenden destruktiven Prozesse hemmt, während allein die Einnahme von Vitaminpräparaten nicht genügend wirkt. Eine Metaanalyse von 36 Studien ergab, dass eine Ernährung, die reich ist an Vitamin A und C, das Risiko eines Glaukoms ganz deutlich verminderte, während die alleinige Einnahme von Vitamin A und E als Präparate unwirksam war[215]. Aber eine hoch dosierte Einnahme von Vitamin C allein war wirksam[216].

In einer Studie an Japanern, die in Kalifornien lebten, litten 61 von 581 Personen an einem Glaukom. Regressionsanalysen zeigten, dass das Glaukomrisiko bei denjenigen, deren Nahrung viel Eisen enthielt und wenig Vitamin A und wenig Pflanzenöle, erhöht war[217]. Ältere afroamerikanische Frauen, mit viel Obst- und Gemüse in ihrer Nahrung, mit hohem Gehalt an Vitamin A, Vitamin C und Carotinoiden, erkrankten wesentlich seltener an einem Glaukom[218]. Die Ergebnisse der Nurse-Health Study mit mehreren Tausend Pflegefachfrauen bestätigte die Resultate anderer Studien, dass nicht nur die Abstinenz vom Rauchen und ein gesundes Körpergewicht, sondern auch eine Ernährung mit viel Obst und Gemüse gegen alle altersabhängigen Augenkrankheiten, den grauen Star, die Makuladegeneration und das Glaukom, wirksam ist[219,220,221]. Bei Menschen, die sich überwiegend mit pflanzlichen Lipiden und Eiweissen ernähren und weniger mit Zucker- und Mehlspeisen, ist das Risiko, an einem Glaukom zu erkranken, deutlich geringer[222].

Der bioaktive sekundäre Pflanzenstoff Quercetin ist ein Flavonoid der Randschichten der Früchte und Gemüse. Für dieses „Phytochemical“ sind zahlreiche neuroprotektive Wirkungen nachgewiesen worden. In verschiedenen Versuchen wurde gezeigt, dass Querzetin die Mitochondrien schützt und gefährdete Zellen vor ihrem Untergang, einer Apoptose, schützt. Beim Glaukom war diese Schutzwirkung unabhängig vom Augendruck nachweisbar[223]. Für die Polyphenole aus der Kornelkirsche wurde nachgewiesen, dass sie den Augendruck um 25 Prozent senken[224]. Die Randschichten aller Früchte und Gemüse sind reich an Polyphenolen mit starker antioxidativer Wirkung. Die Flavonoide sind Polyphenole und schützen vor oxidativem Stress und dem Untergang der Zellen der Netzhaut[225].

Mehrer Studien zeigten, dass Kaffee den Augeninnendruck erhöht. Durch eine grosse Studie wurde denn auch nachgewiesen, dass ein starker Kaffeekonsum ein bedeutendes Risiko ist für das sogenannte Pseudoexfoliationsglaukom. Viele andere Studien wiesen nach, dass Übergewicht ein Risikofaktor ist für ein Glaukom, wie auch ein Diabetes des Typs 2. Rauchen verengt die Blutgefässe, mindert die Durchblutung des Sehnervs und erzeugt starken oxidativen Stress. Raucher haben ein hohes Risiko, wenn sie älter werden, an einem Glaukom zu erblinden.

Der Verlauf der Glaukomerkrankung wird stärker durch das Rauchen, als durch den Alkoholkonsum beeinflusst. Dennoch gelten beide, das Rauchen und der Alkoholkonsum, als Hauptrisikofaktoren für das Fortschreiten eines Glaukoms[226,227,228].

Die Makuladegeneration, die diabetische Retinopathie, der graue Star und das Glaukom sind in den Industrieländern die Hauptursachen einer Sehbehinderung. Obschon die diagnostischen Möglichkeiten und gewisse Medikamente eingesetzt werden, hat sich dies nicht geändert. Die wissenschaftlichen Erkenntnisse zeigen deutlich die Ursachen dieser „Zivilisationskrankheiten" der Augen auf und dass sie durch eine Ernährungs- und Lebensweise, die unserer biologischen Natur entspricht, zuverlässig verhütet werden können[229,230].

Physikalische Einflüsse auf den Augeninnendruck

Es wird empfohlen, keinen Kopfstand oder Handstand zu machen und keine isotonische Muskelübungen. Für Patienten mit gutem allgemeinem Gesundheitszustand wird ein aerobes Trainingsprogramm, besonders das *Wandern an der frischen Luft,* empfohlen, da dies zur Senkung des Augeninnendrucks beiträgt[231]. Auch wird empfohlen, mit erhöhtem Kopf zu schlafen und nicht mit dem Kopf auf der Seite des stärker erkrankten Auges zu liegen. Dies soll den Augeninnendruck leicht senken und den Gesichtsfeldverlust verlangsamen. Regelmässige, leichte Aerobic-Übungen sollen den Augeninnendruck um bis zu 3,0 mm Hg senken. Heben schwerer Gewichte und Yogaübungen sollen dagegen ungünstig sein.

In einer Studie an 60 Teilnehmerinnen wurde nachgewiesen, dass hormonelle Verhütungsmittel das Risiko, an einem Glaukom zu erkranken, deutlich erhöhen[232]. Wir empfehlen allen Frauen den Wechsel auf die natürliche Empfängnisregelung durch die symptothermale Methode, wie sie in unserem Bircher-Benner Handbuch Nr. 16: „Für Frauenleiden und die Wechseljahre", beschrieben ist.

Die Literatur weist darauf hin, dass Nahrungsergänzungsmittel mit Antioxidantien und Lutein eine vernünftige Wahrscheinlichkeit haben, eine altersbedingte Makuladegeneration zu verzögern. Beim Glaukom waren solche Nahrungsergänzungsmittel in einigen Studien wirkungslos, in anderen nützlich. In mehreren Studien erwiesen sich Obst und Gemüse, die reich an Antioxidantien sind, auch als wirksam zum Schutz vor einem Glaukom. Bei diabetischer Retinopathie können Nahrungsergänzungsmittel mit Antioxidantien einen kleinen Nutzen haben, aber nur als Ergänzung zur glykämischen Kontrolle. Bei vorzeitiger Retinopathie und Retinitis pigmentosa mit sehr hohem Risiko, können antioxidative Nahrungsergänzungsmittel günstig wirken, doch sollten solche mit einem Überschuss an Vitamin E vermieden werden. Es gibt keine Hinweise, dass gegen den grauen Star solche Nahrungsergänzungsmittel wirksam sind. Allerdings können Gleitmittel-Augentropfen mit N-Acetylcarnosin im Anfangsstadium der Erkrankung hilfreich sein. Nur bei Augeninfektionen und einer Uveitis durch andere Ursachen haben sich Antioxidantien als nutzlos erwiesen. Wir empfehlen, dass eine Ernährung, die reich an Antioxidantien ist, schon in jungen Jahren zur Gewohnheit werden soll. Wenn jedoch erste Anzeichen einer Verschlechterung der Sehkraft beobachtet werden, können Nahrungsergänzungsmittel zusätzlich zur antioxidativen Ernährung und medizinischen Behandlung empfohlen werden[233].

Mittel aus der Naturheilkunde gegen das Glaukom

Ginkgo biloba

Wissenschaftlich nachgewiesen ist, dass Extrakte aus Ginkgo biloba die Feindurchblutung des Sehnervs und der Retina erhöhen. Ginkgo Extrakte wirken nachweislich stark antioxidativ, als Radikalfänger, stabilisieren sie die Zellmembranen, hemmen den Blutplättchen-aktivierenden Faktor, erweitern die Gefässe und wirken regulierend auf den Stoffwechsel[234,235,236,237]. Auch gibt es Nachweise, dass Ginkgo biloba beim Normaldruckglaukom bereits vorhandene Gesichtsfeldausfälle bessern kann[238,239].

Ginkgo biloba mit Anthocyanen

In einer komparativen Studie wurde eine signifikante Wirkung dieser Kombination gegen das Glaukom nachgewiesen. Anthozyane sind sekundäre Pflanzenstoffe aus blauen Beeren, Kirschen und Auberginen mit starker antioxidativer Wirkung[240].

Cannabis sativa

Diese Art Hanf, die für die Herstellung von Seilen verwendet wurde, enthält fast ausschliesslich des CBD-Öl, ohne zentralnervöse Suchtwirkung. CBD-Öl (Cannabidiol) wirkt stark antioxidativ. In einer fallkontrollierten Studie wurde nachgewiesen, dass CBD-Öl den Abfluss des Kammerwassers im Augenwinkel verbessert und dadurch zur Verminderung des Augeninnendrucks beiträgt[241]. Auch ist eine regenerierende Wirkung auf die Nervenfasern nachgewiesen worden[242]. CBD-Öl hat eine positive Wirkung gegen das Fortschreiten eines Glaukoms[243,244,245].

Wolfsbeeren (Lyciam barbarum)

Der Extrakt aus Wolfsbeeren schützen die Zellen der Retina und des Sehnervs vor Schäden durch einen erhöhten Augeninnendruck, indem sie den Caveolin-1-abhängigen Weg über die Hemmung der MMP-9-Expression aktivieren. Caveolin-1 ist ein ganz wichtiges Protein der Zellmembranen, wichtig für den Transport von Stoffen durch die Membran hindurch, für die Regulation des Kalzium- und Lipidstoffwechsels und für die Signalübertragung während der Zellvermehrung oder dem programmierten Zelltod. Die Matrix-Metallopeptidase-9 (MMP-9) ist ein Enzym, das am Abbau der Matrix der Zwischenzellsubstanz beteiligt ist, die aus Zuckereiweissmolekülen (Proteoglykanen) besteht. Die Wolfsbeere wird in der chinesischen Kräutermedizin sehr oft verwendet und ist wissenschaftlich am besten untersucht. Nachgewiesen ist, dass die Polysaccharide dieser Beere antioxidativ und entzündungshemmend wirken, das Nervensystem schützen und gegen den Zelltod, die Apoptose wirken. Durch diese Eigenschaften ist die Wolfsbeere besonders nützlich gegen Augenkrankheiten. Eine Vielzahl von Studien haben ihre schützende Wirkung für die Linse und die Netzhaut nachgewiesen. Dass Wolfsbeere gegen das Glaukom, die Retinitis pigmentosa, die diabetische Retinopathie und die Makuladegeneration wirkt, ist wissenschaftlich nachgewiesen[246]. In Europa ist sie gut erhältlich.

Die Heidelbeere (Vaccinium myrtillus)

Die Heidelbeere wirkt mit ihrem hohen Gehalt an Anthocyanen, L-Carnitin, Pterostilben und anderen sekundären Pflanzenstoffen stark antioxidativ und kann diätetisch genutzt werden, um dem Syndrom der trockenen Augen und einem Glaukom vorzubeugen[247].

Das Raublattgewächs (Heliotropium indicum)

Für einen wässrigen Ganzpflanzenextrakt aus Heliotropium indicum wurde nachgewiesen, dass er den Augeninnendruck senkt, antioxidativ und neuroprotektiv wirkt. Dieser Extrakt ist gut erhältlich[248].

Diese Heilpflanzen können die diätetische Therapie, wie sie in diesem Buch beschrieben ist, nicht ersetzen, da nur die Diät die Ursachen dieser Augenkrankheiten wirksam angeht. Sie sind aber eine wertvolle Ergänzung.

Die antioxidative Infusionstherapie mit Glutathion, Vitamin C und Alpha-Liponsäure

Glutathion ist eines der stärksten Antioxydantien, welches der Körper gegen oxidativen Stress produziert. Beim Abfangen freier Radikale wird es oxidiert und dadurch unwirksam. Vitamin C reduziert oxidiertes Glutathion, sodass es wieder wirksam ist. Die Alpha Liponsäure ist eine schwefelhaltige Fettsäure. In ihrer natürlichen Form ist sie in den Mitochondrien aller Zellen als Coenzym enthalten und spielt eine wichtige Rolle im Energiestoffwechsel. Sie wirkt in vielen enzymatischen Reaktionen als Coenzym mit, besonders bei oxidativen Decarboxylierungen. Sie überträgt Wasserstoff- und Acyl-Gruppen. Alpha Liponsäure ist ein Radikalfänger und ein starkes Antioxidans, das im Körper verbrauchte Antioxidantien wie Vitamin C, Vitamin E, Coenzym Q10 und Glutathion regeneriert[249]. Alpha Liponsäure wirkt besonders im Nervensystem stark schützend und damit in der Retina, sodass sie gegen das Glaukom, die Makuladegeneration und andere Retinopathien wirksam ist. Als Filmtabletten ist sie im Handel, da sie gegen die diabetische Neuropathie zugelassen ist. Bei allen neurodegenerativen Leiden wenden wir sie in Form von Infusionen zu 600 mg an, nach vorheriger Infusion von 1,2 g Glutathion und anschliessend 15 g Vitamin C. Diese Infusionstherapie ergänzt die Wirkung der Diät, welche in diesem Buch beschrieben ist, in idealer Weise.

Krankheiten der Bindehaut

Die Bindehautentzündung

Bei einer Konjunktivitis wird die Bindehaut stark durchblutet, sodass sie gerötet ist und sie schwillt an (Chemosis). Dadurch verengt sich die Lidspalte (Pseudoptosis), das Auge scheut das Licht und die Tränen fliessen (Epiphora). Oft kneift man die Lider zusammen und es juckt oder brennt und man hat das Gefühl ein Fremdkörper sei im Auge. Auch sind starke Schmerzen möglich. Auf der Schleimhautoberfläche können sich membranöse Beläge bilden oder Bläschen. Man unterscheidet verschiedene Arten der Konjunktivitis.

Die einfache, akute Bindehautentzündung (Conjunctivitis simplex acuta)

Sie kann durch mechanische Reizung entstehen, durch Rauch, Staub, trockene Luft, durch einen Brechungsfehler, den man nicht erkannt hat oder eine sogenannte „Trichiasis", ein scheuern der Wimpern auf der Bindehaut. Beim Aufwachen sind die Lider durch wässrig-schleimigen Ausfluss verklebt. Als Therapie wird empfohlen, das Auge einfach zu schonen und nur wenn es stark ist, werden adstringierende Augentropfen oder Salben verschrieben.

Die trockene Bindehautentzündung (Keratoconjunctivitis sicca)

Sie entsteht durch einen Mangel an Tränenflüssigkeit. Dabei entzündet sich auch die Hornhaut (Keratitis). Man unterscheidet eine *Keratitis superficialis punctata* mit oberflächlicher, punktförmiger Verteilung der Entzündung von einer *Keratitis filiformis* mit feinen Epithelfäden, die beim Lidschlag sichtbar sind. Die allgemein übliche Therapie besteht in befeuchtenden Augentropfen, Augengelee oder Augensprays. Doch ist damit die Ursache weder gefunden, noch behandelt. Immer mehr Menschen leiden heute an diesem Syndrom der trockenen Augen, das wir weiter unten beschrieben haben.

Die knötchenförmige Bindehautentzündung

Diese *Konjunktivitis nodosa* entsteht durch eine toxische oder mechanische Reizung durch Raupenhaare oder Stacheln von Insekten. Sie beginnt wie eine einfache Bindehautentzündung. Später bilden sich in der Bindehaut feine Knötchen (Granulome). Diese Art der Konjunktivitis verläuft sehr hartnäckig. Um sie zu heilen, müssen die Fremdkörper und Granulome möglichst frühzeitig ganz sorgfältig chirurgisch entfernt werden. Sonst breiten sie sich ins Innere des Auges aus und verursachen eine Uveitis, eine innere Augenentzündung, auch Ophthalmia nodosa genannt.

Die sogenannte gigantopapilläre Konjunktivitis

Diese Entzündung entsteht, wenn man jahrelang Kontaktlinsen trägt oder über einem Glasauge. Dabei hat die Bindehaut des Oberlids ein pflastersteinartiges Muster. Man vermutet, dass es sich um eine allergische Reaktion gegen denaturierte Eiweisse der Oberfläche der Kontaktlinsen oder des Glasauges handelt. Um die gigantopapilläre Konjunktivitis zu heilen muss die Kontaktlinse bzw. das Glasauge für längere Zeit entfernt werden.

Die allergische Bindehautentzündung (Konjunktivitis allergica)

Oft entsteht sie durch Pollen bei „Heuschnupfen" oder durch Staub, durch ein Make-up oder durch Medikamente. Typisch ist das starke Jucken, sehr starker Tränenfluss und die Lider sind meistens sehr stark geschwollen. In der Tränenflüssigkeit findet man reichlich eosinophile Granulozyten, was typisch ist für eine allergische Reaktion. Die Augenärzte empfehlen, die Allergene so gut als möglich zu meiden und geben Augentropfen mit Cromoglicinsäure, eine Antihistaminikum oder einem Glukokortikoid. Ist die Hornhaut ebenfalls entzündet, so nennt man dies eine Keratokonjunktivitis. Diese Therapie geht nicht an die Ursache und ist für die Patienten keineswegs befriedigend. Möglichkeiten der Naturheilkunde sind weiter unten beschrieben.

Die Konjunktivitis phlyctaenulosa et scrofulosa

Dies ist eine bakteriell-allergischen Bindehaut- und Lidentzündung, die periodisch wiederkehrt, mit kleinen, milchig glasigen, grauen Knötchen aus Lymphozyten und Plasmazellen. Diese Knötchen nennt man Phlyktänen. Dabei sind die umliegenden Bindehautgefässe erweitert. Die Knötchen verschwinden innerhalb weniger Tage von selbst, erscheinen aber oft wieder. Diese glasig grauen Knötchen können auch an der Hornhaut entstehen und diese vernarben. Differenzialdiagnostisch muss eine Tuberkulose ausgeschlossen werden. Die Augenärzte verschreiben Augentropfen mit Glukokortikoiden. Bei dieser Art Bindehautentzündung liegt immer eine Grundkrankheit vor, die behandelt werden muss, zum Beispiel eine Tuberkulose.

Der Frühjahrskatarrh (Konjunktivitis vernalis)

Diese Art einer Bindehautentzündung entsteht besonders bei Kindern und Jugendlichen, meistens im Frühling und im Herbst und erzeugt ein sehr unangenehmes Fremdkörpergefühl. Die genaue Ursache ist nicht bekannt. Oft, aber nicht immer, findet man eine Typ-1-Allergie, wie bei der Pollenallergie. Aber andere Umwelteinflüsse sollen auch eine Rolle spielen. Besonders an den Oberlidern oder rund um die Hornhaut herum, ist die Bindehaut rötlich verfärbt, und durch eine Vermehrung von Gewebe, das viele eosinophile Granulozyten enthält, pflastersteinartig verändert. Diese Art weisser Blutkörperchen ist typisch für allergische Reaktionen. Bei allen allergischen Reaktionen setzen Mastzellen Histamin frei, welches die Entzündung verursacht. Die Augenärzte behandeln dies lediglich symptomatisch mit Augentropfen, die Chromoglycinsäure enthalten, wenn dies nicht genügt, mit Antihistaminika als Tabletten und kortikosteroidhaltigen Augentropfen. Manchmal muss diese Gewebevermehrung operativ oder durch eine Kryotherapie abgetragen werden.

Die Konjunktivalprobe

Als Allergietestung wird manchmal eine Konjunktivalprobe vorgeschlagen. Dabei wird eine Lösung des vermuteten Allergens ins Auge gegeben. Die Konjunktivalprobe wird zum Beispiel zum Ausschluss einer Allergie gegen ein Röntgenkontrastmittel oder gegen ein Serum vorgeschlagen oder zum Ausschluss einer Tuberkulose[250].

Bakterielle Bindehautentzündungen

Oft verursachen *Staphylo-, Strepto- oder Pneumokokken* eine bakterielle Konjunktivitis. Typisch ist ein eitriger Ausfluss mit membranartigen Belägen. Man behandelt sie mit antibiotischen Augentropfen oder Salben. Leidet eine gebärende Frau an einer Geschlechtskrankheit, zum Beispiel an einer *Gonorrhoe*, so infizieren sich beide Augen Kindes bei der Geburt mit Gonokokken oder Treponema pallidum, dem Erreger der *Syphilis*. Um die Übertragung auf das Kind zu verhindern, wurden in den meisten Geburtskliniken jedem neugeborenen Kind einprozentige Silbernitrattropfen in die Augen geträufelt. Doch hinterliessen diese oft eine toxische Entzündung. Darum wird heute 2,5 Prozent Povidon-Iod-Lösung vorgezogen. Bei Erwachsenen infiziert die Gonorrhoe, der auch Tripper genannt wird, meist nur ein Auge. Dies muss unbedingt lokal und innerlich antibiotisch behandelt werden, sonst riskiert man, dass das Auge blind wird und dass die Krankheit weitergeht[251].

Die *Diphterie* ist in Europa und Nordamerika praktisch verschwunden. Ob dies durch die Impfung oder durch die stark geänderten hygienischen Verhältnisse zustande kam, ist wissenschaftlich umstritten. 2018 erkrankten in Deutschland noch 27 Fälle an Diphtherie, 26 an der Haut und ein Fall im Rachen[252]. In sogenannten „Entwicklungsländern" ist die Diphtherie jedoch nach wie vor verbreitet (endemisch), auch im östlichen Mittelmeerraum, in weiten Teilen Asiens, Südamerikas sowie Afrikas[253]. Befällt die Diphtherie die Augen, so ist dies sehr gefährlich.

Besonders in Ägypten gibt es das *Trachom*, auch „ägyptische Körnerkrankheit" genannt. Dieses wird durch das Bakterium Chlamydium trachomatis verursacht. Unbehandelt besteht die Gefahr, dass man erblindet. In den Industrieländern verursacht eine spezielle Art Chlamydien, das Bakterium *Chlamydia trachomatis der Serotypen D bis K*, ein sogenanntes *„Paratrachom"*, bei Neugeborenen auch *„Einschlusskörperchenkonjunktivitis"* genannt und bei Erwachsenen *„Schwimmbadkonjunktivitis"*. Diese Bakterien werden bei intimem Kontakt oder in Schwimmbädern von den Geschlechtsorganen kranker Menschen auf die Bindehaut anderer Menschen übertragen. Bei Neugeborenen ist das Sekret eitrig. Diese Infektion heilt ohne Folgen von selbst wieder aus. Erwachsene leiden oft gleichzeitig an Beschwerden in den Harnwegen oder Genitalien. Neugeborene sind bei dieser Infektion für eine Mittelohrentzündung, Rachenentzündung, Bronchitis oder Lungenentzündung gefährdet. Chlamydien können mit Tetracyclin-Antibiotika behandelt werden.

Bindehautentzündungen durch Viren

Bei vielen Kinderkrankheiten, wie Masern, Röteln, Windpocken und anderen Virusinfektionen, entsteht meistens beidseitig eine sogenannte *Begleitkonjunktivitis*. Diese verläuft milde und heilt mit der Grundkrankheit wieder aus. Eine *Keratoconjunctivitis epidemica* entsteht durch Adenoviren, ist hoch ansteckend und in Deutschland meldepflichtig. Man behandelt sie mit adstringierenden Augentropfen und Schmerzmitteln. Es gibt aber auch eine sogenannte *akute hämorrhagische Bindehautentzündung, eine durch* Picorna-Viren oder Coxsackie-Viren verursachte Begleitkonjunktivitis, das vor allem den Darm befällt. Epidemien kommen vor. Diese Art der Bindehautentzündung ist hoch ansteckend und wird durch die Tränenflüssigkeit, durch Atemsekret oder durch den Stuhl auf andere Menschen übertragen. Dabei sind die Augen hochrot und geschwollen, mit Blutungen unter der Bindehaut. Die Hornhaut befällt sie nur selten. Nach einigen Tagen heilt sie wieder aus[254].

Bindehautentzündungen durch Pilze (Mykosen)

Diese sind selten. Meistens ist dabei nicht nur die Bindehaut betroffen, sondern auch andere Augenabschnitte, besonders die Hornhaut. Pilzinfektionen bewirken an der Bindehaut unterschiedliche Veränderungen, auch gelbliche Infiltrate oder Granulome. Die Behandlung erfolgt lokal durch pilzbekämpfende Augensalben.

Bindehautentzündungen durch Parasiten

Die *Loiasis* wird auch Loa-Loa-Infektion oder *Filaria-loa-Infektion* genannt. Sie kommt im tropischen West- und Zentralafrika vor und wird durch den Fadenwurm Loa loa verursacht. Dieser Wurm erzeugt unter der Bindehaut bis zu sieben Zentimeter lange „Filarien". Will man das Auge mit einer Spaltlampe untersuchen, so flüchten sie. Die Bewegung der Würmer verursacht starkes Jucken und Brennen. Diese Loiasis behandelt man, indem man die Augen lokal betäubt und die Würmer mit einer Pinzette entfernt.

In Mittel- und Südamerika sowie anderen tropischen oder subtropischen Regionen ist die sogenannte *Ophthalmomyiasis* verbreitet, die man auch *Larven-Konjunktivitis* nennt. Sie entsteht, wenn Fliegeneier unter die Bindehaut gelangen. Man kann die Larven auf der Bindehaut erkennen.

Die allgemein übliche Therapie der Konjunktivitis

Die Behandlung richtet sich nach der Ursache. Ist eine Grundkrankheit schuld, muss diese behandelt geheilt werden. Bei jeder Art Konjunktivitis soll man das Auge nicht reiben und vor Zugluft und Staub schützen, durch eine rundum abschliessende Schutzbrille.

Sind Bakterien schuld, so verschreibt der Arzt eine Augensalbe mit einem Antibiotikum. Bei starker eitriger Infektion ist immer eine mikrobiologische Untersuchung notwendig mit Resistenzprüfung. Liegt eine schwere bakterielle Konjunktivitis vor, so müssen die Erreger genau bestimmt werden. Bei viraler Infektion ist in der Regel keine antibiotische Therapie möglich. Einzig Herpesviren kann man mit Aciclovir behandeln, um den Verlauf der Krankheit zu mildern. Bei allergischer Ursache wird meistens eine Allergietestung empfohlen und falls nur ganz wenige Allergene gefunden werden eine Desensibilisierung.

Die Bindehautentzündung und die Naturheilkunde

Bei allergischer und bakterieller Ursache lohnt es sich, die Augen mit ganz hell, nur ganz kurz übergossenem Kamillentee und einem Wattebausch auszuwaschen. Besonders bei kleinen Kindern kann damit eine antibiotische Therapie oft vermieden werden. Die Homöopathie kennt zwei hervorragende Mittel für die Bindehaut. Bei allergischer Ursache ist in der Regel auch die Nase mitbeteiligt. Die Augen brennen, die Tränen fliessen reichlich und machen die Haut wund, als würde man Zwiebeln schneiden, so fliesst auch die Nase mit wässrigem, wund machendem Schnupfen und Niesanfällen, mit mindestens dreimaligem Niesen. Dann ist die homöopathische Arznei *Allium cepa* in der zweihundertsten C-Potenz hoch wirksam. Man soll diese Arznei bei sich tragen und bei jeder allergischen Reaktion ganz oft, in 2–3-minütigem Abstand, einnehmen, bis sich alles beruhigt hat. Allium cepa ist die wichtigste Arznei gegen den Heuschnupfen. Sind überwiegend die Augen betroffen, so ist *Euphrasia C200*, oft eingenommen, sehr wirksam. Ist man nicht sicher, so kann man diese beiden Arzneien auch im Wechsel einnehmen. Von Weleda gibt es Euphrasia D3-Augentropfen, die sich auch beim Syndrom der trockenen Augen bewähret haben. Auch diese sind bei allergischer Konjunktivitis wirksam.

Blütenpollen und Staub zu meiden, ist gar nicht möglich. Bei jeder allergischen Krankheit ist die Therapie der Ursache entscheidend und nicht das Meiden des Allergens. Dies geschieht durch die diätetische Therapie der Ursache. Eine Allergie ist immer eine Immunschwäche im Immunsystem des Darms, wodurch überschiessende Reaktionen nicht kontrolliert werden können. Der Weg der diätetischen Heilung der Allergie ist in unserem Bircher-Benner Handbuch Nr.23: „Handbuch für Allergiekranke", eingehend beschrieben, bereit zur praktischen Anwendung. Bei rezidivierender bakterieller Bindehautentzündung besteht ebenfalls eine besondere Art der Immunschwäche. Die ursächliche Therapie der Immunschwächen gegen Viren, Bakterien und Pilze ist in unserem Bircher-Benner Handbuch Nr.5: „Zur Steigerung der Abwehrkräfte und gegen Infektanfälligkeit", beschrieben.

Die Uveitis

Entsteht eine Entzündung im Inneren des Auges, so nennt man dies eine Uveitis. Die Uvea besteht aus der Aderhaut (Choroidea), dem Strahlenkörper (Corpus ciliare) und der Regenbogenhaut (Iris). Ist die Aderhaut, die Choroidea, betroffen, so handelt es sich um eine „Choroiditis". Es gibt eine Vielzahl verschiedener Krankheitsbilder, die eine Uveitis hervorrufen können.

Die Uveitis anterior

Dies ist eine Entzündung der Regenbogenhaut, der Iris. Der Ziliarmuskel ist in der Regel ebenfalls entzündet. Sind nur die Zellen der Regenbogenhaut auf der Seite der Vorderkammer entzündet, so spricht man auch von einer *„Iritis"*. Sind zudem die Zellen hinter der Linse und im vorderen Glaskörper entzündet, so nennt man dies eine *„Iridozyklitis"*. Dabei kommt es nicht selten zu einer Anschwellung der Makula und der Sehnervenpapille. Bilden die entzündeten Zellen eine Art Knoten, so nennt man dies eine *„granulomatöse" Entzündung*. Ist der mittlere Teil der Uvea entzündet, so wird dies *„Uveitis intermedia"* genannt. Dabei ist der Glaskörper entzündet, was man auch *„Vitritis"* oder *„Hyalitis"* nennt. Es können aber auch wenige Entzündungszellen in der Vorderkammer vorhanden sein.

Findet man entzündliche Ablagerungen am unteren Übergang zwischen der Netzhaut und dem Ziliarkörper, so spricht der Augenarzt von einer Entzündung der *Pars planitis* und von *„Schneeverwehungen"*. Ballen sich die Entzündungszellen im Glaskörperraum zusammen, so spricht er von *„Wattebällen"* oder *„Schneebällen"*. Dabei kann es sein, dass die Gefässe der Netzhaut entzündet sind, was er dann *„Periphlebitis retinae"* nennt. Bei einer *„Uveitis posterior"* ist die Netzhaut und die Aderhaut entzündet. Der Augenarzt spricht je nach den entzündeten Stellen der Uvea von einer *„Retinitis"*, *„Choroiditis"*, *„Chororetinitis"* oder einer *„Retinochoroiditis"*. Bei einer *„Panuveitis"* sind all diese Bereiche entzündet, ohne dass dies besonders schwerwiegend sein muss.

Ausserdem kann man bei der Einteilung der Uveitis nach Erklärungsmodellen vorgehen. Man stellt sich hierbei die Frage: Kann man das Befallsmuster im Auge einer klar definierten Erkrankung zuordnen? Doch ist die Ursache einer Uveitis zu 40 Prozent nicht erklärbar. Dann spricht man von einer *„primären Uveitis"*.

Die sekundäre Uveitis

Eine *sekundäre Uveitis* entsteht im Rahmen einer Systemerkrankung, einer Infektion oder bei ganz bestimmten Erkrankungen der Augen. Der Augenarzt spricht von *Masquerade-Formen* oder einer *Pseudo-Uveitis*. Diese sehen im ersten Moment nur so aus; bei weiterer Diagnostik stellt man jedoch fest, dass es sich z.B. um einen Tumor im Auge handelt, zum Beispiel ein *okulozerebrales Lymphom*. Tumorzellen können leicht mit Entzündungszellen verwechselt werden. Eine andere Pseudo-Uveitis ist die *Retinitis pigmentosa* oder das sogenannte *Pigmentdispersionssyn-*

drom. Dieses entsteht bei einem Glaukom, wenn Pigmentzellen sich von der Iris loslösen.

Die sekundäre Uveitis durch Viren

Sie kann durch das Varizella-Zoster-Virus, durch Cytomegalieviren, Herpes-simplex-Viren des Typs 1 und 2, durch eine lymphozytäre Choriomeningitis und beim Fetus durch das Rötelnvirus entstehen.

Die sekundäre Uveitis durch Bakterien

Sie kann bei einer Tuberkulose entstehen, bei einer Syphilis, einer Borreliose oder durch Yersinien. Dabei entsteht die Iritis nicht durch einen Befall mit den Bakterien, sondern durch eine Autoimmunreaktion und in der Regel erst deutlich nach der Infektion,

Die sekundäre Uveitis durch Parasiten

Sie kann bei einer Toxoplasmose, einer Toxocariasis oder einer Choroidalen Pneumozystose entstehen.

Die sekundäre Uveitis durch Pilze

Sie kann durch Histoplasmen, Candida albicans oder Kryptokokken verursacht werden.

Die sekundäre Uveitis durch rheumatische Krankheiten

Eine Regenbogenhautentzündung ist eine typische Begleiterscheinung entzündlicher Wirbelsäulenerkrankungen. Entzündungen von Gelenken (Arthritis), Sehnenscheiden (Tendovaginitis) und vor allem von Sehnenansätzen (Enthesiopathie). Typisch ist auch ein Fersenschmerz oder eine Entzündung der Achillessehne, für die man keine andere Erklärung findet, z.B. nach einer Verletzung oder einer Überanstrengung.

Bei entzündlichen Wirbelsäulenerkrankungen ist die Entzündung der Regenbogenhaut akut und erscheint plötzlich, mit starker Rötung des Auges, Schmerzen und sehr starker Beeinträchtigung des Sehvermögens.

Die sekundäre Uveitis bei entzündlichen Darmerkrankungen

Auch bei allen entzündlichen Darmerkrankungen mit starker Autoimmunreaktion kann eine Uveitis entstehen, so bei der Colitis ulcerosa, dem Morbus Crohn und dem Morbus Whipple.

Die sekundäre Uveitis bei Nierenkrankheiten

Auch bei Nierenkrankheiten wie einer Glomerulonephritis mit starker Autoimmunreaktion, kann eine Uveitis entstehen, so bei der tubulointerstitiellen Nephritis und der IgA-Glomerulonephritis.

Die Uveitis bei nicht infektiösen Systemerkrankungen

Auch bei anderen Systemerkrankungen mit starken Autoimmunreaktionen kann eine Uveitis entstehen, so im Rahmen einer Sarkoidose, eines Morbus Behçet oder eines Vogt-Koyanagi-Harada-Syndroms. Dieses Syndrom ist eine multisystemische Erkrankung, der eine T-Zell-vermittelte Autoimmunreaktion gegen die Pigmentzellen, die Melanozyten, zugrunde liegt.

Sogenannte spezifische Uveitiden

Es gibt eine Vielzahl von Uveitiden, welche weder durch Infektionen, noch durch eine Systemkrankheit entstehen. Dazu gehört das *Fuchs'sche Uveitissyndrom*, die *idiopathische Uveitis intermedia*, die *juvenile chronische Iridozyklitis*, die *akute Uveitis anterior* des Erwachsenen, bei welcher manchmal, aber nicht immer, das Oberflächenantigen HLA-B27 nachgewiesen werden kann, wie bei einer Bechterewschen Krankheit, das *Weissflecken-syndrom* (White-Dot-Syndroms), bei welchem in der Iris viele weisse Flecken entstehen, die *akute multifokale posteriore plakoide Pigmentepithelopathie (AMPPE)*, die *serpingiöse Choroidopathie*, die *Bird-shot-Chororetinopathie*, die *multifokale Choroiditis* mit Panuveitis, das *Multiple-evanescent-white-dot-Syndrom*, die *akute retinale Pigmentepitheliitis (MEWDS)* und die *juvenile chronische Iridozyklitis*.

Die Therapie der Uveitis

In der Regel werden Glukokortikoid-haltige Augensalben empfohlen, allenfalls in Kombination mit Kortikoid-freien Augensalben und Tropfen, welche die Entzündung hemmen sollen. Bei einer Uveitis besteht immer die Gefahr, dass sich die Linse mit der Iris verklebt. Um dies zu verhindern werden Augentropfen verschrieben, welche die Pupille erweitern, ein sogenanntes Mydriatikum, sodass ein kleiner Abstand zwischen der Linse und der zurückgezogenen Iris besteht. Ist die Entzündung der Regenbogenhaut sehr stark, so wird die Injektion eines Glukokortikoids unter die Bindehaut empfohlen oder in Form von Tabletten, gegen die Gefahr, dass das Auge dauerhaft an Sehkraft verliert. Verläuft die Uveitis in mehreren Schüben, so wird eine niedrig dosierte Langzeittherapie mit einem Glukokortikoid oder eine systemische immunsuppressive Therapie mit Methotrexat, Cyclosporin A, Mycophenolat oder Mofetil u.a. empfohlen. Fand man eine bakterielle Infektion als Ursache, so wird eine hoch dosierte antibiotische Therapie über lange Dauer empfohlen, um Rückfälle zu vermeiden, und bei einer Herpesinfektion eine virostatische Therapie. Sowohl durch die Entzündung, als auch durch die dagegen eingesetzten Medikamente, kann sich der Augeninnendruck erhöhen. Darum sind häufige Kontrollen notwendig.

Das Syndrom der trockenen Augen (Keratokonjunktivitis sicca)

Viele Menschen leiden an zu trockenen Augen, mit Rötung, Brennen und Fremdkörpergefühl, als wäre Sand in den Augen. Dabei ist der Tränenfluss ungenügend oder es kann sein, dass der dreischichtige Tränenfilm minderwertig ist. Zur Therapie werden empfohlen, die Lidränder sorgfältig zu reinigen und werden Tränenersatzmittel und liposomale Augensprays verschrieben. Ohne Behandlung können sich die Beschwerden allmählich verstärken und wenn dies schwer verläuft im Auge dauerhafte Schäden anrichten. Der Begriff „Keratoconjunctivitis sicca" wurde zu Anfang der 1930er-Jahre durch den schwedischen Augenarzt Henrik Sjögren geprägt. Nach ihm ist eine systemische rheumatische Entzündung, das Sjögren-Syndrom, benannt, das mit einer Karatokinjunktivits sicca einhergeht.

Das Syndrom der trockenen Augen entsteht oft durch stundenlange Bildschirmarbeit (Office Eye Syndrome), durch Umweltbelastungen, Kontaktlinsen, zu trockene Luft, Klimaanlagen, ein Testosteronmangel bei betagten Menschen, als Nebenwirkung von Betablockern, Anti-Baby-Pillen, durch eine Behandlung mit Anti-Androgenen und Inhibitoren der Androgensynthese, zum Beispiel zur Behandlung eines hormonsensiblen Prostatakarzinoms oder durch örtliche Anwendung von Haarwuchsmitteln über längere Zeit, bei Lidrandentzündungen (Blepharitis), bei Rosazea, Allergien, bei Vitamin-A-Mangel, nach Augenoperationen wie der LASIK-Laseroperation oder anderen refraktiven Operationen, im Rahmen einer rheumatoiden Arthritis oder anderen Autoimmunerkrankungen, wie dem Sjögren-Syndrom.

Wissenschaftler fanden beim Syndrom der trockenen Augen ein Ungleichgewicht von extrazellulärer DNA und der Aktivität des Enzyms Nuklease auf der Oberfläche des Auges[255]. Auf der Oberfläche der Augen findet man im schleimhaltigen Film ausserhalb der Zellen Desoxyribonukleinsäure (eDNA) und Chromatin aus weissen Blutkörperchen (neutrophilen Granulozyten (NETs), das aus Histonen, Cathlicidin und neutrophiler Elastase besteht. Die Nukleaseaktivität in der Tränenflüssigkeit ist bei diesem Syndrom verstärkt und die Menge an Nukleinsäure ausserhalb der Zellen (extranukleäre DNA) auf der Augenoberfläche ist erhöht. Die Wissenschaftler vermuten, dass die Produktion extrazellulärer DNA und deren Abbau fehlreguliert sei und dass sich durch den Mangel an Nuklease in der Tränenflüssigkeit die extrazelluläre DNA ansammelt und die Oberfläche der Augen entzündet.

Die Therapie des Syndroms der trockenen Augen

Die Augenärzte versuchen, den Tränenfluss zu verbessern und, wenn eine Grundkrankheit diagnostiziert wurde, eine Blepharitis, ein Sjögren-Syndrom etc., dafür zu sorgen, dass diese so gut als nur möglich behandelt wird. Man verschreibt Tränenersatzmittel als Augentropfen oder Augengel. Diese bestehen aus wässrigen Lösungen von Verdickungsmitteln (z.B. Povidon, Hydroxypropylmethylcellulose, Carboxymethylcellulose oder Trehalose, Salzen und zusätzlich Hyaluronsäure oder Dexpanthenol. Allergische Reaktionen kommen vor. Darum gibt es auch Präparate ohne Konservierungsmittel. Bei der sogenannten *hyperevaporativen Form* versucht man die Funktion der Meibomschen Drüsen zu verbessern, durch sorgsame Lidrandhygiene und indem man die oberflächliche Lipidschicht des Tränenfilms mit lipidhaltige Tränenersatzmitteln verbessert oder durch einen liposomales Augenspray, den man auf die geschlossenen Augen aufsprüht.

Fetthaltige Salben verbessern das Gleiten des Lids auf der Oberfläche des Auges. Diese verwendet man besonders nachts. Manchmal werden sogenannte „Punctum Plugs“ in den ableitenden Tränenkanal der Augen eingesetzt, um den Abfluss der Tränenflüssigkeit zu reduzieren. Diese lösen sich nach einigen Wochen auf. Es gibt aber auch Punktum Plugs, die man lange belassen kann, doch besteht die Gefahr einer Entzündung, da die entzündungsfördernden Stoffe der Tränenflüssigkeit, die beim trockenen Auge eine veränderte Zusammensetzung hat, länger im Auge verbleiben. Durch den wegen der Plugs verringerten Abfluss der Tränenflüssigkeit riskiert man, dass Infektionen entstehen, da Bakterien, aus dem Nasenraum aufsteigen. Auch versucht man in geeigneten Fällen die entzündlichen Prozesse am Auge durch Cyclosporin-A-Lösung (Ikervis®) zu unterdrücken. An mehreren deutschen Universitäts-Augenkliniken ist eine Behandlung durch Serum aus Eigenblut in Erprobung. Auch werden zur Hemmung der Entzündung Androgene äusserlich angewandt.

Das Syndrom der trockenen Augen und die Ernährung

Die Wissenschaft hat erkannt, dass dies eine multifaktorielle Erkrankung des Systems der Augenoberfläche ist. Dabei besteht eine Instabilität der Zusammensetzung der Qualität des Tränenfilms. Dieser hat eine zu hohe Osmolarität. Hinzu kommt eine chronische Entzündung und eine Schädigung der Epithelzellschicht. Neuartige Therapien richten sich auf natürliche Weise gegen die Entzündung und oxidativen Stress. Es wurde erkannt, dass antioxidative und entzündungshemmende Nährstoffe für den Zustand der Oberfläche der Augen von grosser Bedeutung sind. Dazu gehören Omega-3- und Omega-6-Fettsäuren, die Vitamine A, B12, C, D3, das Spurenelement Selen und Flavonoide aus der Nahrung[256,257,258,259,260].

Der Tränenfilm besteht aus einer Lipidschicht, einer wässrigen Schicht und einer Muzinschicht. Die Lipide bilden die Meibom-Drüsen und der Lidschlag verteilt diese auf der Oberfläche des Auges. Diese Lipide vermindern die Verdunstung der Tränenflüssigkeit und stabilisieren den Tränenfilm. Beim Syndrom der trockenen Augen ist die Dicke, die Qualität und die Verteilung dieser Lipidschicht beeinträchtigt[261]. Die Qualität der Lipide, welche die Meibom-Drüsen absondern, ist abhängig von der Qualität der Ernährung. Bei trockenen Augen sprechen die Wissenschaftler von einer Dysfunktion der Maibom-Drüsen. Diese kann durch eine Ernährung mit vegetabiler Frischkost, mit hohem Gehalt an antioxidativen und entzündungshemmenden sekundären Pflanzenstoffen, an Flavonoiden, Carotinoiden und Sulfiden sowie kalt gepressten, mehrfach ungesättigten Pflanzenölen behoben werden.

Die Diät, welche in diesem Buch beschrieben ist, ist gegen das Syndrom der trockenen Augen zuverlässig wirksam und dies in wenigen Wochen. Diese Krankheit ist ein gutes Beispiel dafür, dass auch ganz lokale Erscheinungen immer im Zusammenhang mit dem ganzen biologischen System und Stoffwechsel betrachtet werden müssen und nur durch die Therapie der Ursachen dauerhaft geheilt werden können.

Das Syndrom der trockenen Augen und die Naturheilkunde

In diesem Sinne versteht die Naturheilkunde das Syndrom der trockenen Augen nicht bloss als ein lokales Problem. Sie betrachtet dieses in jedem Fall als Teilsymptom einer grundlegenden Regulationsstörung, auch wenn diese nicht immer zu einer manifesten Systemkrankheit, wie etwa einem Shjögren-Syndrom ausgereift ist. Entscheidend ist auch bei dieser Krankheit die Diät, welche in diesem Buch beschrieben ist. Zudem kennt die Homöopathie hervorragende Mittel. Von Weleda gibt es Euphrasis-D3-Augentropfen. Diese sind sehr gut wirksam. Euphrasia heisst nicht umsonst „Augentrost" und ist in der dreissigsten C-Potenz, innerlich eingenommen, sehr gut wirksam. Eine Vielzahl homöopathischer Arzneimittel enthalten in ihrem Arzneibild das Syndrom der trockenen Augen. Die Wahl muss ganz individuell erfolgen, durch eine sorgsame homöopathische Anamnese eines in klassischer Homöopathie erfahrenen Arztes oder Heilpraktikers. Besonders häufig angezeigte Mittel sind Natrium muriaticum, Alumina und Pulsatilla pratensis. Die klassische Homöopathie ist bei richtiger Wahl der Arznei, unter der Voraussetzung, dass die Ursache durch die Diät angegangen wird, sehr wirksam gegen das Syndrom der trockenen Augen, eine Therapie, die sich lohnt, auch wenn sie die diätetische Therapie nicht ersetzen kann.

Das Gersten- und das Hagelkorn (Hordeolum und Chalazion)

Ein „Gerstenkorn" entsteht im Augenlid durch eine Entzündung verstopfter Talgdrüsen. Meistens entsteht dies bei trockenen Augen wegen vermindertem Tränenfluss. Das „Gerstenkorn" ist kleiner als ein „Hagelkorn". Es schmerzt, ist sehr unangenehm und verschwindet allmählich von selbst wieder. Das „Hagelkorn" ist grösser und oft sehr schmerzhaft. Es entsteht an der Innenseite oder der Kante des Augenlids. Es entsteht durch eine Infektion der Zeis- und Moll-Drüsen an der Innenseite des Augenlids durch Staphylokokken oder seltener durch Streptokokken. An der entzündeten Stelle ist das Augenlid rot und geschwollen. In der Regel heilt auch das Hagelkorn nach einiger Zeit von selbst wieder ab. Eine antibiotische Salbe wird im Allgemeinen nur verschrieben, wenn dies sehr hartnäckig verläuft. Nicht umsonst sind diese Entzündungen mit dem Syndrom der trockenen Augen verbunden, mit einer Dysfunktion der Drüsen der Augenlider, die ausschliesslich diätetisch zuverlässig und dauerhaft geheilt werden kann.

Tumoren der Augen

Das Melanom der Aderhaut

Das Aderhautmelanom wird auch malignes, „uveales Melanom" genannt. Es ist der häufigste primäre, maligne Tumor des Auges. In Europa erkrankt jedes Jahr einer unter 100 000 Menschen an diesem Tumor[262]. Es entsteht direkt in der Aderhaut, der Choroidea des Auges durch Entartung von Pigmentzellen (Melanozyten). Darum sind die meisten Aderhautmelanome dunkel pigmentiert. Das Risiko an diesem Tumor zu erkranken, steigt mit zunehmendem Alter, mit Maximum zwischen dem 60. und 70. Lebensjahr. Bei etwa jedem zweiten Patienten entstehen früh Metastasen, zuerst in der Leber, was oft innerhalb weniger Monate zum Tod führt. Im Gegensatz zum malignen Melanom der Haut, dem kutanen Melanom, erfolgt die Metastasierung des Aderhautmelanoms zunächst nur über die Blutbahn, also hämatogen, da es in der Aderhaut keine Lymphgefässe gibt. Deshalb ist dieser Tumor für das Immunsystem schlecht erreichbar. Im Gegensatz zum malignen Melanom der Haut betrachtet man nicht die UV-Strahlung als die wichtigste Ursache, da der Glaskörper UV-Lichtspektren absorbiert.

Die Tumorzellen zeigen meistens eine genetische Besonderheit, nämlich einen Verlust eines der beiden Chromosomen 3, was man Monosomie 3 nennt. Es gibt aber auch Melanoblastome des Auges, deren Zellen beide Chromosomen 3 enthalten. Diese bilden nur sehr selten Metastasen, während Melanoblastome mit Monosomie 3 ganz früh metastasieren. Um die Bösartigkeit voraussagen zu können, muss bei diesem Tumor immer eine genetische Untersuchung der Tumorzellen gemacht werden. Trotz intensiver Bemühungen, auch durch modernste Therapien mit sogenannten Kinaseinhibitoren oder mit sogenannten Checkpoint Blockade Antikörpern, konnte das Überleben der Patienten mit diesem Tumor leider kaum verbessert werden. Das Risiko der Metastasierung hängt von der Grösse und der Lokalisation im Auge ab. Zum Beispiel ist eine Beteiligung des Ziliarkörpers ein schlechtes prognostisches Zeichen.

Symptome und Beschwerden

Wenn sich der Tumor an der Stelle des schärfsten Sehens, in der Makula, befindet oder wenn der Tumor eine Netzhautablösung verursacht, entsteht eine starke Beeinträchtigung des Sehvermögens. Aderhautmelanome werden oft bei einer augenärztlichen Routineuntersuchung zufällig entdeckt. Deutlich lässt es sich vom gutartigen Nävus, dem Muttermal der Aderhaut, abgrenzen. Dann wird die Diagnose durch eine Ultraschalluntersuchung des Auges erhärtet und die Lage und Ausdehnung des Tumors bestimmt. Mit fluoreszierenden Farbstoffen, einer Fluoreszenz-Angiografie, kann man die Blutgefässe im Auge besser darstellen.

Die Behandlung des Melanoms der Aderhaut

Die Brachytherapie

Bei dieser Methode näht man kleine Metallschalen, die im Innern ein radioaktives Material enthalten, von aussen auf die Lederhaut des Auges, möglichst genau dort, wo im Innern sich der Tumor befindet. Anhand der Grösse des Tumors berechnet man die Dauer dieser Bestrahlung. Sie beträgt in der Regel zwischen 1 und 14 Tage. Bei Tumoren die höchstens 7 mm hoch sind, verwendet man die Betastahlen von Ruthenium-106[263]. Grössere Tumoren bestrahlt man mit Gammastrahlen durch Einbringen von Jod-125 oder Palladium-103.

Die Protonenstrahlentherapie

Diese Methode wird auch *Teletherapie* genannt. Man bestrahlt den Tumor mit in einem Zyklotron-Teilchenbeschleuniger beschleunigten Protonen. Diese Methode eignet sich für Tumoren mit einem Durchmesser von bis zu 15 mm. Entscheidend für den Erfolg und den Erhalt des Sehnervs ist die genaue Ausrichtung des Auges bzw. des erkrankten Gewebes zum Partikelstrahl. Hierzu gibt es in den Bestrahlungseinrichtungen besondere Vorrichtungen, die es erlauben, entweder das Auge oder die umliegende Anatomie zum Strahl hin zu orientieren[264]. Dabei werden metallische Marker verwendet. Am Augapfel angebracht, können diese in Durchleuchtungsbildern Aufschluss geben über die genaue Orientierung des Auges zum Behandlungsstrahl hin.

Die Radiochirurgie

Bei diesem Verfahren wird direkt nach dem unempfindlich machen des Auges durch eine retrobulbäre Anästhesie eine Magnetresonanztomografie mit Kontrastmittel sowie eine Computertomografie durchgeführt. Auf der Basis dieser Bilder bestimmt man das Zielvolumen des Tumors und die günstigste Einstrahlrichtung und berechnet die richtige Dosis. Diese Behandlung kann ambulant in einer einzelnen Sitzung durchgeführt werden. Es wurde nachgewiesen, dass diese Robotergesteuerte Radiochirurgie auch bei mittleren bis grossen Aderhautmelanomen wirksam ist und dass dabei das Auge oft erhalten werden kann.

Die Lasertherapie

Kleine Tumoren können mit einem Laser erhitzt und koaguliert werden. Bei der Kryotherapie kann man kleine Tumoren auf –78 °C abkühlen, wodurch das Tumorgewebe zugrunde geht. Manche Tumoren können chirurgisch entfernt werden, bei grossen Tumoren kommt man leider nicht um eine Entfernung des Auges herum. Neuerdings wird eine Immuntherapie versucht, indem man das Immunsystem durch Einbringen von Antigenen gegen die Tumorzellen stimuliert.

Das Retinoblastom

Das Retinoblastom ist ein seltener bösartiger Tumor in der Netzhaut des Auges, der unter der durch Mutationen in beiden Allelen des Retinoblastom-Gens in der Bande q14 auf dem Chromosom 13 entsteht. Dieser Tumor geht von genetisch veränderten, unreifen Netzhautzellen aus und ist unbehandelt sehr gefährlich. Wenn er aber frühzeitig erkannt und konsequent behandelt wird, so können rund 95 Prozent der Patienten geheilt werden. Er ist ein Tumor des Kindesalters, da er nur von unreifen Netzhautzellen ausgehen kann. Nach dem 5. Lebensjahr entsteht er sehr selten. Unter 20000 Kindern erkrankt eines an diesem

Tumor. In Deutschland trifft dies jedes Jahr etwa 60, in den USA 350 und weltweit 5000–8000 Kinder, Mädchen und Knaben etwa gleich häufig. Es gibt aber auch eine nicht erbliche Form dieses Tumors.

Bei rund 45 Prozent der Kinder handelt es sich um die erbliche Form, durch eine Neumutation in der Samenzelle des Vaters oder der Eizelle der Mutter. Der Erbgang ist autosomal dominant, mit unvollständiger, aber hoher Penetranz. Doch müssen, damit ein Retinoblastom entsteht, beide Allele mutiert sein, das bedeutet, dass die Mutation in beiden Chromosomen vorhanden sein muss. Bei der erblichen Form entstehen in der Regel mehrere Tumorherde in beiden Augen. Das Risiko, dass man diesen Tumor weitervererbt, beträgt 50 Prozent. Für Kinder, welche diese Mutation geerbt haben, ist das Risiko sehr hoch, dass sie an einem Retinoblastomen erkranken werden.

Bei den Kindern, welche an der nicht erblichen Form erkranken, ist der Tumor durch eine Mutation in beiden Chromomen der Retina eines der Augen entstanden, sodass fast immer nur ein Auge betroffen ist. Bei der vererbten Form, erscheint der Tumor früher, als bei der nicht vererbten Form, im Mittel mit einem Jahr, bei der nicht vererbten Form im Mittel mit 23 Monaten. Zu 10 Prozent wir das Retinoblastom schon kurz nach der Geburt diagnostiziert, zu 50 Prozent während des ersten Lebensjahres und zu 90 Prozent vor dem 3.Lebensjahr.

Sehr selten besteht bei einem erblichen Retinoblastom gleichzeitig ein Hirntumor. Dann sprechen die Ärzte von einem „trilateralen“ Retinoblastom. Der Hirntumor ist keine Metastase desjenigen des Auges, trotz gleicher Histologie. Die Prognose dieses trilateralen Retinoblastoms ist ungünstig.

Es gibt aber auch einen gutartigen Tumor aus Retinazellen, den man „Retinom“ nennt. Bei 2 Prozent dieser Retinome lässt sich ebenfalls eine Mutation des RB-Gens nachweisen. Man vermutet, dass das Retinom ein Vorläufer des Retinoblastoms sei oder der Rest eines spontan abgeheilten Retinoblastoms, da die Histologie des Retinoms derjenigen des Retinoblastoms sehr ähnlich ist.

Die Symptomatik des Retinoblastoms

Bei 56 Prozent der Kinder leuchtet die Pupille weisslich auf, wenn man in ihr Auge leuchtet, da das Licht am Tumorgewebe reflektiert wird. Der Augenarzt nennt dies „Leukokorie“. Zu 20 Prozent schielt das Kind. Zu 7 Prozent sind die Augen schmerzhaft gerötet oder besteht ein Glaukom, zu 5 Prozent besteht ein Sehverlust, zu 3 Prozent ist die Augenhöhle entzündet (Cellulitis) und zu 2 Prozent ist die Pupille eines Auges weiter als beim anderen Auge, was man Mydriasis nennt. Selten ist die Iris verfärbt oder gefleckt oder gibt es Blut in der Vorderkammer und ebenfalls selten leidet das Kind gleichzeitig an allgemeinen Entwicklungsstörungen. Der Augenarzt sichert die Diagnose durch eine Augenspiegelung und eine Ultraschalluntersuchung.

Die Therapie des Retinoblastoms

Die Chance für eine Heilung und dass man die Sehfähigkeit erhalten kann, hängt sehr stark von der Ausbreitung des Tumors ab. Wenn immer möglich muss der Tumor vollständig entfernt werden und so dies noch möglich ist, versucht man den Augapfel und möglichst viel von der Sehfähigkeit zu erhalten. Ist der Tumor weit fortgeschritten, so kann man das Kind nur retten, wenn man das Auge mit dem Tumor vollständig entfernt. Dieser Tumor kann durch den Sehnerv hindurch ins Gehirn metastasieren. Darum wird bei dieser Enukleation des Auges der Sehnerv mitentfernt. Aber die Augenmuskeln und den übrigen Inhalt der Orbita kann man in der Regel erhalten. Gleichzeitig wird in die Augenhöhle ein Implantat eingesetzt und später eine Augenprothese.

Die perkutane Strahlentherapie

Das Retinoblastom reagiert sehr sensibel gegen Röntgenstrahlen. Darum war die Bestrahlung des Tumors durch die Haut hindurch, unter Aussparung der Linse, über lange Zeit die Therapie der Wahl. Doch weiss man inzwischen, dass dadurch, vor allem beim erblichen Retinoblastom, das Risiko für Sekundärtumoren im ersten Lebensjahr, 3–6-mal höher wird. Aus diesem Grund wird die perkutane Strahlentherapie heute nur noch selten, vor allem bei Eindringen des Tumors in den Glaskörper, Metastasierung oder nach einer unwirksamen oder unverträglichen Chemotherapie, vorgeschlagen. Die Bestrahlung schädigt immer gesunde Anteile des Auges, besonders die Netzhaut, den Sehnerv, die Linse und die Tränendrüse und behindert ein normales Knochenwachstum des Schädels.

Die Brachytherapie

Bei dieser Methode näht man Strahlenträger mit Ruthenium-106 oder Iod-125 auf die Lederhaut des Auges und entfernt diese wieder, sobald die erforderliche Strahlendosis erreicht ist. Diese Methode eignet sich vor allem für mittelgrosse Tumoren, die genug weit von der Makula entfernt sind. Doch entstehen als Nebenwirkung oft Trübungen der Linse, Doppelsehen, Schädigungen der Netzhaut oder des Sehnerven und Blutungen.

Die Koagulationstechnik

Bei diesem Verfahren wird der Tumor mit einem Laser koaguliert oder er wird vereist. Dies ist bei frühen Stadien und noch kleinen Tumoren möglich oder bei Rezidiven, nach einer Bestrahlung oder bei einem Resttumor nach einer Chemotherapie. Damit dies möglich ist, muss der Tumor vom Sehnerv, der Makula, der Aderhaut und von allen grösseren Gefässen weit entfernt sein, damit diese nicht geschädigt werden. Bei dieser Methode kann es zu Kurzsichtigkeit, Schrumpfung der Lederhaut und zu Schäden an der Netzhaut kommen.

Die Chemotherapie

Meistens wird nach einer Entfernung des Auges eine sogenannte adjuvante, das heisst „unterstützende" Chemotherapie vorgeschlagen, wenn bereits Metastasen entstanden sind oder wenn Tumorzellen in der Vorderkammer, der Iris, der Aderhaut oder im Sehnerv gefunden wurden. Grosse Tumoren im vorderen Teil des Auges werden in der Regel zuerst durch eine sogenannte adjuvante Chemotherapie verkleinert, um sie danach durch die Brachytherapie, eine Laser- oder Kryokoagulation weiter behandeln zu können. Dieses Verfahren nennt man „Chemoreduktion". Nur bei ausgeprägter Metastasierung mit schlechter Prognose, wird eine Hochdosis-Chemotherapie vorgeschlagen. Immer häufiger werden heute Chemotherapeutika direkt in die Arterie, die das Auge versorgt, injiziert. Bei dieser Methode sind die Nebenwirkungen geringer. Gegen jede Chemotherapie wird der Tumor leider nicht selten resistent, sodass er wieder nachwächst.

Die Thermochemotherapie

Bei dieser Methode macht man sich zunutze, dass eine lokale Erwärmung des Tumors die Wirkung der Behandlung mit einem Chemotherapeutikum (in der Regel Carboplatin) wesentlich verbessert. Dies wird vor allem bei kleineren Tumoren im hinteren Teil des Auges vorgeschlagen. Doch können Trübungen des Glaskörpers und Schäden an der Netzhaut und der Iris entstehen.

Neue Therapieverfahren

Jedes der beschriebenen Therapieverfahren hat seine Nachteile. Bei der Enukleation verliert das Kind das Auge, die perkutane Strahlentherapie erhöht das Risiko für einen Sekundärtumor, die Nebenwirkungen der Chemotherapie sind erheblich und wegen der Resistenzbildung ist sie nur begrenzt wirksam. Bei der Laserkoagulation und Kryokoagulation verliert das Auge Netzhautareale, sodass das Sehvermögen erheblich eingeschränkt wird. Obschon die Mortalität des Retinoblastoms gering ist, ist dieser Tumor mit hoher Morbidität verbunden. Durch neuartige Therapieverfahren, wie der Thermochemotherapie oder der Photodynamischen Therapie, versucht man dies zu verbessern.

Zu beiden Arten von Krebs in den Augen, verweisen wir auf unser Bircher-Benner Handbuch Nr. 17: „Zur Verhütung und begleitenden Therapie der Krebskrankheit", welches unsere krebsbekämpfende Diät, die auf voller wissenschaftlicher Evidenz basiert und wirksame Möglichkeiten aus der Naturheilkunde eingehend erklärt. Auch bei Säuglingen und Kleinkindern ist es möglich, diese Diät durchzuführen.

Die innere Therapie der Augenkrankheiten

Wir haben gesehen, dass fast alle Krankheiten der Augen eine Folge einer Ernährung und Lebensweise sind, welche den biologisch vorgegebenen Bedürfnissen des biologischen Systems entgegensteht. Wir haben gesehen, dass die Augen, so klein sie sind, äusserst komplex aufgebaut sind und sehr empfindlich. Im Zentrum der Ursachen fast aller Augenkrankheiten stehen Schäden durch oxidativen Stress und die Stoffwechselstörung durch die allgemein verbreitete Fehlernährung mit viel tierischem Eiweiss, Fett, Zucker, Weissmehlspeisen, Kaffee und Alkohol. Die Heilung dieser Schäden ist für fast alle Augenkrankheiten der einzige Weg für eine definitive, dauerhafte Heilung: ein Weg, der sich lohnt. Im Folgenden beschreiben wir diesen Weg, in dessen Zentrum die Diät steht.

Die Diät

Die vegetabile Frischkostdiät dieses Buches ist für die Verhütung des grauen Stars und die Verhütung und Heilung des erhöhten Augeninnendrucks, des Glaukoms, der „altersbedingten“ Makuladegeneration, der zentralen, serösen Makulopathie, des Syndroms der trockenen Augen und anderer chronischer Bindehautentzündungen sowie der Uveitis und für die Verlangsamung des Fortschreitens der Retinitis pigmentosa und der diabetischen Retinopathie entscheidend. Geht es darum, eine dieser Krankheiten zu heilen, so ist eine monatelange, lebendige, vegane Frischkostdiät (Rohkost) notwendig. Diese wirkt stark antioxidativ und dadurch gegen alle degenerativen Veränderungen, wirkt antibiotisch, entzündungshemmend, immunmodulierend, antiallergisch und entlastet die Augen von toxischen Stoffwechselschlacken, verbessert die Blut- und Sauerstoffversorgung in den feinen Geweben und verhindert, dass die Linse durch Stoffwechselschlacken trüb wird und dass die feinen Arterien des Sehnervs und der Netzhaut degenerieren. Sie verbessert die Qualität der Lipide der Tränenflüssigkeit und verhindert, dass Talgdrüsen und Meibom-Drüsen degenerieren, verstopfen und sich entzünden. Die lebendigen Pflanzen vermitteln das höchste Potenzial an biologisch verfügbarer Energie, an Vitalstoffen und biologisch aktiven, sogenannten sekundären Pflanzenstoffen, welche das Immunsystem kräftig stärken und regulieren und sie saniert das Mikrobiom des Darms sowie den Stoffwechsel von Grund auf. Damit die Bedeutung all dessen verstanden werden kann, folgen hier einige wissenschaftliche Grundlagen.

Bei Mäusen bewirkt eine *fettreiche Ernährung* die Bildung von Taurocholsäure, eine pathologische Darmflora und eine chronische Darmentzündung[265]. Auch wurde wissenschaftlich nachgewiesen, dass die *vegane Frischkostdiät* sehr rasche, positive Veränderungen der Darmflora bewirkt, und zwar schon nach 3 Tagen der diätetischen Umstellung[266]. Diese Veränderung bleibt nur, wenn die Diät beibehalten wird *(reversible Veränderung des Mikrobioms)*. Die beflissene Nahrungsindustrie fügt den meisten, auch den salzigen Fertigprodukten, als Geschmacksverstärker *Fruktose* bei. Diese Zugabe trägt zum Risiko für kardiovaskuläre Krankheiten und Adipositas wesentlich bei[267], und damit auch für die Degeneration der Netzhautgefässe, des Glaukoms und der Makuladegeneration. Wird über längere Zeit auf die Zufuhr gewisser Nährstoffe und auf sogenannte Ballaststoffe (unverdauliche Kohlenhydrate aus pflanzlicher Nahrung) verzichtet, oder werden gewisse Nahrungsmittel wie Fleisch, Zucker, Fette übermässig gegessen, so entstehen *pathologische Veränderungen der Darmflora*, die erst nach sehr langer diätetischer Einwirkung rückgängig gemacht werden können *(irreversible Veränderungen der Darmflora)*[268].

Die Darm-Hirn-Achse ist auch die Darm-Netzhaut-Achse

Viele Menschen mit degenerativen Augenkrankheiten leiden gleichzeitig an einer emotionalen Depression. Die Symbionten unserer Darmflora wirken auf unsere Augen, die Haut, die Harnwege und das Gehirn ein. Dieser Einfluss ist so stark, dass die Wissenschaftler von einer Darm-Hirn-Achse, einer Darm-Haut-Achse und einer Darm-Nieren-Achse. Da die Netzhautzellen Nervenzellen des Gehirns sind, betrifft die Darm-Hirn-Achse genauso unsere Augen, wie unser Gehirn. Noch sind viele Mechanismen der Darm-Hirn-Achse, welche unser Verhalten direkt beeinflussen, nicht geklärt, aber man weiss, dass die Darmflora das vegetative Nervensystem über den Nervus vagus direkt beeinflusst, Immunzellen aktiviert, welche zum Gehirn und in die Augen auswandern, und die Produktion von *Cytokinen* (Botenstoffen zwischen Immunzellen) und von Antikörpern bewirkt[269,270]. Bei Menschen mit einer Depression, wie sie bei degenerativen Augenleiden häufig entsteht, wurde nachgewiesen, dass die Darmflora an deren Ursache stark beteiligt ist, sodass der Zustand des Milieus im Darm die Heilung sowohl der Depression, als auch des Augenleidens, verhindert.

Die Darmflora beeinflusst durch die Genaktivität der Bakterien die Produktion von Botenstoffen des zentralen und peripheren Nervensystems und wird umgekehrt durch die Hormone und Botenstoffe des Nervensystems, durch sogenannte „Neurotransmitter" beeinflusst. Gewisse Mikroben des Darms produzieren solche Botenstoffe des Nervensystems und der Netzhaut, wie Dopamin, Serotonin, Norepinephrin und Gammaaminobuttersäure (GABA) und beeinflussen die Insulinresistenz und dadurch die Blutzuckerregulation[271,272,273]. Bei keimfrei gezüchteten Mäusen ist der Spiegel des Schilddrüsenstimulierenden Hormons (TSH) um 25 Prozent höher, während die Botenstoffe Serotonin und Katecholamin erniedrigt sind[274,275]. In Tierversuchen fand man bei einer Vermehrung der Bifidobakterien und Laktobazillen, die zur gesunden Darmflora gehören und einer Verminderung der Bakteroides und Prevotella-Arten in der Darmflora, erhöhte Blutspiegel des Sättigungshormons Leptin, sodass die Tiere schneller satt werden. Man nimmt an, dass dies auch für uns Menschen gilt.

Man nimmt an, dass das Nebennierenrindenhormon Cortisol, das Stress- und Entzündungsreaktionen hemmt, als Reaktion auf Entzündungserscheinungen im Darm durch eine gesteigerte Aggressivität der Darmflora wegen pathologischen Darmbakterien, vermehrt gebildet wird[276,277]. Eine mikrobielle Therapie mit Laktobazillen und Bifidobakterien vermindert die Cortisolwerte im Blut[278]. Dies zeigt, dass die Darmflora auch eine ganz wichtige Rolle spielt für die Kontrolle von Stress und Entzündungen und damit gegen oxidativen Stress. Stress und das erhöhte Cortisol erhöhen die Durchlässigkeit der Darmschleimhaut, sodass Nahrungssubstanzen und Toxine durch die Darmwand hindurch in den Körper gelangen können, die davon abgehalten werden sollten[279]. Die Darmflora wirkt also auf die Darmwand ein und beeinflusst deren Durchlässigkeit, ihre Funktion als Barriere[280,281,282].

Der Bedarf an einzelnen Nahrungsstoffen, deren das biologische System des Menschen bedarf, ist exakt geregelt. Durch körperliche Arbeit verändert er sich nur leicht. Nahrungsstoffe, die in unnötigem Übermass zugeführt werden, belasten den Stoffwechsel enorm. Sie müssen abgebaut und in nutzbare Stoffe umgewandelt werden. Dies bedeutet einen enormen Verschleiss an Energie. Überschüssige Eiweisse müssen in Aminosäuren aufgespalten, die Aminogruppen entfernt werden, und sie müssen zu Glukosemolekülen aufgebaut werden, damit die Mitochondrien, die Kraftwerke der Zellen, sie verwerten können.

Entsteht zu viel Glukose im Stoffwechsel, so kann sie nur zu geringem Teil als Glykogen in der Leber gespeichert werden. Hohe Blutzuckerspiegel schädigen die Blutgefässe durch direkte Verzuckerung deren Innenschicht (endotheliale Glykation). Dies bewirkt, wie schon berichtet, eine zunehmende Verhärtung der Gefässwände mit Bluthochdruck als Folge. Darum sind häufige hohe Blutzuckerspiegel eine der wichtigsten Ursachen für Bluthochdruck und Arteriosklerose mit all ihren fatalen Folgen, so auch der Degeneration der feinen Blutgefässe des Sehnervs und der Netzhaut, als Ursache des Glaukoms. Eine Überernährung mit Eiweissen, tierischen Fetten und Mehlspeisen führt zu massiver Übersäuerung des Stoffwechsels nach jeder Mahlzeit. Dadurch entstehen stark oxidierende Substanzen (R.O.S.) und freie Radikale, welche die Erbsubstanz angreifen, sodass Genmutationen und dadurch Krebszellen entstehen (DNA-Peroxydation). Wie bereits berichtet, ist oxidativer Stress eine der wichtigsten Ursachen der Makuladegeneration und des Glaukoms und Ursache von Autoimmunphänomenen und Krebs.

Das Problem der Nahrungsenergie

Die offiziell anerkannten Diätempfehlungen basieren auf einem Verständnis der Nahrungsenergie in Form reiner Wärmeenergie (Kalorien) und damit auf dem 1. Hauptsatz der Thermodynamik, der 1842 vom deutschen Arzt Julius Robert Mayer formuliert wurde. Er bildete 1847 die Grundlage für die Formulierung des *Energieerhaltungsgesetzes von Hermann von Helmholz*. Dieses besagt, dass in einem geschlossenen System, bei mechanischen oder chemischen Prozessen, keine kalorische Energie verloren geht, sie bleibt erhalten.

1865 erkannte aber der deutsche Physiker Rudolf Clausius den Widerspruch des 1. Hauptsatzes der Thermodynamik zur Realität und formulierte den *2. Hauptsatz der Thermodynamik*, der besagt, dass wohl die thermische Energie in einem geschlossenen System nicht verloren geht, aber bei allen spontan ablaufenden chemischen oder mechanischen Prozessen entsteht physikalisch gesehen Unordnung. Er nannte diese Unordnung *Entropie* und bewies damit, dass spontan ablaufende Prozesse nicht umkehrbar sind, sodass das Perpetuum mobile (ein Motor, der ohne Energiezufuhr läuft) nicht möglich ist.

Mit Clausius kam ein neues Verständnis der Qualität von Energien auf. Diese Erkenntnisse sind in die Wissenschaften der Chemie und Physik sofort aufgenommen worden, erstaunlicherweise aber bis heute nicht in die Medizin und die Ernährungswissenschaft. *Maximilian Bircher-Benner* hat dies in seiner 1905 in Berlin publizierten Ernährungslehre korrigiert und den 2. Hauptsatz der Thermodynamik auf die Nahrungsenergie angewandt. Damit bekamen die lebendigen Nahrungsmittel aus Pflanzen, welche über die *Fotosynthese* verfügen, die höchste verfügbare Nahrungsenergie. Bircher-Benners Verständnis der Nahrungsenergie, nach ihrem qualitativen Wert, ist durch die neuen Forschungen der Biophysik, der Biophotonenforschung und der Molekularbiologie, in jeder Hinsicht bestätigt worden.

Die biophysikalische Qualität und Ordnung der Nahrungsmittel bildet die Basis der Diätetik, die diesem Buch zugrunde liegt. Der erstaunliche Mangel des heutigen medizinischen Paradigmas an diesen Kenntnissen ist der Grund, dass eine dauerhafte Heilung der Adipositas und des Diabetes des Typs 2, mit den allgemein üblichen Methoden reiner Kalorienreduktion, in der Regel nicht gelingt. Ganz anders sieht dies aus, wenn die in diesem Buch beschriebene Diät befolgt wird. Auch für die Heilung der Augenkrankheiten sind diese Erkenntnisse von grosser Bedeutung.

Zweierlei Nahrungsenergie

Die Physiker unterscheiden zweierlei Energie, geordnete und chaotische Energie. *Geordnete Energie* speichert Information. *Chaotische Energie* kann nichts speichern. Wärmeenergie (Kalorien) ist chaotische Energie. Höchstgeordnete Energie ist das Sonnenlicht. Dessen komplexer Informationsgehalt gleicht einer grossen Symphonie. Hören wir eine Symphonie, so entsteht keine Wärme, aber sie vermittelt Informationen: ein hochgeordnetes Klanggebilde, das präzise Empfindungen und Gefühle auslöst. *Über seine komplexen Schwingungen vermittelt und ordnet das Sonnenlicht die genetisch vorgegebene Information, die für das Wachstum, die Differenzierung und Regeneration alles Lebendigen auf der Erde notwendig ist.*

Ein grünes Blatt enthält rund hunderttausend Chlorophylltrichter. Der Trichter reflektiert das einfallende Licht hin zur Basis, wo zwei Chlorophyll-A-Moleküle, mit den Schwingungen der Sonnenlichtstrahlung synchron, in maximale Resonanz treten. Die Physiker nennen dies *Kohärenz*. Dabei werden die Wellen des Sonnenlichts zu stehenden Wellen. Stehende Lichtwellen nennt man *Photonen*. Ihre Energie und damit die Information und Resonanz aus dem Sonnenlicht, durchströmt den ganzen Pflanzenkörper bis in die Wurzeln. Nur wenig davon wird als UV-Licht abgestrahlt, unsichtbar für unser Auge.

Alle lebendigen Zellen speichern in ihren Molekülen UV-Licht, ganz besonders in ringförmigen (aromatischen) Molekülen. Die weitaus stärkste Lichtspeicherung erfolgt aber in den Zellkernen, in der Doppelspirale der Erbsubstanz aus Desoxyribonucleinsäure (DNA). Diese Doppelspirale kann sich nach rechts oder nach links aufwinden oder sie kann kleeblattartige Ausstülpungen bilden, wobei sie ganz spezifische UV-Lichtspektren abstrahlt. Diese aufgewundene Doppelspirale der DNA dient als Hohlraumresonator für eine *rhythmische Verstärkung des UV-Lichtes in den lebendigen Zellen.* Die Verstärkung erfolgt nach dem LASER-Prinzip. Damit ein LASER zu arbeiten beginnt, muss er eine gewisse Basisenergie erhalten. Die Physiker nennen diese minimal notwendige Energie *„LASER-Schwelle“*. Forscher der internationalen Akademie für Biophotonenforschung haben in ihren Experimenten die LASER-Schwelle an pflanzlichen Zellgeweben gemessen[43].

Menschliche und tierische Zellen sind, genau wie die Pflanzen, Lichtgebilde, solange sie lebendig sind. Licht ist der Unterschied zwischen Leben und Tod. Auch unsere menschlichen Zellen speichern das Licht in ihrer Erbsubstanz, der Desoxyribonukleinsäure (DNA), als UV-Licht[40]. Aber uns fehlt die Fähigkeit zur Fotosynthese und die direkte Sonnenbestrahlung der Haut genügt bei Weitem nicht, um unsere Lichtspeicherung über der LASER-Schwelle zu halten.

Die Pflanzenzelle speichert die Photonen des Sonnenlichts in ungeheurer Menge. Man konnte zeigen, dass die sogenannte ultraschwache Zellstrahlung[41] eigentlich bloss eine Leckstrahlung ist, ein minimes Durchsickern des UV-Lichtes durch die Zellmembran. Messungen haben ergeben, dass die LASER-Amplifikation des Lichtes in der DNA 10^4-mal stärker ist als diejenige der besten technischen LASER-Geräte. So gleicht das Innere der Zellen einem gewaltigen Lichtraum. Man hat auch nachgewiesen, dass Enzymsystem durch Licht 10^9-mal stärker aktiviert werden, als durch Wärme.

Unsere Photonenspeicherung muss täglich genährt werden, durch eine ausreichend grosse Menge an lebendigen, photonenhaltigen Nahrungsmitteln, an vegetabiler Frischkost.

Die Übertragung der Information der lebendigen Nahrungsmittel aus der Fotosynthese auf unseren Organismus erfolgt, genau wie bei der Fotosynthese, durch Informationsübertragung, durch Kohärenz. Dies bedeutet, dass unsere eigene Lebensempfindung, Lebensenergie und Lebensinformation in den etwa 50 Billionen Zellen unseres Körpers dadurch immer wieder erneuert und geordnet werden, dass sie bei der Übertragung der Photonen mit den Schwingungsmustern und der komplexen Information des Sonnenlichts in gemeinsame Resonanz treten.

Im Zellinnern bestehen ganz andere energetische Verhältnisse als in der unbelebten Natur. Die *Biophysiker bezeichnen das Zellinnere als dissipatives System*. Dissipative Systeme sind sich selbst ordnende Strukturen in Systemen, die fern vom thermodynamischen Gleichgewicht entstehen. Der russisch-belgische Forscher Ilya Prigogine hat für seine Arbeiten hierüber im Jahr 1977 den Nobelpreis erhalten.

Durch die intensive Photonenspeicherung ist die Energie im Zellinnern derart weit vom thermodynamischen Gleichgewicht entfernt, dass der 2. Hauptsatz der Thermodynamik ungültig wird. Dadurch schlägt das Chaosprinzip, das ausserhalb alles Lebendigen gilt, um in ein ordnendes Prinzip. Prigogine nannte dieses *Kohärenzprinzip*[49].

Fehlen die lebendigen Nahrungsmittel in unserer Nahrung, so vermindert sich der Photonengehalt in unseren Zellen. Der Lichtgehalt nimmt ab, bis die LASER-Schwelle unterschritten wird. Aus dem Ordnungsprinzip (Kohärenzprinzip nach Prigogine) verfallen die Zellen teilweise ins *Chaosprinzip* der Thermodynamik zurück und degenerieren.

Wir verstehen Krankheit als Verlust an Ordnung, Verlust an geordneter Information. Das Lebensprogramm gerät in Unordnung und durch den Mangel an lebendiger Nahrung kann es nicht mehr geordnet werden. Eine Vielzahl von Experimenten, die u.a. an der Universität Nowosibirsk durchgeführt worden sind[283,284,285], geht hervor, *dass die komplexen Vorgänge der Biochemie in unseren Zellen durch Information gesteuert sind.* Bei Mangel an lebendiger Nahrung wird diese, durch die Gene der DNA vorgegebene Information, nicht mehr laufend erneuert und geordnet. Dadurch geraten die komplexen biochemischen Vorgänge unserer Zellen in Unordnung. *Hier liegt die energetische Bedeutung der lebendigen pflanzlichen Rohnahrung: Sie erneuert und kräftigt die ordnende Resonanz im biologischen System und verhindert dadurch dessen Degeneration.*

Das Grundregulationssystem des zarten Bindegewebes (Matrix)

Im Körper sind alle Zellen der Organe in die Zwischenzellsubstanz des zarten Bindegewebes eingebettet. Dieses durchdringt alle Organe und Strukturen, so auch die feinen Strukturen der Netzhaut, der Aderhaut des Kammerwinkels und der Iris. Sie besteht aus einem dichten, molekularen Netzwerk (Matrix) aus Zucker-Eiweissmolekülen, die man *Proteoglykane* nennt und ist von einer reichhaltigen Flüssigkeit durchtränkt (Zwischenzellflüssigkeit). Das zarte Bindegewebe enthält spindelförmige Zellen, welche das Netzwerk der *Zwischenzellsubstanz* aufbauen und nach ihrer Notwendigkeit laufend anpassen. Die Blutkapillaren durchziehen diese Zwischenzellsubstanz mit ihrem Netzwerk, so auch die Nervenendigungen des vegetativen Nervensystems.

Ausserhalb des Gehirns und Rückenmarks sind die Kapillaren mit Absicht undicht. So können die Nährstoffe und Hormone des Blutes aus den Kapillaren in die Zwischenzellsubstanz hinaustreten und durch das molekulare Netzwerk hindurch zu den Zellen gelangen. Dieses dient als Molekularsieb. Gleichzeitig ist es unser *Leitungs- und Speichersystem für biologische Information*, die Information in unserem lebendigen Organismus. Es gibt keinen direkten Kontakt der Blutkapillaren mit den Zellen unseres Körpers. Sie durchdringen die Zwischenzellsubstanz und machen dort ihre Schlaufe zu den abführenden Venen. Die Zwischenzellsubstanz wird durch das komplexe *System der Lymphgefässe* dräniert und in den Lymphknoten gereinigt. Dann wird sie als gereinigte Lymphe durch die grossen Lymphgefässe in das Venenblut zurückgeführt.

Die Nerven enden blind in der Zwischenzellsubstanz. Jede Information des Nervensystems zu den Zellen und von den Zellen zum Nervensystem, wird durch das molekulare Netzwerk der Proteoglykane hindurchgeleitet. Darum breitet sich jede Information immer im ganzen Körper aus: *Das System reagiert immer als Ganzes*, wessen die Akupunktur zum Beispiel, sich zu Nutze macht. Dieses komplexe System ist unser *„Grundregulationssystem“*[286]. Alle Zellen unseres Körpers werden durch die Zwischenzellsubstanz und das Netzwerk aus Proteoglykanmolekülen hindurch mit biologischer Information, mit Hormonen, Nährstoffen und Sauerstoff versorgt, so auch in den Augen.

Bei der allgemein verbreiteten Fehlernährung mit viel tierischem Eiweiss, Fett, mit industriell verkünstelter Nahrung, Zucker, Weissmehl, Kaffee und Alkohol, bilden sich durch anaerobe Fäulnisbakterien Toxine, die zusammen mit den sinnlos zugeführten Nährstoffen, über das Pfortadersystem in die Leber gelangen und diese massiv überfordern. Sie verschlacken auch deren Zwischenzellsubstanz, so lange, bis die innersten Leberzellen der Leberläppchen zugrunde gehen und durch Fettzellen ersetzt werden. So entsteht die *Fettleber*. Alles, was die Leber nicht entgiften und wasserlöslich machen kann, geht über die Gallengänge zurück in den Darm. Von dort bekommt sie es immer wieder zugewiesen, um wiederum zu versuchen, es zu entgiften. *So zirkulieren die Fäulnistoxine, die überschüssigen Nahrungsstoffe und Stoffwechselschlacken zwischen dem Darm und der Leber hin und her* (enterohepatischer Kreislauf). Dabei entstehen Hämorrhoiden durch Überlastung der Venen des Enddarms, da diese mit dem Pfortadersystem verbunden sind.

Zudem fallen bei der allgemein verbreiteten Fehlernährung im Stoffwechsel Riesenmengen an organischen Säuren an, stark oxidierende Ketonsäuren und andere sogenannte R.O.S. (Reactive Oxydative Species). *Oxidation bedeutet Dege-*

neration. Durch Oxidation veränderte Eiweisse werden unlöslich und lagern sich als *Amyloide* überall in die Zwischenzellsubstanz ein, im ganzen Körper, so auch in den Augen. Die R.O.S. oxidieren das Cholesterin, das auf seinem Transport zu den Zellmembranen im Blut innerhalb des LDL-Moleküls durch ungesättigte Fettsäuren geschützt ist. Durch Oxidation wird es unlöslich und lagert sich in den Arterienwänden und im Herzen ein, an Stellen rascher Blutströmung (Fatty streaks). Dies geschieht als *Beginn der Arteriosklerose* heute schon in jungen Jahren. In den Augen schädigt es die feinen Arterien des Sehnervs, als Ursache des Glaukoms.

Die durch die R.O.S. oxidierten Eiweisse werden unlöslich und lagern sich als Amyloide in die Netzstruktur der Zwischenzellsubstanz ein. Durch Einlagerung solcher β-Amyloide und TAU-Proteine in die Zwischenzellsubstanz des Gehirns entsteht die *Alzheimerkrankheit*, in den Arterienwänden die *Arteriosklerose, der Herzinfarkt, der Hirnschlag*, in den Venen die *Krampfadern*, in der Synoviaschicht der Gelenke die *Arthritis*, in den Knäuelchen der Nierenkapillaren (Glomerula) die *Nephrose*, bis hin zum *diabetischen Nierenversagen*, in der feinen, bindegewebigen Struktur der Knochen und Knorpel die *Osteoporose* und die *Arthrose*, in der Schilddrüse die *Hashimoto* oder die *Basedowsche Entzündung*, in den Augen das *Glaukom,* der *graue* und *grüne Star,* bis hin zur Erblindung durch die Degeneration der Netzhaut *(Makuladegeneration)*. Bricht die Regulationsfähigkeit des biologischen Systems zusammen, so entsteht *Krebs*, da das Immunsystem die täglich entstehenden Krebszellen nicht mehr erkennen und eliminieren kann.

Jede degenerative Entartung von Molekülen erkennt das Immunsystem als fremd, sodass *Autoimmunreaktionen* hinzukommen, als missglückter Versuch des Immunsystems, die fremdartig erscheinenden Substanzen zu zerstören, sodass die degenerativen Phänomene zusätzlich durch Autoimmunentzündungen beschleunigt werden, wie zum Beispiel bei der Glomerulonephritis, der Psoriasis, der Vitiligo, der Sklerodermie, dem Diabetes mellitus des Typs 1, der Hashimoto Thyreoiditis, dem Morbus Basedow, der rheumatoiden Arthritis und auch in den Augen.

Zum System der Grundregulation gehört auch das Milieu im Innern des Darms mit dem immensen Ökosystem der Darmflora. Wir haben gesehen, dass Autoimmunprozesse durch ein krankes Milieu im Darm und eine entartete Darmflora begünstigt werden, weil die Immunzellen unter solchen Bedingungen die notwendige Immunkompetenz nur mangelhaft erwerben können, um Fremd und Eigen, Nützliches von Schädlichem zu unterscheiden. *Ein krankes Milieu im Darm ist ein riesiges Störfeld, das im ganzen Organismus die Grundregulation stark beeinträchtigt und Autoimmunkrankheiten erzeugt.*

Das Integralgesetz der Nahrung

Die von der Natur vorgegebenen pflanzlichen Nahrungsmittel entsprechen in der Zusammensetzung ihrer Inhaltsstoffe am genauesten dem biologisch vorgegebenen Bedarf. Dabei muss beachtet werden, dass die verschiedenen Teile der Pflanzen, die Blüten, Früchte, Kerne, Nüsse, Blätter, Stiele und Wurzeln unterschiedliche Inhaltsstoffe haben. Manche Pflanzen schützen sich durch Toxine vor Tierfrass. Toxische Anteile müssen gemieden werden. Berücksichtigt man dies, so wird man der Forderung nach einer *Nahrungsökonomie* am ehesten gerecht, wenn man die Pflanze als Integral betrachtet und in seiner Ernährung alle Anteile berücksichtigt.

Die Lebendigkeit der Nahrung

Wie wir gesehen haben, ist ein hohes Energiepotenzial, ein hoher Anteil an lebendiger Nahrung aus Pflanzen welche zur Fotosynthese fähig sind, von grösster Bedeutung zur Bekämpfung aller degenerativen Krankheiten, wegen ihrer regenerativen Wirkung durch den hohen Gehalt an gespeicherten Photonen, der komplexen, das biologische System ordnenden Information aus dem Sonnenlicht. Zur Heilung der Augenkrankheiten, Hautkrankheiten, der Adipositas und ihrer Folgekrankheiten, ist ein hoher Anteil an lebendiger, vegetabiler Frischkost (Rohkost) von mindestens 70 Prozent, am Anfang jeder Mahlzeit genossen, entscheidend. Dabei muss das Vitamin B12 ergänzt werden, das in Pflanzen nicht vorkommt. Ist die Krankheit tief eingedrungen und sind Autoimmunphänomene beteiligt, so ist eine reine Rohkostdiät aus lebendigen Vegetabilien, mehrfach ungesättigten Pflanzenölen, Pflanzenmilch und Nüssen, über mehrere Monate, am wirksamsten. Sie enthält auch die Pflanzenstoffe mit pharmakologischer Wirkung, die sogenannten sekundären Pflanzenstoffe (Phytochemicals) in reinster Form.

Die Bedeutung der Nahrungsökonomie

Maximilian Bircher-Benner führte diesen Begriff in die Ernährungswissenschaft ein. Er bedeutet, dass die Nahrung in ihrer molekularen Zusammensetzung dem Bedarf des Organismus möglichst genau entsprechen muss. Ist dies nicht der Fall, steigert sich der Appetit und entsteht, trotz grosser Nahrungsmenge, ein Mangel an gewissen Nährstoffen.

Der Stoffwechsel ist erstaunlich leistungsfähig. In den Leberzellen ist er zudem um ein Vielfaches gesteigert. Dennoch hat seine Leistungsfähigkeit ihre Grenzen. Sind diese erreicht, so können die sinnlos zugeführten Nährstoffe nicht mehr ausgeschieden werden und bleiben im zarten Bindegewebe liegen, das wie ein Nährboden den ganzen Körper durchdringt. Durch die allgemeine Übersäuerung und den oxidativen Stress, werden sie in unlösliche Formen verwandelt und lagern sich überall im Körper um die Kapillaren herum ab, als organische Säuren und degenerative Eiweisse (Amyloide). Diese Einlagerungen entstehen auch in den Augen und sind auch an der Beschaffenheit der Haut und des Unterhautfettgewebes als knotige Ablagerungen sichtbar, landläufig als „Cellulitis" bezeichnet. Durch diese Einlagerungen entsteht auch der erhöhte Innendruck in den Augen und eine Resistenz gegen Insulin und die anderen Hormone, welche den Appetit und den Energiehaushalt regulieren, was zu unkontrollierter Gewichtszunahme und Diabetes des Typs 2 führt.

Nahrungsökonomie bedeutet, dass die Ernährung in ihrer Zusammensetzung dem Bedarf unserer Biologie genau entsprechen muss, sodass nichts zu viel und nichts zu wenig zugeführt wird. Der Körper braucht sehr wenig Nahrung, aber deren Zusammensetzung muss möglichst genau auf den biologisch vorgegebenen Bedarf abgestimmt sein. Ein Übermass an sinnlos zugeführten Nahrungsstoffen kann unser biologisches System nicht bewältigen. Dies erzeugt die ganzen *„Zivilisationskrankheiten"*, die unsere Spitäler und Arztpraxen füllen.

Die Nahrungsökonomie und die Nahrungsenergie sind für die Gesunderhaltung der komplexen Zwischenzellsubstanz und unseres Grundregulationssystems entscheidend, sowohl im Körper, in der Haut, als auch im zentralen Nervensystem und der Netzhaut, jenseits der Blut-Hirn-Schranke. Sinnlos und im Übermass zugeführt Nährstoffe und Giftstoffe aus einem kranken, überlasteten, übersäuerten Stoffwechsel und einem kranken Milieu im Magen und Darm, können nicht bewältigt, nicht ausgeschieden werden. Darum bleiben sie, wie schon gesagt, als degenerative *Stoffwechselschlacken* im komplexen System der Zwischenzellsubstanz liegen. Dort behindern sie nach und nach den lebenswichtigen Austausch an Stoffen, Gasen sowie die Speicherung und den Fluss der biologischen Information. *Die Zwischenzellsubstanz, auch Matrix genannt, ist der Ort, wo die ganze Morbidität des „zivilisierten Menschen", seine Zivilisationskrankheiten, entstehen, so auch die degenerativen Augenleiden.*

Sekundäre Pflanzenstoffe (Phytochemicals)

Nur in Pflanzen gibt es bioaktive, chemische Stoffe mit natürlicher, pharmakologischer Wirkung. Für die Verhütung und Heilung der Augenkrankheiten sind diejenigen mit antiinfektiöser, immunsteigernder, immunmodulierender, antioxidativer und Krebs bekämpfender Wirkung besonders wichtig.

Nahrungsmittel gegen Krebs

Krebs ist kein Zufall. Wissenschaftlich anerkannt ist, dass bestimmte Ernährungsfaktoren Krebs begünstigen und ihn in Tierexperimenten auslösen. Bei Übergewicht ist das Krebsrisiko auch in der Niere und in der Blase erhöht. *Nitrite* aus gepökeltem Fleisch und gespritzten Wintergemüsen fördern Magenkrebs. *Alkohol und reichliche tierische Nahrung* fördern Brustkrebs, Prostatakrebs und Dickdarmkrebs. *Eiweissreiche und an tierischen Fetten reiche Nahrung sowie Kaffee*, fördern Bauchspeicheldrüsenkrebs. Bei regelmässigem Alkoholkonsum, auch in moderater Menge, ist das Risiko für Mund- und Speiseröhrenkrebs deutlich erhöht. *Aflatoxine aus angegrauten Nüssen* erhöhen das Risiko, an einem Leberzellkrebs zu erkranken. *Kaffee* fördert, wie wir gesehen haben, Blasenkrebs. *Reichliche tierische Nahrung* fördert Dickdarmkrebs, Brustkrebs und Prostatakrebs. Wir verweisen auf das Bircher-Benner Handbuch Nr. 17: „Zur Verhütung und begleitenden Therapie der Krebskrankheit."

Wichtig ist auch zu wissen, *dass Vegetarier nur halb so oft an Krebs erkranken* wie Omnivoren[287]. Die Nahrung, welche Krebs bekämpft und ihm vorbeugt, ist in unserem Handbuch Nr. 17: „Zur Verhütung und begleitenden Therapie der Krebskrankheit", beschrieben. Ganz besonders vor Krebs schützende Nahrungsmittel sind: Brokkoli, Grünkohl, Karotten, Tomaten, Vollweizen, Vollgerste, frische Sojabohnen, Aprikosen, Zitronen, Knoblauch, Zwiebeln und Leinsamen, alle möglichst in rohem Zustand. Etwas weniger stark, aber doch entscheidend kräftig wirken aber auch alle anderen Gemüse und Früchte gegen Krebs[288,289,290]. Die Vitamine A, C, D und E und die Spurenelemente Selen und Zink sind für den Krebsschutz ganz wichtig. Die Werte müssen in den oberen Normbereich gebracht werden. Die sogenannten Ballaststoffe der Pflanzennahrung binden im Darm krebserregende Substanzen an sich, sodass diese durch den Stuhl ausgeschieden werden. Sie vermindern wirksam deren Aufnahme ins Blut. Die Rohkostdiät erhöht den Sauerstoffgehalt aller Gewebe, was Krebszellen, gegenüber gesunden Zellen, benachteiligt. Fette sind zu vermeiden und durch hochwertige ungesättigte Pflanzenöle zu ersetzen.

Bei Krebsgefahr oder Krebs ist das Immunsystem erschöpft. Der informierte Arzt erkennt dies am Blutbild, an zu tiefen Lymphozyten im Verhältnis zu erhöhter Zahl der neutrophilen Granulozyten. Dabei ist die Bildung der Lymphzellen der Th1-Schiene erschöpft. Hier ist es wichtig, das einfach ungesättigte Olivenöl mit viel frischem Leinöl (Omega 3) zu kombinieren, um die Lymphozyten der Th1-Schiene zu veranlassen, die Aktivität der Zellen der Th2-Zellbildung zu mässigen, sodass sich das Immunsystem erholen kann (Immunmodulation). Die Phytinsäure der Hülsenfrüchte und Getreide stimuliert die Aktivität der Killerzellen und wirkt dadurch stimulierend auf das Immunsystem. Knoblauch und Zwiebeln modulieren das Immunsystem in idealerweise, indem sie es kräftigen und gleichzeitig entzündungshemmend wirken. Dies alles zu beachten ist für die Verhütung und Bekämpfung der verschiedenen Arten von Krebs von grosser Bedeutung. Im Bircher-Benner Handbuch Nr. 4: „Frischsäfte, Rohkost und Früchtespeisen", finden Sie Nahrungsmitteltabellen zu diesen Wirkungen.

Nahrungsmittel zur Bekämpfung von Infektionskrankheiten, so auch chronischer Bindehautentzündung

Antimikrobiell (antibiotisch) und zwar auch gegen Viren, wirken ganz besonders Knoblauch, Kresse, Senf, Meerrettich, Vollgetreide, Tomaten, frisches Obst und Gemüse. Wir verweisen hier auf das Bircher-Benner Handbuch Nr. 5: „Zur Steigerung der Abwehrkräfte".

Nahrungsmittel zur Kräftigung und Modulation des Immunsystems

Eine Mangelernährung oder die allgemein verbreitete Fehlernährung mit viel tierischem Fett, Eiweiss, schwächen das Immunsystem. Die Carotinoide, besonders β-Carotin aus rohen Früchten und Gemüsen, stimulieren die Vermehrung der Monozyten und Makrophagen (Fresszellen), die Bildung von Zytokinen, Tumor-Nekrosefaktor-α und Interleukin-1-β. β-Carotin erhöht auch die im Blut zirkulierenden natürlichen Killerzellen. Auch die Vitamine A, C und D stimulieren das Immunsystem. Die Flavonoide Quercetin und Tangeretin der Früchte und Gemüse modulieren das Immunsystem eher im Sinne einer vorübergehenden Dämpfung und wirken dadurch allergischen Reaktionen und Autoimmunkrankheiten entgegen. Gewisse Flavonoide hemmen auch die Prostaglandinsynthese und wirken auch dadurch entzündungshemmend. Die Sulfide von Knoblauch und Zwiebeln wirken stark stimulierend auf die Immunabwehr, sowohl gegen Krebs, als auch gegen Infektionen.

Der nutritive Reiz

Die Diät kann ihre Wirkung viel besser entfalten, wenn durch den sogenannten „nutritiven Reiz" die Körperzellen vorgängig aufnahmefähig gemacht wurden. Zusätzlich zur Diät wird dieser ausgelöst durch den Einfluss von Licht, Luft, Wasser, körperlicher Tätigkeit. Auch die seelische Haltung hat einen grossen Einfluss auf den Heilungsvorgang. Durch eine angepasste Dosierung dieses „Reizes" kann man selbst einen grossen Beitrag zu seiner Heilung leisten. Dabei muss man sich bewusst sein, dass auch hier die Regel gilt: schwache Reize fachen die Vitalität an, mittelstarke fördern sie und starke Reize hemmen die Vitalität.

Die Bedeutung der Bewegung

Verschiedene Arten der Bewegung sind sinnvoll. Dabei ist massvolle Anstrengung wirksamer als Kraft- und Leistungssport. Ein tägliches Wandern während mindestens einer Stunde gehört immer in den Therapieplan. Am wirksamsten gemässigtes Gehen, leicht aufwärts und leicht kühl gekleidet. Dies ist auch für die Augen von grosser Bedeutung.

Die Bedeutung des Klimas

Für Ferien und Kuraufenthalte ist es wichtig, die Stärke des Reizes des Klimas zu beachten. Das Mittelgebirge, zwischen 600 und 800 m.ü.M. und die Ostsee, sind Regionen mit mittelstarkem Reiz. Sie sind besonders geeignet für Menschen, die an Herzbeschwerden leiden. Das Hochgebirge, über 1000 m.ü.M., und die Nordsee sind starke Reizklimata. Sie sind für Herzkranke ungeeignet, aber ideal für Hautkranke, bei Allergien, Asthma und anderen Lungenbeschwerden, für geschwächte Menschen, wie dies bei Menschen mit degenerativen Augenkrankheiten oft der Fall ist, ist das Hochgebirgsklima zu stark.

Die Bedeutung des Schlafs

Besonders wichtig ist der *Vormitternachtsschlaf*, da nach der Mitternacht die erholenden, tiefen NON-REM-Schlafphasen fast nicht mehr vorkommen. Mindestens 8 Stunden, besser 9, sind notwendig, wo irgend möglich 2½ Stunden vor Mitternacht. Der REM-Schlaf, nach Mitternacht, dient wenig der Erholung, sondern der seelischen Verarbeitung und der Vertiefung des Gedächtnisses. Es ist die Zeit, wo Gelerntes und Erlebtes sich „setzt" und die Auseinandersetzung mit Inhalten unseres unbewussten Seins stattfindet. Er ist entscheidend für die seelische Gesundheit. Schlaf ist durch nichts anderes zu ersetzen.

Hüten Sie sich vor chemischen Schlafmitteln. Sie zerstören nachhaltig die Fähigkeit zu schlafen, schädigen das Gedächtnis und gefährden die seelische Gesundheit. Denken Sie daran, dass diese hirnaktiven Substanzen auch in die Augen eindringen. Oft ist bei Schlafstörungen eine elektromagnetische Belastung vorhanden oder es liegt eine Angst zugrunde, welche verhindert, dass man das für den Schlaf nötige Vertrauen findet. Dann ist ärztliches Verständnis von grosser Bedeutung. Tiefe Ängste können durch Psychopharmaka (Anxiolytika) nicht geheilt werden, wogegen die klassische Homöopathie in der Hand des erfahrenen Arztes und in hoher Potenz, von grosser Hilfe sein kann. Wir verweisen hier auf das Bircher-Benner Handbuch Nr. 20: „Zur Überwindung von Angst und Depression".

Zur Durchführung der Diät

Wie wir gesehen haben, ist der Zustand des Milieus im Darm und des enteralen Immunsystems für die Verhütung und Heilung aller degenerativen Augenkrankheiten von entscheidender Bedeutung. Die Wirkung der Ernährung haben wir bei den einzelnen Krankheiten eingehend beschrieben. Aus der Grundlagenforschung und aus klinischen und epidemiologischen Arbeiten ist heute die Basis gelegt worden für ein Umdenken, für ein frühzeitiges Angehen der Ursachen schon im Kindesalter, und für eine ganz andere, neue Ernährung, so wie sie in unseren Handbüchern beschrieben ist.

Die Ernährung soll für gesunde Menschen aus *drei Mahlzeiten* bestehen. Unsere Hormonspiegel richten sich nach dem Sonnenstand, dem Tageszyklus, mit Maximum am Mittag. Darum ist es biologisch vorgegeben, dass die eigentliche *Hauptmahlzeit am Mittag* sei, mit morgens und abends einer leichten, frugalen Nebenmahlzeit. Nur bei Diabetes sind zwei bis drei weitere kleine Zwischenmahlzeiten notwendig. Für Menschen mit Diabetes verweisen wir auf unsere Bircher-Benner Handbuch Nr. 7: „Für Diabetiker". Die darin angegebene Diät ist auch für die Verhütung und Heilung der diabetischen Retinopathie, solange dies noch möglich ist, ideal.

Jede Mahlzeit muss *mit Früchten beginnen,* wegen ihres hohen Gehaltes an vor Krebs schützenden und entzündungshemmenden Flavonoiden, denn diese wirken nur während rund 4 Stunden. Obst ist reich an Enzymen, sodass es ganz leicht verdaulich ist. Früchte bleiben, besonders wenn man dazu etwas trinkt, nicht im Magen liegen. Das Obst gelangt direkt in den Zwölffingerdarm und unterhält im ganzen Darm die gesunde Flora. Zum Obst können Nüsse und Mandeln genossen werden. Am Mittag soll *Salat und Rohgemüse* nachfolgen, fein und geschmackvoll zubereitet und schön angerichtet. Da nun die Speisen längere Zeit im Magen bleiben, soll man während des weiteren Essens *nicht mehr trinken*, um die Säure und Verdauungsenzyme im Magen nicht zu verdünnen. Zum Anrichten sollen für die Salatsaucen *ausschliesslich kalt gepresste, ungesättigte Pflanzenöle* verwendet werden, wie Sesam-, Sonnenblumen-, Raps-, Distel- oder Olivenöl. Zu diesen Ölen soll immer mindestens 1/3 Leinöl zugegeben werden, um den Gehalt an Omega-3-Fettsäuren sicherzustellen. Olivenöl enthält überwiegend einfach ungesättigte Fettsäuren, sodass es im Gegensatz zu allen mehrfach ungesättigten Pflanzenölen erwärmt, (bis zu 170 °C), und an warme Speisen gegeben werden darf.

Gekochte Speisen sind nicht nötig, jedoch besonders im Winter zur Hauptmahlzeit angenehm. Solange es um die Heilung eines degenerativen Augenleidens geht, ist die Rohkostdiät, wie sie in diesem Buch beschrieben ist, notwendig, da sie am wirksamsten ist. Um gesund zu bleiben, sollte die gekochte Nahrung aus vollwertigen Nahrungsmitteln bestehen, der Rohkost nachfolgen und höchstens 30 Prozent der Mahlzeit ausmachen. Am geeignetsten sind ein bis zwei Gemüse und dazu etwas Vollreis, Kartoffeln, Mais, Hirse, Quinoa oder Gerste in Vollkornqualität im Dampfkochtopf oder Steamer zubereitet. *Salz* muss sparsam eingesetzt werden, besonders, wenn ein Bluthochdruck schon besteht. Wegen der Verschmutzung der Meere geben wir heute dem Steinsalz den Vorrang gegenüber dem Meersalz. Man kann mit wenig Salz sehr geschmackvoll kochen und stattdessen mit Zwiebeln, Knoblauch und Kräutern aller Art einen reichen, duftenden Geschmack erreichen. Dies kann man leicht erlernen. Vergleichen Sie hierzu unser Bircher-Benner Handbuch Nr. 9: „Essensfreude ohne Kochsalz", mit bewährten Rezepten aus der berühmten Bircher-Benner-Klinik.

Als *Frühstück* eignet sich das Birchermüesli nach dem in diesem Buch vorhandenen Originalrezept mit Mandelpüree besonders, und dazu eine frisch zubereitete Mandel- oder Sesammilch. Auch zum Müesli soll immer etwas Leinöl zugegeben werden, wegen dessen hohem Gehalt an Omega-3-Fettsäuren. Wegen des Gehalts des Obsts an Fruktose und Sorbit benötigt diese Früchtespeise wenig Insulin. Das Birchermüesli sättigt voll bis zum Mittagessen. *Alle Reizmittel,* wie Alkohol und koffeinhaltige Getränke und scharfe Gewürze, müssen gemieden werden, da sie den Heilungsvorgang empfindlich stören.

Am Beginn jeder Diät zur Heilung einer Augenkrankheit, ist eine mehrwöchige Heildiät aus reiner vegetabiler Frischkost (Rohkost) angezeigt. Diese bewirkt eine tief greifende Umstellung des Stoffwechsels, des Milieus im Darm, der Bakterienflora im Darm, der Vagina und in den Harnwegen und eine Ausscheidung der Stoffwechselschlacken aus dem zarten Bindegewebe, so auch in den Augen. Sobald die Symptomatik der Augen sich beruhigt hat, kann 1/3 warme, gekochte oder gebackene Kost nachfolgen. Die Mengen der warmen Kost sollen klein gehalten werden, besonders bei Übergewicht.

In Verbindung mit einer neuen, allgemein gesunden Lebensweise mit viel Vormitternachtsschlaf, täglichem Wandern und Bewegen, einer guten, geordneten Einteilung des Tages und dem Meiden aller Reizstoffe, erfüllt die in diesem Buch beschriebene Heildiät die Forderung nach einer vollständigen Ausheilung des Darms und seines Mikrobioms, des Stoffwechsels, des Immunsystems und der Autoimmunreaktionen und der degenerativen Veränderungen in den Augen, solange dies noch möglich ist, sodass die Voraussetzung für die Heilung durch die Ursache der Krankheit gegeben ist. Nach der Ausheilung des erhöhten Augeninnendrucks, dem Stillstand der degenerativen Veränderungen beim Glaukom und in der Makula, genügt die frischkostreiche Vollwertkost. Es ist aber wichtig, immer wieder Rohkostwochen einzuplanen. Am Beginn kann auch die Makuladegeneration nach unserer Erfahrung durch die reine vegetabile Rohkost geheilt werden.

Man achte auf einen hohen Gehalt an bioaktiven sekundären Pflanzenstoffen und Vitaminen. Besonders die Vitamine A, B-Komplex, C, D, E, B12 und die Spurenelemente Chrom und Zink müssen in den oberen Normbereich gebracht werden. *Lezithin, Inosit und Cholin,* oft als Halbvitamine bezeichnet, wie auch die *Omega-3-Fettsäuren*, sind wichtige Stabilisatoren der Zellmembranen und deren „Kraftwerke", der Mitochondrien, auch in den Augen. Sie sind zudem für die korrekte Verteilung der Fettstoffe (Lipide) im Körper und in den Augen sowie der Tränenflüssigkeit von grosser Bedeutung und sollen in der Nahrung reichlich vorhanden sein. Reich an Inosit sind Bohnen, Zitrusfrüchte, Vollkorn, Nüsse und grünes Blattgemüse. Cholin ist in vielen Gemüsen, in frischem Soja, Bohnen und Kohl reichlich vorhanden. Meist ist es in den Pflanzen an Lecithin gebunden.

Das Phospholipid *Lezithin* ist nicht nur im Eigelb vorhanden, sondern auch in allen Pflanzen, besonders reichlich in Ölsaaten wie Leinsamen und Sonnenblumenkernen und anderen Pflanzensamen, in Getreidekeimen, in Vollkorn und frischen Sojabohnen. Lezithin schützt die Darmwand vor Bakterien und Toxinen. Es enthält mehrfach ungesättigte Fettsäuren und ist am Schutz des Cholesterins beteiligt, das, wie schon gesagt, im LDL-Molekül „verpackt" von seinen Syntheseorten in der Leber und Darmschleimhaut zu den Membranen der Zellen des ganzen Körpers und in das Myelin der Nervenscheiden des peripheren und zentralen Nervensystems und der Augen gelangt. Seine mehrfach ungesättigten Fettsäuren sind, wie schon erklärt, besonders anfällig auf oxidativen Stress, weshalb die vegetabile Frischkost (Rohkost) auch gegen alle degenerativen Augenleiden in hohem Masse wirksam ist.

Die Heildiät mit lebendiger, vegetabiler Frischkost (Rohkost)

Zur Verhütung und Heilung der beschriebenen degenerativen Augenleiden muss man wochen- bis monatelang bei der reinen Rohkostdiät bleiben, da der degenerative Vorgang sonst nicht aufgehalten werden kann. Die vegetabile Rohkostdiät korrigiert den Augeninnendruck in wenigen Wochen, pflegt die feinen Gefässe des Sehnervs und der Retina in wunderbarer Weise, verbessert die Feindurchblutung, bringt viel mehr Sauerstoff in die Augen, entschlackt die feinen Strukturen der Iris und des Kammerwinkels und bewirkt den Stillstand einer beginnenden Makuladegeneration und einer Linsentrübung. Wir haben die Erfahrung gemacht, dass die Rohkostdiät die Makuladegeneration, wenn sie schon diagnostiziert worden, aber noch nicht weit fortgeschritten ist, noch vollständig ausheilen kann. Die vegetabile Rohkostdiät wirkt antibiotisch und entzündungshemmend, moduliert das Immunsystem gegen allergische Reaktionen, behebt Autoimmunreaktionen und behebt den oxidativen Stress. Sie korrigiert die Schäden im Milieu des Darms und dessen Fehlbesiedlung am schnellsten und bewirkt, dass in der Darmschleimhaut bald wieder kompetente Lymphozyten gebildet werden, sodass die Nahrungsmittelunverträglichkeiten allmählich zurückgehen, um mit der Zeit ganz zu verschwinden. Diese Diät ist vegan, sodass man stets Vitamin B12 einnehmen und den *Vitamin-B12*-Spiegel regelmässig kontrollieren muss. Abgesehen hiervon ist die Rohkostdiät eine vollständige und im biologischen Sinn ökonomische Ernährung, in welcher keine Nahrungsstoffe zu viel und keine zu wenig vorhanden sind. Die Rohkost hat den höchsten Gehalt an sekundären Pflanzenstoffen, mit ihrer entzündungshemmenden, antimikrobiellen, antithrombotischen, antioxidativen, antidiabetischen und Krebs bekämpfenden Wirkung. Sie hat das höchste biologisch verfügbare Energiepotenzial und erhöht den Sauerstoffgehalt in allen Geweben. Bei reiner Rohkostdiät baut sich keine Muskulatur ab. Zweifelt man hieran, so gehe man in den zoologischen Garten, um zu sehen, was ein muskelstrotzender Gorilla isst oder ein Stier auf der Weide. Bei dieser Diät bewegt sich das Körpergewicht zuverlässig in Richtung des Idealgewichts, auch wenn man mit Untergewicht beginnt, und man ist besonders leistungsfähig. Dies ist in unserem Bircher-Benner Handbuch Nr. 26: „Für Gewichtsprobleme, Adipositas und Anorexie", auf der Basis wissenschaftlicher Evidenz eingehend beschrieben. Während der Frischsaft-Mandelmilchdiät sind die Sinne nach innen gerichtet. Man ist mehr mit sich selbst beschäftigt, sodass diese Diätstufe bei voller Arbeitsfähigkeit nur an freien Tagen durchgeführt werden soll, dabei ist es wichtig, regelmässig zu ruhen, im Wechsel mit Spaziergängen in der freien Natur.

Speisezettel

Die Rohkost

Frischsaftfasten (Bettsaft-Tag)

Morgens und abends:
200 g Fruchtsaft

Mittags:
200 g Fruchtsaft oder
200 g Gemüsesaft (Tomaten- oder Karottensaft oder gemischter Tomaten-, Karotten-, Spinatsaft)
Je nach der Jahreszeit:
Orangen- und Mandarinensaft
Grapefruit-(Pampelmusen-)Saft
Beerensäfte
Traubensaft (frisch gepresst)
Zwetschgen- und Pflaumensäfte
Pfirsichsaft
Aprikosensaft
Kakisaft
Apfel- und Birnensaft (frisch gepresst)

Diese Säfte können auch miteinander kombiniert werden, z.B. Beeren- mit Pfirsich- oder Aprikosensaft
Aprikosen- mit Orangensaft
Apfel- mit Birnensaft usw.

Je nach ärztlicher Verordnung kann das Frischsaftfasten ein bis mehrere Tage, ja zwei bis drei, selten bis vier Wochen, durchgeführt werden. Ärztliche Überwachung während des Fastens und des Wiederaufbaus danach ist wichtig. Wird eine nur milde Wirkung des Fastens gewünscht, im Sinne der allgemeinen Entgiftung, der Entwässerung und Verjüngung, so kann innerhalb der Rohkostkur oder in der Normalkost einmal wöchentlich ein strenger Fruchtsafttag eingeschoben werden, wenn völlige Ruhe, am besten Bettruhe, möglich ist. Ohne Ruhe während der ersten ein bis zwei Fastentage bleibt die volle Wirkung aus, weil sie durch Ermüdung und Hungergefühl gestört wird, und es kommt nicht zur richtigen Entspannung und Harnflut. Man lasse sich nicht abschrecken durch Reaktionen wie Kopfschmerzen, Übelkeit, Gliederschmerzen, Schwächegefühl (besonders nachmittags). Diese zeigen an, dass der Körper im Saftfasten die Entgiftungsarbeit leistet, sodass solche Tage Sinn und Zweck erfüllen. Man berichte die Beobachtungen jedoch dem Arzt. Bei einer Niereninsuffizienz oder Diabetes mellitus muss er diese Diät besonders sorgfältig überwachen können.

Vollsaft-Tag

Damit wird eine hochwertige, relativ nahrhafte Nahrung zugeführt. Diese Kostform kann eine Woche lang oder länger durchgeführt werden, mit Zusatz von Getreideschleimen auch während Wochen, falls starke körperliche und geistige Anstrengungen vermieden werden können. Vollsaftperioden sind geeignet als Beginn einer Umstimmungskur, bei Entwässerungs- und Abmagerungskuren und auch bei starker Verarmung des Organismus an Vitalstoffen, wie dies etwa bei chronischen Verdauungskrankheiten der Fall ist, besonders wenn eine frischkostfreie Schonkost alter Schule vorangegangen ist. In solchen Fällen soll der Fruchtsaft zuerst mit $^1/_3$ Reis- oder Reisschleim verabreicht werden. Bei Entwässerungskuren muss dabei regelmässig der Urin und das

Gewicht gemessen und, wenn nötig, soll als wassertreibender Tee Goldrutentee und Hagebuttentee getrunken werden. Bei Menschen mit Nieren- oder Herzinsuffizienz erhöht diese Diät die glomeruläre Filtrationsrate und senkt den Kreatininspiegel. Diese diuretische Wirkung ist sehr wertvoll, muss aber vom behandelnden Arzt sorgsam überwacht werden.

Morgens:
200 g Fruchtsaft
150 g Mandelmilch oder Joghurt
1 Tasse Hagebuttentee

Mittags:
200 g Fruchtsaft
150 g Mandelmilch oder Joghurt
150 g Gemüsesaft

Abends:
Wie morgens

Früchtefasten-Tage

Das Früchtefasten kann das Bettsaftfasten (die strenge Form des Obstsaftfastentags) ersetzen, z.B. wenn statt Schonung durch Zellulosefreiheit vor allem eine rasche Stoffwechselumstimmung und Anregung des Darms durch den Zellulosegehalt erwünscht ist. Das Sättigungsgefühl ist stärker, sodass das Früchtefasten deshalb tageweise auch ohne völlige Ruhe und länger durchführbar ist. Die Wirkung des Säftefastens ist jedoch deutlich intensiver. Das Früchtefasten ist besonders angezeigt bei Herzkrankheiten, chronischer Leberschwäche, Darmträgheit (Apfeltag bei akutem Durchfall, Erdbeertag bei Sprue und Unterleibsstauung).
Dauer: 1–5 Tage, länger, wenn ärztlich verordnet.

Tagesmenü

3-mal 200–250 g (bis 300 g) gewaschenes, frisches, ganz reifes, ungesüsstes Obst: z.B. Beeren, Zitrusfrüchte (Orangen, Grapefruit, Mandarinen). Trauben, Feigen, Melonen, Kaki.

Besondere Früchtefasten-Formen

Apfeltag: 5–6-mal 1 grosser Apfel fein gerieben bei akutem Magen-Darmkatarrh mit Durchfall.

Erdbeertag: 3–4-mal 200–250 g sehr reife Erdbeeren, ungesüsst, bei Sprue (chron. Durchfall, Tropen) und Vitamin-C-Mangel.

Heidelbeertag: 3-mal 200–250 g bei leichter Darminfektion.
Leicht stopfend.

Brombeertag: 3-mal 200–250–300 g ganz reife Brombeeren.
Besonders reich an Naturzucker und Vitamin C. Nahrhaft und leicht verdaulich.

Johannisbeertag: 3-mal 200–250 g (2/3 rote und gelbe, 1/3 schwarze).
Bei Leberpatienten besonders erfrischend und durststillend. Vitamin-C-reich.

Kakitag: 2 kleine oder 1 grosse Kakifrucht 4-mal täglich.
Sehr nahrhaft und reich an den Vitaminen C und B.

Traubentag (altbewährte Traubenkur): 750–1000 g sonnengereifte, in jedem Fall nur biologisch kultivierte, ungespritzte Trauben, auf 4–5 Mahlzeiten im Tag verteilt. Gut waschen. Ganze Frucht essen. Vitaminarm, aber besonders nährend durch den hohen Fruchtzuckergehalt. Leberschützend, den Darm anregend durch die Kerne.

Dauer: 1–2 Wochen. Wenn ärztlich verordnet, auch länger (bis 6 Wochen).

Feigentag: 3-mal 200 g frische Feigen. Darmanregend. Nahrhaft. Höchstens 1 Tag.

Rohkost-Tagesmenüs

Es folgen hier für jede Jahreszeit sieben Beispiele von Rohkost-Zusammenstellungen für die Mittagsmahlzeit (besonderer Wert ist auf harmonische Verteilung von Knollen-, Wurzel- und Blatt-Rohgemüse zu legen, aber stets frisch und vollausgereift). Volles Tagesmenü folgt auf Seite 115.

a) Frühjahr

1. Tag: Früchte – Nüsse (auch Dörrobst) – Radieschen – Fenchel – Kopfsalat

2. Tag: Früchte – Nüsse – Sellerieknollen – Tomaten – Kresse

3. Tag: Früchte – Nüsse – Karotten – Chicorée – Kopfsalat

4. Tag: Früchte – Nüsse – Rettich – Lattich – Kresse

5. Tag: Früchte – Nüsse – Randen (Rote Bete) – Löwenzahn – Kopfsalat

6. Tag: Früchte – Nüsse – Blumenkohl – Spinat – Kresse

7. Tag: Früchte – Nüsse – Kohlrabi – Tomaten – Kopfsalat

b) Sommer

1. Tag: Früchte – Nüsse – Rettich – Tomaten – Kopfsalat

2. Tag: Früchte – Nüsse – Karotten – Zucchetti – Kopfsalat

3. Tag: Früchte – Nüsse – Blumenkohl – Radieschen – Kopfsalat

4. Tag: Früchte – Nüsse – Kohlrabi – Kresse – Kopfsalat

5. Tag: Früchte – Nüsse – Bleichsellerie – Lattich – Kopfsalat

6. Tag: Früchte – Nüsse – mit Blumenkohl gefüllte Tomaten – Kopfsalat

7. Tag: Früchte – Nüsse – Karotten – Gurken – Kopfsalat

c) Herbst

1. Tag: Früchte – Nüsse – Sellerie – Tomaten – Endivien

2. Tag: Früchte – Nüsse – Randen (Rote Bete) – Peperoni – Kopfsalat

3. Tag: Früchte – Nüsse – Schwarzwurzel – Spinat – Kopfsalat

4. Tag: Früchte – Nüsse – Blumenkohl – Feldsalat (Nüsslisalat) – Endivien

5. Tag: Früchte – Nüsse – Karotten – Zucchetti – Kresse

6. Tag: Früchte – Nüsse – Rettich – Tomaten – Kopfsalat

7. Tag: Früchte – Nüsse – Sellerie – Gurken – Kopfsalat

d) Winter
1. Tag: Früchte – Nüsse – Schwarzwurzel – Rotkohl – Endivien

2. Tag: Früchte – Nüsse – Sellerie – Chicorino rosso – Kopfsalat

3. Tag: Früchte – Nüsse – Karotten – Peperoni – Kopfsalat

4. Tag: Früchte – Nüsse – Randen (Rote Bete) – Sauerkraut – Endivien

5. Tag: Früchte – Nüsse – Blumenkohl – Spinat – Feldsalat (Nüsslisalat)

6. Tag: Früchte – Nüsse – Tomaten – Chicorée – Kopfsalat

7. Tag: Früchte – Nüsse – Sellerie – Wirsing – Endivien

Tagesmenü

Frühstück
Birchermüesli: 120–200 g
geriebene Mandeln oder Haselnüsse: 20–30 g
Früchte: 100–200 g
evtl. Hagebuttentee: 1 Tasse

Die angegebenen Mengen sind nur annähernd einzuhalten. Massgebend ist das natürliche Empfinden, das weder durch Reizmittel noch Gewohnheiten beeinträchtigt werden darf. Nur wo ganz knappe Ernährung beabsichtigt ist, soll das Hungergefühl durch längeres Kauen und Einspeicheln sowie durch eine verlangsamte Nahrungsaufnahme eingedämmt werden.

Mittagessen (Variante 1)
Früchte oder
Früchtekaltschale: 150–250 g
Grüner Salat: 50–100 g
Grüner Salat fein gewiegt: ca. 50 g
Rohgemüseplatte: ca. 100–150 g
Nüsse aller Art: ca. 20 g
Gurken, Tomaten usw.: 100 g
evtl. 1 Glas unvergorener Apfel- oder Traubensaft: 200 g
Gemüsesaft (Spinat, Karotten usw.)
Spezielle Mineralwässer für Nierenkranke

Mittagessen, Variante 2
Fruchtsaft: ca. 100–200 g
Grüner Salat, fein gewiegt: ca. 50 g
Rohe Gemüse, im Mixer verbreit oder passiert (Gurken, Tomaten usw.): 100 g
Gemüsesaft (Spinat, Karotten usw.) mit etwas Sesamrahm (Rezept Seite 130) und Zitronensaft: 100 g
Mandel- oder Sesammilch: ca. 200 g
evtl. Apfel- oder Traubensaft: 200 g
alkalisches Mineralwasser für Nierenkranke

Nachtessen
Birchermüesli: 150–200 g
Nüsse: 20–30 g
Früchte: 100–200 g
evtl. Hagebuttentee: 1 Tasse
oder
Birchermüesli: 150–200 g
Mandelmilch: ca. 200 g
Fruchtsaft: 200 g
evtl. Hagebuttentee: 1 Tasse

Rohkost-Tag mit Zulage

Morgens und abends
Genau wie am Rohkosttag

Mittags
Früchte
Nüsse
Rohgemüseplatte
2 dl Gemüsebouillon
2 Backkartoffeln

Übergangskost (salzlose Nierenschonkost)

Frühstück
Birchermüesli mit geriebenen Nüssen
2 Stück Vollkornbrot
etwa 15 g Butter
Früchte
Kräutertee oder Milch oder Joghurt

Mittagessen
Früchte
Rohgemüse: Blumenkohl, Spinat, Kopfsalat
Kartoffelsuppe
Gedämpftes Tomatengemüse
Vollreis, nur mit frischer Butter, ohne Käse, schwach gesalzen

Abendessen
Wie Frühstück

Wochenpläne

1. Strenge Kost: salzlose, natriumarme Kost (1 Woche)

1. Tag
Frühstück
Mandelmilchmüesli
Salzloses Vollkornbrot
(Ungesalzene) Butter
Früchte (Auswahl): Orangen, Birnen, Äpfel, Kirschen, Weichselkirschen, Zwetschgen, Pflaumen, Wassermelonen, Melonen, Mandarinen, Johannisbeeren (rote und schwarze), Bananen, getrocknete Feigen, Weinbeeren
Nüsse: Mandeln, Haselnüsse, Paranüsse, Walnüsse
Tee: Kräutertee, Honig

Mittagessen
Früchte: wie oben
Rohgemüse: Blumenkohl, Lattich
Gekochte Speisen: Bohnen, Kartoffelrösti
Bananencreme mit Soja-Milch, etwas Rahm und Rohzucker oder Reis-Zitronen-Pudding

Abendessen
Wie Frühstück, mit Zulage von Grünkernsuppe

2. Tag
Frühstück
Alle Tage dasselbe

Mittagessen
Früchte
Rohgemüse: Kohlrabi, Kopfsalat
Gekochte Speisen: Gemüsebouillon (aus Zwiebeln, Lauch, Grünkohl, Kartoffelschalen, Sauerampfer)
Blumenkohl, Petersilienkartoffeln

Abendessen
Wie Frühstück, mit Zulage von Getreidebrei mit Weinbeeren

3. Tag
Frühstück
Wie oben

Mittagessen
Früchte
Rohgemüse: Pastinake, Kopfsalat
Gekochte Speisen: Erbsen, gedämpft im Reisring
Fruchtgelee, mit Agar-Agar zubereitet

Abendessen
Wie oben, mit Zulage von dicker Kartoffelsuppe

4. Tag
Frühstück
Wie oben

Mittagessen
Früchte
Rohgemüse: Blumenkohl, Kresse
Gekochte Speisen: Gerstensuppe, gedämpfte Kohlrabi, Kartoffelpüree, mit Soja-Milch zubereitet

Abendessen
Früchte und Nüsse
Reisbrei mit Soja-Milch
Pflaumenkompott

5. Tag
Frühstück
Wie oben

Mittagessen
Früchte
Rohgemüse: Chicorée, Grünkohl
Gekochte Speisen: Lattich, gedämpft, Haferflockenbrätlinge mit Soja (statt Eiern)
Gefüllte Äpfel (mit Weinbeeren und Nüssen)

Abendessen
Wie Frühstück, statt Tee Soja-Milch

6. Tag
Frühstück
Wie oben

Mittagessen
Früchte
Rohgemüse: Pastinake, Rosenkohl
Gekochte Speisen: Reissuppe
Brokkoli, gedämpft, Kümmelkartoffeln

Abendessen
Wie oben

7. Tag
Frühstück
Wie oben

Mittagessen
Früchte
Rohgemüse: Chicorée, Lattich
Gekochte Speisen: Rosenkohl, gedämpft, japanischer Reis Bananenkaltschale

Abendessen
Wie oben, mit Zulage von natriumfreiem Käse

2. Weniger strenge Kost: salzarme Kost (1 Woche)

1. Tag
Früchte, Dörrfrüchte
Rohgemüse: Karotten, Endivien, Kopfsalat
Gemüsebrühe mit Brotwürfelchen o.S.
Schwarzwurzeln mit Zitrone und Rahm
Tomatenkartoffeln

2. Tag
Früchte, Dörrfrüchte
Rohgemüse: Randen, Gurken, Kresse
Tomaten gefüllt mit Reis
Zitronencreme

3. Tag
Früchte
Rohgemüse: Sellerie, Tomaten, Feld-(Nüssli-)Salat
Griesssuppe
Gehackter Kohl
Kümmelkartoffeln

4. Tag
Früchte
Rohgemüse: Schwarzwurzeln, Spinat, Endivien
Maisschnitten
Apfelcreme

5. Tag
Früchte
Rohgemüse: Rettich, Zucchetti, Kopfsalat
Gemüsesuppe
Krautstiele in Sauce
Lyoner Kartoffeln

6. Tag
Früchte
Rohgemüse: Blumenkohl, Kresse, Kopfsalat
Kerbelsuppe
Spinatteigwaren mit Tomatensauce und salzlosem Käse

7. Tag
Früchte
Rohgemüse: rohe gefüllte Tomaten mit Selleriesalat und Kopfsalat
Gedämpfte Stachys mit etwas Zitronensaft
Kartoffelpüree mit Tomaten und Kräuterpulver bestreut
Griessköpfchen mit Himbeersirup

Frühstück
Birchermüesli oder Früchte oder Fruchtsaft
Vollkornbrot mit Malzextrakt und ohne Salz gebacken
Butter oder Reform-Pflanzenmargarine
Hagebuttentee oder Kräutertee
Nüsse, gerieben oder ganz

Nachtessen
Früchte oder Fruchtsalat
oder ½ Grapefruit
oder Birchermüesli
Dazu eine Suppe, Brot, salzloser Käse
oder Backkartoffeln mit Kräuterquark und Salat
oder belegte Brötchen und Salat usw.

Rezepte für die innere Behandlung der Augenleiden

Bei Makuladegeneration, erhöhtem Augeninnendruck und Glaukom soll man alle Rezepte, die mit einem (*) bezeichnet sind, nicht verwenden, da an diesen Krankheiten Autoimmunphänomene mitbeteiligt sind. Tierische Proteine sind den menschlichen so ähnlich, dass die Unterscheidung das Immunsystem belastet. Auch bei Verdauungsproblemen, die, wie wir gesehen haben, bei degenerativen Augenleiden oft vorhanden sind, besteht in der Regel eine Unverträglichkeit für Milcheiweiss und Weizen, oft auch für Hühnerei, Pilze und Backhefe. Darum soll man die mit (*) bezeichneten Rezepte in solchen Situationen nicht zubereiten.

Säfte

Säfte sind „Rohkost" in mechanisch verfeinerter Form als zusätzliche spezielle Anreicherung und wenn grobe Bestandteile (Zellulose) verboten sind. Die unzerkleinerte Rohkost ist aber immer hochwertiger und kann auf die Dauer durch Säfte nicht ersetzt werden. Für die Zubereitung von Säften werden die Rohgemüse gründlich gereinigt, mit einer Handpresse oder elektrischen Zentrifuge gepresst und sofort serviert. Jedes Stehenlassen bedeutet Werteverlust. Wird eine kleine Handpresse verwendet, müssen Früchte und Gemüse zerkleinert werden. Dann muss man Äpfel, Birnen und alle Knollengemüse fein raffeln, Blattgemüse und Kräuter fein wiegen. Dies ist sehr aufwendig, sodass sich eine Frischsaftzentrifuge lohnt.

Fruchtsäfte

Ungemischte Fruchtsäfte
Orangen, Mandarinen, Grapefruits, Äpfel, Birnen, Trauben, Erdbeeren, Heidelbeeren, Johannisbeeren, Cassis, Himbeeren, Pfirsiche, Aprikosen, Pflaumen, Mango, Kaki, Kiwi.

Gemischte Fruchtsäfte
(Zitrusfrüchte nur, falls keine Überempfindlichkeit dagegen besteht)
z. B. Orangen, Mandarinen, Grapefruits, Kaki oder Beerensaft mit Apfelsaft oder Beerensaft mit Pfirsich-, Aprikosen- oder Pflaumensaft oder geschlagene Bananen mit Orangen-, Beeren-, Pfirsich-, Mango- oder Aprikosensaft.

Beigaben je nach Wunsch oder Vorschrift: Zitronensaft, Honig, Ahornsirup, Fruchtkonzentrat, Mandelpüree, Joghurt, Mandelmilch, Leinsamen-, Reis- oder Gerstenschleim.

Gemüsesäfte

Frisch verabreicht haben sie einen hohen Mineral- und Vitamingehalt. Jeder Saft hat seinen speziellen Wert.

Ungemischte Gemüsesäfte
Tomaten, Karotten, Randen (Rote Bete), Rettich, Kohl, Sellerie, sämtliche Blatt-, Knollen- und Wurzelgemüse. Im Frühling Blutreinigungskur mit Brennnessel-, Sauerampfer- und Löwenzahnsaft.

Gemischte Gemüsesäfte
Karotten, Tomaten, Spinat zu gleichen Teilen (schmeckt vorzüglich)
Tomaten und Karotten
Tomaten und Spinat
Andere Mischungen (und Cocktails) können nach eigenem Geschmack kombiniert werden.

Abwechslungsweise
Sauerampfer, Brennnessel, Schnittlauch, Petersilie, Zwiebeln, zarte Sellerieblätter oder Knollen und andere Kräuter mitpressen.

Beigaben pro Glas (1½–2 dl): 1 Essl. Mandelpüree oder Buttermilch, etwas Zitronensaft, evtl. etwas Fruchtkonzentrat. Evtl. Leinsamen-, Reis- oder Gerstenschleim. Es können auch andere Blattgemüse oder Salate verwendet werden, z. B. Weisskraut, Endivien, Feldsalat (Nüsslisalat), Lattich, Löwenzahn.

Kartoffelsaft

Gut gereinigte, evtl. geschälte Kartoffeln. Man darf keine unreife, angegrünte oder gekeimte verwenden. Falls schwarze Stellen daran sind, müssen diese, wie bei allen Wurzelgemüsen, ausgeschnitten werden, da solche Schimmelpilze die Inselzellen der Bauchspeicheldrüse vergiften. Zubereiten wie Karottensaft. Man darf nur eine kleine Kartoffel verwenden, da rohe Kartoffeln Solanin enthalten, das in grösserer Menge giftig ist. Man kann den Geschmack verbessern, indem man einen Apfel dazu zentrifugiert. Kartoffelsaft wirkt gut gegen Sodbrennen, darf aber nicht oft getrunken werden.

Schleim als Zusatz zu Säften

Der Schleim wird den Rohsäften zu ⅓ beigemischt; er neutralisiert die Schärfe des Frucht- oder Gemüsegeschmacks. Das Tagesquantum kann einmal täglich zubereitet und in der Thermosflasche bis zum Gebrauch aufbewahrt werden.

Reis- oder Gerstenschleim
1 gehäuften Teel. Reis- oder Gerstenvollkornmehl mit 2 dl kaltem Wasser anrühren und unter ständigem Rühren 5 Min. kochen. Erkalten lassen.

Birchermüesli

Alle Rezepte sind für 1 Person berechnet.

Das Apfelmüesli
Das Original-Apfelmüesli, wie es Dr. Maximilian Bircher seinerzeit erfunden und tausendfach erfolgreich an seinen Patienten angewendet hat, ist auch nach unserer langjährigen Erfahrung eine ganz hervorragende Diätspeise geblieben, wenn es richtig zubereitet wird. Am besten eignen sich für das Müesli die sauren, weissfleischigen, saftigen Äpfel, z. B. Kläräpfel, Gravensteiner, Granny Smith, Menznauer Jäger, Jonathan, Ontario, Rubinette, Glockenäpfel, Braeburn, Topas, Champagner-Reinetten, Cox-Orange, aber auch Golden-Delicious und Gala, wenn nicht überreif. Bei der Verwendung von trockeneren und faden Apfelsorten kann das Aroma angereichert werden mit etwas frisch abgeriebener Schale von ungespritzten Orangen oder Zitronen oder auch mit Orangensaft oder mit etwas Hagebuttenmus oder etwas frisch geriebenem Ingwer.

Apfelmüesli mit Mandel- oder Sesampüree (vegan)
Da heute sehr viele Menschen wegen der industriellen Verarbeitung Kuhmilch, Joghurt und Sauerrahm nicht mehr vertragen, ist dieses Rezept für die meisten Menschen das geeignetste:

Grundrezept

1 Essl. Haferflocken
3 Essl. Wasser
½ Essl. Zitronensaft
1 Essl. Mandel- oder Sesampüree
1 Essl. Honig
3 Essl. Wasser
200 g Äpfel
1 Essl. Haselnüsse oder Mandeln, gerieben

Haferflocken ein paar Stunden einweichen. Wenn man feine, biologische, vorgedämpfte „Rapidflocken" verwendet, ist das Einweichen nicht unbedingt nötig. Zitronensaft, Püree, Honig und Wasser mit dem Schwingbesen zu einer sämigen Sauce rühren, Haferflocken beifügen. Die Äpfel mit der Bircher-Raffel hineinreiben und oft umrühren, damit sie nicht braun werden. Man kann auch die Äpfel in Stücke schneiden und mit dem Stabmixer verarbeiten. Wenn man sie nicht allzu glatt mixt, erhält man dasselbe Resultat, wie mit der Raffel. Mandeln darüberstreuen, sofort servieren. Mit mundgerechten Fruchtstückchen oder Beeren dekorieren.

Varianten
Statt Haferflocken können Weizen*-, Reis-, Gerste-, Roggen-, Hirse-, Buchweizen- oder Sojaflocken verwendet werden, evtl. auch mit Hefeflocken* gemischt (Anreicherung mit Vitamin B12). Mit Haferflocken ist es aber am besten verdaulich. Viele Menschen vertragen heute Hefe nicht mehr, da sie in allen Formen, als Backhefe, Hefegewürze, als Geschmacksverstärker usw., zu oft verwendet wird.

N.B. zu „Hefeextrakten": Diese enthalten oft Glutamat, da die Politiker erlaubt haben, dass man dieses nicht mehr deklarieren muss, sondern als „Hefeextrakt" getarnt beifügen darf. Glutamat ist schädlich für die Gesundheit.

Apfelmüesli mit Joghurt oder Sauer- oder Buttermilch*
1 Essl. Haferflocken
3 Essl. Wasser
2 Essl. Bifidus-Joghurt oder Bifidus-Sauer- oder Buttermilch
1 Teel. Honig
200 g Äpfel
1 Essl. Haselnüsse oder Mandeln, gerieben

Die Haferflocken, wenn möglich, ein paar Stunden einweichen. Haferflocken mit Joghurt* oder Sauermilch* und Honig zu glatter Sauce rühren. Die gewaschenen, von Stiel und Fliege befreiten Äpfel auf der Bircher-Raffel direkt in die Sauce reiben und öfters umrühren, damit das Müesli appetitlich weiss bleibt. Die Nüsse darüberstreuen und sofort servieren. Nie stehen lassen.

Andere Variante
1 Teel. eingeweichte Haferflocken mischen mit 1 Teel. Getreidekörner (24 Std. in Wasser einweichen, dann auf ein Sieb leeren, kalt abspülen, ganz, geschrotet oder gemixt).

Apfelmüesli mit Rahm*
(Für Menschen mit nephrotischem Syndrom oder Glomerulonephritis ist dieses Rezept nicht geeignet. Es ist ein speziell angereichertes Rezept bei erwünschter Gewichtszunahme)
1 Essl. (8 g) feine Haferflocken
3 Essl. Wasser
½ Essl. Zitronensaft
3–4 Essl. Rahm
1 Essl. Honig
200 g Äpfel
1 Essl. Haselnüsse oder Mandeln, gerieben

Zubereitung wie Grundrezept.

Müesli mit Beeren oder Steinobst
(Besonders reich an Vitamin C)
Zubereitung einer Mandel- oder Sesampüree-Sauce oder Joghurt-Sauce*.
Zuletzt beifügen:
150–200 g Erdbeeren oder Himbeeren, Heidelbeeren, Johannisbeeren, Cassis oder Brombeeren, mit der Gabel leicht zerdrückt
oder
150–200 g Zwetschgen, Pfirsiche oder Aprikosen, entsteint und durch die Hackmaschine getrieben oder mit dem Messer fein geschnitten.

Müesli mit verschiedenen Früchten
Folgende Kombinationen schmecken besonders gut:
Erdbeeren und Himbeeren
Erdbeeren, Himbeeren und Johannisbeeren
Erdbeeren und Äpfel
Brombeeren und Äpfel
Äpfel mit fein geschnittenen Orangen- und Mandarinenschnitzen
Äpfel und Bananen
Äpfel und Pfirsiche
Sauce: Mandelpüree- oder Sesampüree-Sauce oder Joghurt-Sauce*.
Nur frische Früchte, keinesfalls Früchte aus der Dose (Fruchtsalat etc.!) verwenden.

Müesli mit getrockneten Früchten
Stehen einmal keine frischen Früchte zur Verfügung, kann man das Müesli auch mit Dörrobst (Äpfel, Aprikosen, Zwetschgen, Birnen) zubereiten. 100 g getrocknete Früchte werden gewaschen, 12 Std. in kaltem Wasser eingeweicht und durch die Hackmaschine getrieben. Mit Mandelpüree- oder Sesampüree-Sauce oder Joghurtsauce* vermengen. Bei Dörrobst soll man unbedingt auf gute Qualität ohne Konservierungs- und Bleichmittel achten, sonst könnten Magen- und Darmstörungen auftreten.

Müesli mit Kondensmilch*
Sollten einmal weder Mandel- oder Sesampüree noch Frischjoghurt vorrätig sein, so kann das Müesli auch mit Kondensmilch nach dem ursprünglichen Originalrezept zubereitet werden. Nachteil: Die Kondensmilch ist meist gezuckert.

Früchte-Frischkorn-Speisen

Frischkornschrotbrei mit Banane
2 Essl. Getreideschrot (Weizen*, Roggen, Hafer)
½ Banane
1 Teel. Honig
Zitrone nach Geschmack

Getreideschrot 12 Std. einweichen, dann mixen. Die Banane mit der Gabel zerdrücken und beifügen. Mit Honig und Zitronensaft abschmecken. Sofort servieren.

Frischkornschrot mit Beeren
1 gestr. Essl. frisch geschrotetes Vollkorn (Weizen*, Roggen, Hafer)
1 Essl. Wasser
1 Essl. Honig
Zitronensaft nach Belieben
100 g Beeren (irgendwelcher Art)

Schrot ca. 6 Std. einweichen. Beeren mit dem Holzlöffel zerdrücken oder mixen und zusammen mit Honig und Zitronensaft unter den Schrot mischen.

Frischkornschrot mit Orangensaft
1 gestr. Essl. frisch geschrotetes Vollkorn (Weizen*, Roggen, Hafer)
1 Essl. Wasser
1 Essl. Honig
1 dl Orangensaft
1 Essl. geriebene Nüsse

Getreideschrot ca. 6 Std. einweichen. Honig, Orangensaft und Nüsse daruntermischen.

Der Frischkornschrot kann auch ungemixt, nur eingeweicht daruntergemischt werden.

Kaltschalen

Kaltschale

2 Pfirsiche oder Beeren
oder Steinobst oder Kernobst
2 Essl. Fruchtzucker
1 Teel. Agar-Agar
1 dl Wasser
Zitronensaft

Pfirsiche fein schneiden, Beeren ganz lassen, Stein- oder Kernobst zerkleinern und mit Zitronensaft übergiessen, um das Braunwerden zu verhindern. Für die Sauce Fruchtzucker und Agar-Agar-Pulver trocken vermischen, dann mit Wasser aufkochen, bis das Agar-Agar sich ganz aufgelöst hat. Warm über die Früchte giessen, dann erkalten lassen.

Rohgemüse und Salate

Bei der Zubereitung von Rohgemüse und Salaten beachte man drei Punkte:

1. Frische und Qualität
Für die Heilung der Augenleiden (wie übrigens auch für alle anderen Diäten und eine vollwertige Alltagsernährung) sollen nur sonnengereifte, biologisch gezüchtete Gemüse und Salate verwendet werden. Sie sind nicht nur gesundheitlich, sondern auch geschmacklich am besten. Heute ist das Angebot aus biologisch geführten Betrieben mit Qualitätsgarantie sehr gross; auch in Supermärkten wird Biogemüse angeboten. Natürlich ist es besonders schön, Gemüse und Salate aus dem eigenen Garten zu gewinnen. Kräuter und Tomaten lassen sich auch auf dem Balkon ziehen. Man wähle junge, zarte Blattsalate und Wurzelgemüse, nicht gebleicht, ohne welke Blätter oder angefaulte Strünke.
Für eine Heildiät ist es besonders wichtig, nur ganz frische und qualitativ erstklassige Pflanzen zu verwenden. Rohgemüse werden direkt vor dem Essen zubereitet und immer sofort mit der Sauce vermischt. Beim Stehenlassen an der Luft nimmt der Vitamingehalt der zerkleinerten Gemüse und Salate deutlich ab.

2. Gute Reinigung
Biologisch und ohne Jauchedüngung angebaute Gemüse enthalten keine Wurmeier. Trotzdem müssen alle frischen Pflanzen gründlich und sorgfältig gereinigt werden. Dabei ist zu bedenken, dass wasserlösliche Substanzen wie Vitamin C, Vitamine der B-Gruppe und Mineralstoffe im Wasser ausgelaugt werden.

3. Harmonische Zusammenstellung
Jeder Salatteller soll wenn möglich aus dem Dreiklang: Wurzel-Frucht-Blatt bestehen. Besonders grüner Blattsalat gehört in der Heildiät immer dazu. Bei den Saucen ist Abwechslung für die verschiedenen Zutaten der Rohkost erwünscht. Ein farblich schön zusammengestellter Salatteller erfreut nebst dem Gaumen auch das Auge und regt den Appetit an. Kleine Garnituren aus Kräutern, Radieschen, jungen Karotten oder Oliven machen das Rohgemüsegericht noch farbenfroher und festlicher. Die Dreizahl sollte jedoch im Alltag pro Mahlzeit nicht überschritten werden; ein übertriebenes Vielerlei kann die Verdauung stören.

Reinigung der Blattgemüse

Bei Kopfsalat, Endivien, Lattich, Eisberg und ähnlichen Grünblattsalaten, bei Weisskraut, Kohl und Rotkraut usw. die Blätter auseinandernehmen und einzeln unter dem laufenden Wasser sorgfältig reinigen. Mehrere Male nachspülen und gut ausschwingen.
Kleinblättrige Salate wie Feld-(Nüssli-) und Schnittsalat, Spinat, Löwenzahn,

Kresse, Rucola und Rosenkohl mehrmals in kleinen Portionen durchspülen, Würzelchen und zähe Stiele entfernen.
Chicorée und Cicorino halbieren, äussere Blätter entfernen und gut durchspülen.

Reinigung der Wurzelgemüse

Sellerie, Karotten, Rettich, Radieschen, Randen, Kohlrabi, Schwarzwurzeln. Mit einer Bürste unter dem laufenden Wasser reinigen, schälen und sofort in die fertige Sauce raffeln oder hobeln und gut mischen, damit die Gemüse ihre frische Farbe nicht verlieren.

Reinigung der Gemüsefrüchte

Tomaten waschen und in Schnitze oder Scheiben schneiden. Gurken schälen und klein schneiden oder hobeln. Biologisch gezogene junge Gurken brauchen nicht geschält zu werden.
Für Salate nur junge, zarte Zucchetti verwenden, gut waschen, nicht schälen, in Ringe oder Stäbchen schneiden. Grüne und gelbe Peperoni (Paprikaschoten) sind weniger scharf als die roten. Waschen, halbieren, Kerne entfernen und klein schneiden. Leider stammen heute Peperoni fast ausschliesslich aus Hors-sol-Anbau. Blumenkohl und Brokkoli in grössere Stücke zerlegen, rüsten und gründlich unter laufendem Wasser reinigen. Stangensellerie waschen, schälen, zähe Teile wegschneiden. Lauch und Fenchel halbieren, rüsten und unter der Brause waschen.

Salatsaucen

Die Mengenangaben sind für 1 Person berechnet. Da im Allgemeinen viel zu viel Salz genossen wird, was sich nachteilig für die Gesundheit auswirkt, werden alle Saucen für Salate und Rohkost salzlos zubereitet. Statt Salz verwenden wir frische Küchenkräuter, Zwiebeln, Sojaprodukte (z.B. Miro), Kelpamare, evtl. gepressten Knoblauch.

Zubereitung der Rohkost

Wichtig ist, dass immer zuerst die Sauce für die Salate und Rohgemüse hergestellt wird, um dann die sorgfältig gewaschenen Blätter oder Wurzeln direkt in die Sauce zu reiben, zu hobeln oder zu schneiden und sie sofort mit der Sauce zu vermischen. Auf diese Weise wird eine Wertverminderung durch Einwirkung von Luft-Sauerstoff möglichst vermieden. Dies ist besonders deutlich sichtbar bei geriebenen Äpfeln und Sellerie, die sich ohne Sauce rasch verfärben, aber gemischt mit Sauce schön weiss bleiben. Doch auch angemachte Salate und Rohgemüse sollen nicht lange stehen bleiben, sondern möglichst bald gegessen werden.

Ölsauce
1 Essl. Öl (Raps-, Sonnenblumen- oder Olivenöl aus erster Kaltpressung, Distelöl, Baumnussöl)
1 Teel. Zitronensaft oder biol. Obstessig
evtl. Knoblauch, gepresst
1 Teel. frische oder 1 Messerspitze getrocknete Kräuter

Alle Zutaten vermischen und die Sauce sämig schwingen. Sehr schmackhaft wird die Sauce durch einen Spritzer Sojasauce oder Kelpamare.
Diese Salatsauce passt zu allen Blattsalaten (Kopfsalat, Lattich, Kresse usw.) und Fruchtsalaten (Tomaten, Gurken usw.)

Quark-Joghurtsauce*
(Bei fettarmer Diät)
1 Essl. Magerquark
3 Essl. Joghurt oder Sauermilch
½ Teel. Zitronensaft
frische, fein gehackte Kräuter
fein gehackte Zwiebel oder
gepresster Knoblauch

Alle Zutaten mit dem Schwingbesen gut vermischen.
Passt besonders gut zu Wurzelgemüsen (Karotten, Sellerie, Rettich usw.)

Joghurtsauce*
(Für die fettarme Diät)
2–3 Essl. Joghurt
einige Tropfen Zitronensaft
evtl. etwas Zwiebeln, gerieben
evtl. Knoblauch, durchgepresst
1 Teel. frische oder 1 Messerspitze getrocknete Kräuter

Alle Zutaten mit dem Schwingbesen gut vermischen.
Eine erfrischende Sauce zu Kresse oder Spinat, zu Fruchtsalaten (Tomaten, Gurken) und zu Wurzelgemüsen (Kohlrabi, Rettich, Radieschen).

Rahmsauce*
2 Essl. Sauerrahm
1 Teel. Magerquark
1 Teel. Zitronensaft
ganz wenig Pfeffer
1 Teel. frische oder 1 Messerspitze getrocknete Kräuter

Mit dem Schwingbesen alle Zutaten gut vermischen.
Passt zu fast allen Wurzel- und Fruchtsalaten. Zur Abwechslung kann man den Zitronensaft durch Orangensaft ersetzen, gibt der Rohkost eine neue Note. Zu Sellerie-, Randen- (Rote Bete) oder Chicoréesalat kann man dieser Sauce etwas frisch geriebenen Meerrettich beifügen, schmeckt sehr anregend.

Mandelpüree- oder Sesampüree-Sauce (vegan)
(Diät ohne tierisches Eiweiss)
1 Essl. Mandel- oder Sesampüree
3 Essl. Wasser
1 Teel. Zitronensaft
evtl. Knoblauch, durchgepresst
1 Teel. frische oder 1 Messerspitze getrocknete Kräuter

Sesam- oder Mandelpüree mit dem Wasser langsam glatt rühren und dann die übrigen Zutaten dazugeben.
Diese sehr schmackhafte Sauce passt ausgezeichnet zu Wurzelgemüsen.

Mayonnaise klassisches Rezept*
Für 4 Personen:
1 Eigelb
1 Essl. Zitronensaft
2 dl Öl
Zwiebel, Kräuter, wenig Kelpamare

Das Eigelb mit einigen Tropfen Zitronensaft gut verquirlen. Unter gleichmässigem Rühren mit dem Schwingbesen das Öl tropfenweise beifügen. Wird die Mayonnaise zu dick, mit etwas Zitronensaft verdünnen. Zuletzt nach Belieben würzen.

Für 1 Portion:
1 Essl, Mayonnaise
1 Teel. Zitronensaft
1 Teel. frische oder
1 Messerspitze getrocknete Kräuter

Alles gut vermischen.

Mayonnaise aus Soja-Vollkornmehl statt Ei
(Rezept bei veganer Ernährung und Verbot von tierischem Eiweiss)
(ergibt 6–8 Portionen)
2 Essl. weizenfreies Soja-Vollkornmehl
6 Essl. Wasser
2 dl Öl

Soja-Vollkornmehl und Wasser zu einer glatten Masse verrühren, Öl langsam unter ständigem Rühren mit dem Schwingbesen beifügen.
Die Mayonnaise kann im Kühlschrank ein paar Tage aufbewahrt werden.

Für 1 Portion braucht man:
1 Essl. Mayonnaise
1 Teel. Zitronensaft
evtl. etwas Senf

1 Teel. frische oder 1 Messerspitze
getrocknete Kräuter

Alle Zutaten gut vermischen.
Mayonnaise ist eine beliebte Sauce zu vielen Fruchtsalaten und Wurzelgemüsen.

Quark-Mayonnaise*
1 Essl. Rahm- oder Magerquark
1–2 Essl. Milch
evtl. 1 Eigelb
1–2 Essl. Öl
½ Teel. Diätsenf
1 Teel. Zitronensaft
etwas Kelpamare
viel frische gehackte Kräuter

Quark und Milch glatt rühren, evtl. das Eigelb zum Verfeinern zufügen. Öl, Senf und Zitronensaft gut daruntermischen, mit Kelpamare und Kräutern würzen.

Pikante Quarksauce*
(Wenn keine Fettempfindlichkeit besteht)
1 Essl. Quark
3 Essl. Joghurt oder 1 Essl. Rahm und
2 Essl. Joghurt
1 Teel. Sojamehl oder
1 Eigelb
1 Essl. Zitronensaft
etwas Meerrettich
oder Muskat und Curry
½ Apfel, fein gerieben
Kresse oder Kerbel, gehackt
½ Teel. Fruchtkonzentrat oder
Sanddorn

Alle Zutaten gut verrühren oder mixen, die Gewürze nach Geschmack variieren.

Salatsaucen, süss-sauer
Zur Abwechslung kann jede Salatsauce durch Zugabe von etwas Obstsaftkonzentrat, Birnendicksaft (Birnel), Honig oder Tomatenpüree süss-sauer abgeschmeckt werden. Auch Sauermilch, verrührt mit Obstsaftkonzentrat oder Birnel ergibt eine fettarme Sauce, die sich gut für Karotten- oder Blattsalate eignet.

Rohgemüse, gemischt

Chicorée mit Tomatenwürfelchen: Ölsauce oder Mayonnaise
Peperoni und Fenchel: Ölsauce
Fenchel, Chicorée und Tomatenwürfelchen: Mayonnaise oder Mandelpüreesauce
Fenchel und Karotten: Rahmsauce* oder Mandelpüreesauce
Blumenkohl und Karotten: Rahmsauce* oder Mandelpüreesauce
Tomaten und Peperoni: Ölsauce oder Mayonnaise*

Diese Mischsalate müssen sehr gut gekaut werden. Bei Übelkeit ohne Sauce reichen.

Tomaten roh, gefüllt
mit Gurken: Ölsauce oder Mayonnaise*
mit Sellerie: Rahmsauce* oder Mandelpüreesauce
mit Blumenkohl: Rahmsauce* oder Mandelpüreesauce

Sellerie-Apfel-Bananen-Rohkost
20 g Quark*
3 Essl. Rahm* oder Joghurt*
Saft von ½ Zitrone
200 g fein gewürfelte Äpfel
100 g Bananenrädchen
50 g geriebener Sellerie
einige Walnüsse

Quark mit Rahm oder Joghurt verrühren, die weiteren Zutaten gut damit vermischen, evtl. etwas Joghurt beifügen, falls die Mischung zu trocken ist. Mit einigen Walnüssen garnieren.
Bei veganer Diät kann statt Rahm Sesamrahm verwendet werden.

Getreidekörner, gekeimt

Besonders hoher Gehalt an Vitamin-E- und -B-Gruppe. Allgemeine Kräftigung.
Weizen*, Roggen, Hafer, Gerste.
1. Tag, abends: Körner im Sieb unter der Dusche oder dem Wasserstrahl waschen

und in ein Schüsselchen geben. Mit Wasser überdecken. Zimmertemperatur, Ofennähe.
2. Tag, morgens: Abspülen und auf flachem Teller trocken ausbreiten. Zimmertemperatur, Ofennähe.
Abends: In das Schüsselchen geben und wieder mit Wasser überdecken. Zimmertemperatur, Ofennähe.
3. Tag, morgens: Abspülen und auf dem Teller trocken ausbreiten.
Abends: In das Schüsselchen geben und mit Wasser überdecken. Zimmertemperatur, Ofennähe.

Die Körner sollen 1–2 cm lange Keime entwickelt haben.

Speziell als Kindernahrung
Geschrotetes Getreide eingeweicht, gemixt mit Bananen, Honig, Wasser.

Sauerkrautsalat

Sauerkraut ist ein besonders wertvolles Rohgemüse, vor allem im Winter. Es ist roh leichter verdaulich als gekocht und wirkt galletreibend und desinfizierend. Verwenden Sie nach Möglichkeit das salzarme Bio-Sauerkraut. Eine Beigabe von klein geschnittenem rohem Sauerkraut kann Geschmack und Bekömmlichkeit von gedämpftem Sauerkraut wesentlich verbessern. Für einen Salat wird Sauerkraut gelockert und klein geschnitten, mit einigen Kümmelkörnern oder gemahlenem Kümmel, 3–4 zerkleinerten Wacholderbeeren, gehackter Zwiebel und einem in kleine Streifen geschnittenen Apfel oder klein gewürfelter frischer Ananas vermischt. Als Sauce wählt man Ölsauce. Dazu passen besonders gut Nüsslisalat (Feldsalat) und ein rohes Wurzelgemüse.

Gemixte, pürierte Rohgemüse

Schreibt der Arzt „pürierte Kost“ vor, so können gewisse Rohgemüse im Mixer zusammen mit der Sauce gemixt werden. Dies als Übergang von saftförmiger zu normaler Rohgemüsenahrung.

Beispiele
1 Tomate 70 g, 1 Handvoll Spinat 30 g, 1 kleine Karotte 70 g, eine Messerspitze Majoran, mit Ölsauce

1 Tomate 70 g, 1 Handvoll Kopfsalat 20 g, 1 kleines Stück Sellerie 20 g, mit Rahmsauce* (als Gewürz Liebstöckel)

Randen (Rote Bete) 30 g, Zucchetti 40 g, Kopfsalat 20 g, mit Rahmsauce* (als Gewürz Dill)

Sellerie 40 g, Karotten 40 g, Spinat 20 g, Mandelpüreesauce (als Gewürz Rosmarin)

Zum Rohgenuss geeignete Gemüse und die dazu passenden Kräuter und Saucen

Gewürze

Frische Wild- und Küchenkräuter sind vitalstoffreich und ermöglichen fein dosiert eine reiche Abwechslung in Geschmack und Duft der Speisen und Rohsalate, sie regen den Appetit und die Verdauungssekretion an. Auch gehackte Zwiebeln, Knoblauch, geriebener Meerrettich, Ginger, Kardamom, Kelpamare und Sojawürzen (z.B. Miso) aus dem Reformhaus bereichern die Gerichte an wertvollem Gehalt und Aroma. Scharfe Gewürze wie Senf, Chili, Pfeffer, Curry sollen nur in kleinen Mengen verwendet werden, denn zu starke Reize auf die Verdauungssäfte können Durst, Übelkeit, Magenbrennen, Verdauungsbeschwerden und Kopfweh verursachen.

Salatsaucen

Verwenden Sie die verschiedenen Saucen je nach ärztlicher Vorschrift.

Ölsauce (mild)
1 Essl. Öl (Raps-, Sonnenblumen- oder Olivenöl aus erster Kaltpressung, Distelöl, Baumnussöl). Immer ⅓ Leinöl oder Hanföl zugeben.
1 Teel. Zitronensaft oder
biol. Obstessig
evtl. Knoblauch, gepresst
1 Teel. frische oder 1 Messerspitze
getrocknete Kräuter

Alle Zutaten vermischen und die Sauce sämig schwingen. Sehr schmackhaft wird die Sauce durch einen Spritzer Sojasauce oder Kelpamare.
Diese klassische Salatsauce passt zu allen Blattsalaten (Kopfsalat, Lattich, Kresse usw.) und Fruchtsalaten (Tomaten, Gurken usw.).

Quarksauce*
1 Essl. Magerquark
3 Essl. Buttermilch
½ Teel. Zitronensaft
frische, fein gehackte Kräuter

Alle Zutaten mit dem Schwingbesen gut vermischen.
Passt besonders gut zu Wurzelgemüsen (Karotten, Sellerie, Rettich usw.)

Joghurtsauce*
(Für die fettarme Diät)
2–3 Essl. Joghurt
einige Tropfen Zitronensaft
evtl. etwas Zwiebeln, gerieben
evtl. Knoblauch, durchgepresst
1 Teel. frische oder 1 Messerspitze
getrocknete Kräuter

Alle Zutaten mit dem Schwingbesen gut vermischen.
Eine erfrischende Sauce zu Kresse oder Spinat, zu Fruchtsalaten (Tomaten, Gurken) und zu Wurzelgemüsen (Kohlrabi, Rettich, Radieschen).

Rahmsauce*
2 Essl. Sauerrahm
1 Teel. Magerquark
1 Teel. Zitronensaft
ganz wenig Pfeffer
1 Teel. frische oder 1 Messerspitze
getrocknete Kräuter

Mit dem Schwingbesen alle Zutaten gut vermischen.
Passt zu fast allen Wurzel- und Fruchtsalaten. Zur Abwechslung kann man den Zitronensaft durch Orangensaft ersetzen, gibt der Rohkost eine neue Note. Zu Sellerie-, Randen- (Rote-Bete-) oder Chicoréesalat kann man dieser Sauce etwas frisch geriebenen Meerrettich beifügen, schmeckt sehr anregend.

Mandelpüree- oder Sesampüree-Sauce (mild)
(Bei Diätstufe II und III, ohne tierisches Eiweiss)
1 Essl. Mandel- oder Sesampüree
3 Essl. Wasser
1 Teel. Zitronensaft
evtl. Knoblauch, durchgepresst
1 Teel. frische oder 1 Messerspitze
getrocknete Kräuter

Sesam- oder Mandelpüree mit dem Wasser langsam glatt rühren und dann die übrigen Zutaten dazugeben.
Diese sehr schmackhafte Sauce passt ausgezeichnet zu Wurzelgemüsen.

Mayonnaise, klassisches Rezept*
Für 4 Personen:
1 Eigelb
1 Essl. Zitronensaft
2 dl Öl
Zwiebel, Kräuter, wenig Kelpamare

Das Eigelb mit einigen Tropfen Zitronensaft gut verquirlen. Unter gleichmässigem Rühren mit dem Schwingbesen das Öl tropfenweise beifügen. Wird die Mayonnaise zu dick, mit etwas Zitronensaft verdünnen. Zuletzt nach Belieben würzen.

Für 1 Portion:
1 Essl. Mayonnaise
1 Teel. Zitronensaft
1 Teel. frische oder
1 Messerspitze getrocknete Kräuter

Alles gut vermischen.

Mayonnaise aus Soja-Vollkornmehl statt Ei (vegan)
Ergibt 6–8 Portionen
2 Essl. Vollkorn-Reis, Hirse- oder Hafermehl
6 Essl. Wasser
2 dl Öl

Vollkornmehl und Wasser zu einer glatten Masse verrühren, Öl langsam unter ständigem Rühren mit dem Schwingbesen beifügen.
Die Mayonnaise kann im Kühlschrank ein paar Tage aufbewahrt werden.

Für 1 Portion:
1 Essl. Mayonnaise
1 Teel. Zitronensaft
evtl. etwas Senf
1 Teel. frische oder 1 Messerspitze getrocknete Kräuter

Alle Zutaten gut vermischen.
Mayonnaise ist beliebt zu vielen Gemüsefruchtsalaten und Wurzelgemüsen.

Vorschläge für passende Saucen zu Salaten und Rohgemüse

Kopfsalat	nicht zerkleinern	Ölsauce	Schnittlauch, Zwiebel
Schnittsalat	nicht zerkleinern	Ölsauce	Schnittlauch, Zwiebel
Endivien	1 cm breite Streifen schneiden	Ölsauce	Zwiebel, Petersilie
Feldsalat	nicht zerkleinern	Ölsauce	Zwiebel, Petersilie
Kresse	nicht zerkleinern	Joghurtsauce*	Schnittlauch
Spinat	½ breite Streifen schneiden	Joghurtsauce*	Pfefferminze
Kohlsalate: Weisskraut, Sauerkraut, Rosenkohl, Wirsing	hobeln, in feine Streifen schneiden	Ölsauce oder Nussdressing	Liebstöckel, Thymian, Bohnenkraut, Kümmel
Tomaten	in Scheiben oder Würfel schneiden	Ölsauce oder Joghurtsauce*	Basilikum, Thymian, Origano
Gurken	hobeln	Ölsauce	Dill
Fenchel	mit Messer fein schneiden	Rahmsauce* oder Ölsauce	Dill, Schnittlauch, Petersilie
Peperoni	in feine Streifchen schneiden	Ölsauce oder Mayonnaise*	Schnittlauch
Rettich	hobeln oder raffeln	Quarksauce*	Schnittlauch, Petersilie
Radieschen	hobeln oder fein schneiden	Joghurtsauce*	Schnittlauch, Petersilie
Stangensellerie	fein schneiden	Ölsauce oder Mandelpüreesauce	Schnittlauch, Thymian
Zucchetti	auf grober Raffel raffeln oder in Scheiben schneiden	Ölsauce oder Mandelpüreesauce	Dill, Borretsch, Basilikum
Rübchen	fein raffeln	Joghurt*- oder Orangensauce	Schnittlauch, Liebstöckel

Sellerie	fein raffeln	Nussdressing	Ingwer
Randen	fein raffeln	Rahmsauce*	Meerrettich
Blumenkohl, Brokkoli	Röschen kurz abschneiden, Storzen raffeln	Knoblauchsauce	Schnittlauch
Chicorée	1 cm breite Streifen schneiden	Rahmsauce*	Estragon, Petersilie
Topinambur	raffeln	Mayonnaise*	Majoran, Thymian
Kohlrabi	hobeln oder raffeln	Joghurtsauce* oder Nussdressing	Thymian, Liebstöckel
Rotkraut	hobeln oder fein schneiden	Mandelpüreesauce	etwas geraffelter Apfel, Kümmel, Liebstöckel

Schnittlauch, Petersilie und Zwiebeln können nach Geschmack und mit Mass jedem Rohgemüse zugefügt werden.
Die Mayonnaisesauce kann auch mit dem veganen Rezept (Seite 125) zubereitet werden. Statt Joghurt- und Rahmsauce Kann man Mandelpüreesauce verwenden. Rahm kann auch durch Sesamrahm ersetzt werden (Rezept Seite 130)

Milcharten

Kuhmilch kann vollwertig durch folgende Pflanzenmilcharten ersetzt werden. Falls Kuhmilch gestattet ist, verwende man frische Vorzugsmilch (zum roh trinken) oder Joghurt.

Mandelmilch
Vegetabile Eiweiss-Öl-Nahrung, reich an wertvollen ungesättigten Pflanzenölen, einschleimend, lindernd
1 Essl. Mandelpüree
1 ½ Teel. Honig
1 ½ dl Wasser und ½ dl Obstsaft (bewirkt eine leichte Eindickung)

Mandelpüree und Honig mit dem Schneebesen verrühren und das Wasser tropfenweise zugeben. Zum Schluss den Obstsaft beifügen. Die Mandelmilch wird aber viel besser, wenn man sie mit dem Mixer zubereitet. Sie schmeckt aber auch ohne Obstsaft sehr gut.

Mandelmilch aus frischen Mandeln
Besonders leicht verdaulich
1 ½ Essl. Mandeln, geschält (keine bitteren!)
1 Teel. Honig
1 ½ dl Wasser

Mandeln, Honig und Wasser im Mixer mischen, evtl. zusätzlich passieren.

Pinienkernmilch
Sehr reich an leicht verdaulichen, den Stoffwechsel schonenden vegetabilen Ölen und Eiweiss
1 ½ Essl. Pinienkerne, gewaschen
1 Teel. Honig
1 ½ dl Wasser

Zubereiten wie Mandelmilch.

Sesammilch
2 dl Wasser (kalt oder warm)
1 gestr. Essl. Sesampüree
1 Teel. Zitronensaft
1 Teel. Honig

Sesampüree und Honig mit dem Schneebesen verrühren und das Wasser tropfenweise zugeben. Zum Schluss den Zitronensaft beifügen.

Sesamrahm
Wie Sesammilch, aber mit weniger Wasserzusatz. Als Rahmersatz bei gekochten Gerichten und bei Desserts.

Sesamfrappé
Wie Sesammilch oder Sesamrahm mit Beigabe von Obstsaft, Süssmost, Obstkonzentraten.

Sojamilch
1 Tasse Sojabohnen
7 Tassen Wasser
1 Essl. Fruchtzucker
Wasser

Sojabohnen waschen und trocknen, in einer Mandelmühle mahlen. 2 Std. einweichen, dann 20 Min. im Einweichwasser unter ständigem Rühren kochen und passieren. Wasser beifügen bis zur Konsistenz der Kuhmilch. Fruchtzucker zugeben und erkalten lassen.
Heute ist fertige Sojamilch im Reformhaus und allen grösseren Lebensmittelläden erhältlich. Sojamilch ist viel weniger gut verdaulich als Mandelmilch und bei Allergien nicht geeignet.

Butter, Pflanzenfette und Öle

In der Bircherküche verwenden wir für die Rohkost ausschliesslich biologische, kalt gepresste Öle sowie Mandel- und andere Nusspürees, für die Zubereitung gekochter Nahrung auch ganz sparsam etwas frische Butter zum Verfeinern und Pflanzenfette. Mehrfach ungesättigte Pflanzenöle dürfen grundsätzlich nicht erhitzt werden, da sonst freie Radikale entstehen. Olivenöl ist einfach ungesättigt und darf bis 170 °C erhitzt werden.

Frische Butter
Zum Verfeinern der Gerichte.

Reform-Pflanzenmargarine und Reform-Speisefette
(In der Schweiz z.B. Nussella, Becel, Olima, in Deutschland Vitaquell, Eden) sind Pflanzenfett-Emulsionen aus natürlich festen, also ungehärteten Fetten wie Kokosöl oder Palmkernöl in Verbindung mit einem höchstmöglichen Anteil flüssiger Öle und Keimöle, insbesondere Sonnenblumen- oder Olivenöl. Sie sollen nicht erhitzt werden.

Nussmus und Mandelpüree
Sie haben einen sehr feinen nussähnlichen Geschmack. Vielseitig auch als Schonkost verwendbar oder anstelle von frischer Butter oder Pflanzenmargarine zu Gemüsen, Kartoffeln, Reis, Teigwaren, aber erst daran gemacht, wenn diese nicht mehr heiss sind.

Sonnenblumenöl, kalt gepresst, Maiskeimöl, Distelöl, Leinöl, Olivenöl, kalt gepresst
Biologisch schonend behandelt, reich an ungesättigten Fettsäuren, sind sie für die meisten Menschen leichter verdaulich als Butter. Die Pflanzenöle sollen aber, wie erwähnt, nicht erhitzt werden, da sich dabei gefährliche Radikale bilden können. Leinöl hat, wenn es frisch und nicht oxidiert ist, einen leichten Eigengeschmack, sobald dieser stärker wird, ist es ranzig und darf es nicht mehr verwendet werden. Wir empfehlen jeden Tag 2×2 Esslöffel Leinöl einzunehmen, da es zu 60 Prozent Omega-3-Fettsäuren enthält, welche das Immunsystem gegen übermässige Entzündungen hemmen, vor Oxidation und vor Krebs schützen. Es muss immer sogleich wieder verschlossen werden und im Kühlschrank im Dunkeln aufbewahrt werden. Gibt man Zitronensaft hinzu, so schützt dies vor Oxidation. Avocados enthalten viel Omega-3-Fettsäuren. Es ist gut, diese nach dem Aufschneiden immer mit frischem Zitronensaft zu beträufeln und sie nicht stehen zu lassen, bis man sie isst. Das Verhältnis der Omega-3- zu den Omega-6-Fettsäuren muss mindestens 1:5 sein. Wir empfehlen aber ein Verhältnis von 1:2 bis 1:3. Dies erreicht man, wenn man allen Salatsaucen 1/3 Leinöl zugibt und in jedes Birchermüesli 1 Esslöffel Leinöl. Dies verändert den Geschmack nicht, wenn das Leinöl frisch ist und nicht oxidiert.

Gekochte Speisen

Gekochte Speisen sind angenehm, aber für die Gesundheit nicht notwendig. Wenn man gesund ist oder nach der Heilung, kann die Rohkost mit einem Drittel gekochter Vollwertkost ergänzt werden. Als Heildiät muss man bei allen degenerativen Augenleiden bis zur Heilung bzw. deren Stillstand, auch wenn die Heilung nicht mehr möglich ist, da sie schon zu weit fortgeschritten waren, bei der Rohkostdiät bleiben, da sich die Wirkung sonst deutlich verzögert.

Schonendes Kochen und Dämpfen

Heute wird kaum eine Hausfrau oder Berufstätige auf den Dampfkochtopf verzichten wollen. Dies spart viel Zeit und ist gesünder, da die Inhaltsstoffe weniger aus den Gemüsen ausgewaschen werden. Vor allem bei den Suppen lohnt sich der Einsatz des Dampfkochtopfs bei praktisch allen Rezepten. Die Kochzeit beträgt nur ⅓ bis ¼ der normalen Kochzeiten.

Auch bei vielen Gemüse- und Kartoffelrezepten kann man die Nahrung im Dampfkochtopf schonend dämpfen und erhält in viel kürzerer Zeit Gerichte, deren Farbe, Aroma, Vitamine und Nährstoffe erhalten bleiben. Übrigens kann man bei Gemüse (nicht bei Kartoffeln) die Kochzeiten auch beim konventionellen Dämpfen nach Wunsch verkürzen, wenn man die Gemüse knackiger, „mit Biss" liebt. Bei Getreidespeisen ist der Einsatz des Dampftopfs bei Getreidesorten mit langen Kochzeiten (z.B. grobem Mais) empfehlenswert, nicht aber bei Teigwaren.

Suppen

Die Rezepte sind für 1 Person berechnet.

In den folgenden Suppen- und Gemüserezepten wird sehr viel Gemüsebrühe verwendet. In einem kleinen Haushalt lohnt es sich jedoch nicht, täglich frische Gemüsebrühe zuzubereiten. Stattdessen kann man gewöhnliches Wasser und zum Würzen salzfreie, biologische Gemüsebouillon oder Pasten verwenden. Diese sind im Reformhaus erhältlich. Rahm* verfeinert Suppen und Gemüse. Bei veganer Diät kann man mit Mandelpüree, Sesamrahm oder veganer Mayonnaise oder etwas Olivenöl verfeinern. Bei Unverträglichkeit für Weizen, soll das in den Rezepten angegebene Vollkornmehl durch Reis-, Hirse- oder Hafermehl ersetzt werden.

Gemüsebrühe
Als einzige Ausnahme ist dieses Rezept für 4 Personen berechnet.

1 Essl. Reform-Pflanzenfett
1 Zwiebel
2 Karotten
1 kleiner Sellerie (150 g)**
Kohl, Mangoldblätter
1 Lauchstängel
3–4 l Wasser
½ Lorbeerblatt
Liebstöckel, Basilikum oder
andere vorzugsweise frische
oder getrocknete Kräuter

Zwiebel mit der braunen Schale halbieren und Schnittfläche im heissen Fett goldgelb rösten. Die klein geschnittenen Gemüse beifügen und mindestens ¼ Std. zugedeckt auf kleiner Flamme dämpfen. Mit dem Wasser ablöschen und 2 Std. auf kleiner Flamme kochen. Nach Belieben würzen.

** Bei strenger natriumfreier Diät weglassen

Gemüsebouillon
3 dl Gemüsebrühe
evtl. wenig Kelpamare, ausser bei salzfreier Diät
10 g Nussmus oder Reform-Pflanzenfett
Petersilie, Schnittlauch, frisch gehackte Kräuter

Die nach obigem Rezept zubereitete Gemüsebrühe über Nussmus oder Pflanzenfett und Kräuter anrichten. Evtl. mit Kelpamare nachwürzen.

Suppeneinlagen

Butterklösschen*
½ Essl. Butter
1 Essl. Mehl
¼ dl Milch, heiss
½ Ei
Liebstöckel, Basilikum, Petersilie, Schnittlauch, Majoran, evtl. etwas Muskat

Das Mehl in der Butter dünsten, die heisse Milch beifügen und schlagen, bis sich die Masse von der Pfanne löst. Das Ei verquirlen und unter den heissen Teig schlagen.
Mit Kaffeelöffelchen Klösschen in die kochende Bouillon geben und 5 Min. leicht ziehen lassen. Würzen.

Griessklösschen*
10 g Butter
1 ½ Essl. feiner Griess
½–1 Ei
Majoran, Muskat

Butter schaumig rühren. Griess und Ei mit der Butter gut vermengen und ½ Std. ruhen lassen. Mit Kaffeelöffelchen zu Klösschen formen, in die kochende Gemüsebrühe geben und 15 bis 20 Min. leicht ziehen lassen.

Reissuppe, klar
½ Essl. Reform-Pflanzenfett
etwas gehackte Zwiebel
1 kleine Karotte
etwas Sellerie**
etwas Lauch
1 Essl. Reis
6 dl Gemüsebrühe
Schnittlauch

Zwiebel, fein geschnittene Gemüse und Reis zusammen dämpfen. Heisse Gemüsebrühe zufügen und 15–20 Min. kochen. Über fein geschnittenen Schnittlauch und Pflanzenfett anrichten.

** Bei strenger natriumfreier Kost weglassen.

Reissuppe, gebunden
½ Essl. Reform-Pflanzenfett
etwas Sellerie**
1 kleine Karotte
etwas Lauch
1 Essl. Reis
½ Essl. Vollkornmehl oder Reismehl
6 dl Gemüsebrühe oder Wasser
Liebstöckel, Petersilie, Basilikum, Majoran
evtl. wenig Sojasauce
½ Essl. Rahm* oder Sesamrahm (Rezept Seite 130)
Schnittlauch

Die fein geschnittenen Gemüse und den Reis im Fett dünsten. Das Vollkornmehl darüberstreuen, mit der Gemüsebrühe ablöschen und 30 Min. kochen. Würzen mit Sojasauce und den Kräutern. Rahm und fein geschnittenen Schnittlauch in die Suppenschüssel geben, die Suppe darüber anrichten.

** Bei strenger natriumfreier Kost weglassen.

Kräutersuppe
1 Essl. Vollkornmehl oder Reismehl
1 dl Milch oder Wasser
5 dl Gemüsebrühe
½ Essl. Rahm* oder Sesamrahm
evtl. 5 g Butter oder Pflanzenmargarine
oder Nussmus oder
1 Eigelb*
Liebstöckel, Basilikum, Estragon, Majoran,
Schnittlauch,
evtl. Muskat oder Kümmel

Vollkornmehl mit etwas kalter Milch oder kaltem Wasser anrühren und in die kochende Gemüsebrühe einrühren.
15 Min. kochen.
Mit den Kräutern würzen. Rahm und evtl. Butter oder Pflanzenmargarine oder Nussmus oder das Eigelb in die Suppenschüssel geben, Suppe darüber anrichten und verquirlen.

Hafercremesuppe
½ Essl. Reform-Pflanzenfett
2 Essl. feine oder grobe Haferflocken
6 dl Gemüsebrühe
etwas Sellerie**
½ Essl. Rahm* oder Sesamrahm
(Rezept Seite 130)
evtl. wenig Miso
Schnittlauch, evtl. Muskat oder Kümmel

Haferflocken mit oder ohne Pflanzenfett kurz andämpfen, Gemüsebrühe und Sellerie beifügen. Feine Haferflocken 10 Min., grobe mindestens 20 Min. leise köcheln lassen. Nach Belieben würzen. Rahm oder Sesamrahm und Schnittlauch in die Suppenschüssel geben und die passierte Suppe darüber anrichten.

** Bei strenger natriumfreier Kost weglassen.

Hafergrützsuppe
½ Essl. Reform-Pflanzenfett
2 Essl. Hafergrütze
etwas Zwiebel, gehackt
7 dl Wasser oder Gemüsebrühe
1 dl Milch
etwas Sellerie**, in feine Würfelchen geschnitten
wenig Miso
evtl. 1 Essl. Rahm
Schnittlauch, Petersilie, Majoran oder Borretsch

Zwiebel und Grütze mit oder ohne Pflanzenfett dünsten. Gemüsebrühe und Milch sowie Sellerie beifügen und 45–60 Min. kochen. Nach Belieben mit wenig Miso würzen. Rahm und Kräuter in die Suppenschüssel geben und die fertige Suppe darüber anrichten.

** Bei strenger natriumfreier Kost weglassen.

Griesssuppe*
1 Essl. Griess
5 dl Gemüsebrühe
½ Essl. Rahm* oder Sesamrahm
(Rezept Seite 130)
1 Eigelb oder
5 g frische Butter oder Pflanzenfett
oder Nussmus
evtl. wenig Kelpamare
Kümmel, evtl. Muskat
Liebstöckel, Basilikum, Majoran,
Petersilie, Schnittlauch

Griess in die kochende Gemüsebrühe einrühren, Kelpamare und Kümmel beifügen, ½ Std. köcheln. Mit Kräutern beliebig würzen. Rahm und Eigelb oder Butter oder Pflanzenfett oder Nussmus in die Suppenschüssel geben und die fertige Suppe darüber anrichten.

Tomatensuppe
½ Essl. Reform-Pflanzenfett
etwas Zwiebel und Lauch
1 kleine Karotte
1 Knoblauchzehe
1 Tomate
1 Essl. Vollkornmehl
6 dl Gemüsebrühe
evtl. etwas Tomatenpüree

1 Prise Fruchtzucker oder Succanat
Rosmarin, Oregano
5 g Butter* oder Pflanzenfett oder Nussmus
½ Essl. Rahm* oder Sesamrahm (Rezept Seite 130)
Schnittlauch

Klein geschnittene Gemüse mit oder ohne Pflanzenfett dämpfen, zuletzt die Tomate beifügen. Vollkornmehl darüberstreuen und mit Gemüsebrühe ablöschen. ½ Std. köcheln, dann passieren. Gewürze und evtl. etwas Tomatenpüree beifügen. Butter oder Pflanzenfett (oder Nussmus) und Rahm in die Suppenschüssel geben und die fertige Suppe darüber anrichten. Mit klein geschnittenem Schnittlauch bestreuen. Nach Wunsch 1 Essl. Reis als Einlage in die Suppe geben oder fettlos geröstete Brotwürfelchen darüberstreuen.

Sommerliche Tomatensuppe
4 reife Sommertomaten
1 Prise Fruchtzucker oder Succanat
1 Prise Meersalz
1 Essl. Rahm

Die Tomaten in Stücke schneiden, kurz aufkochen, würzen und passieren. Rahm dazugeben und die Suppe lauwarm oder kalt servieren.

Verschiedene Gemüsesuppen (Karotten, Spinat, Brokkoli, Blumenkohl)
½ Essl. Reform-Pflanzenfett
etwas gehackte Zwiebel
1 ½ Essl. Vollkornmehl oder Reismehl
5 dl Gemüsebrühe
1 dl Milch
1 Essl. Rahm* oder Sesamrahm (Rezept Seite 130)
Gemüse: 1 klein geschnittene Karotte oder 1 kleine Tasse Spinat, gemixt oder fein gehackt, klein gehackter Brokkoli oder Blumenkohl (einige Röschen separat kochen und zurückbehalten)

Zwiebel und Karotten oder Brokkoli oder Blumenkohl mit oder ohne Pflanzenfett dämpfen, Vollkornmehl darüberstreuen und leicht mitdämpfen. Mit Gemüsebrühe und Milch ablöschen und 20–40 Min. köcheln. Bei der Spinatsuppe zum Schluss den Spinat beifügen und nicht mehr kochen. Die fertige Suppe über den Rahm in der Suppenschüssel anrichten. Bei der Brokkoli- und Blumenkohlsuppe die zurückbehaltenen Röschen beifügen.
Würzen: Für die Karottensuppe Liebstöckel, Rosmarin oder Majoran, 1 Teel. Kümmel.
Für die Spinatsuppe einige Pfefferminzblätter, Petersilie, Schnittlauch, 1 Prise Muskat.
Für die Brokkoli- und Blumenkohlsuppe wenig Basilikum, Petersilie, Schnittlauch, Estragon.

Kerbelsuppe
½ Essl. Reform-Pflanzenfett
etwas Zwiebel
1 mittlere Kartoffel, in Würfel geschnitten
½ Essl. Vollkornmehl
5 dl Gemüsebrühe
1 Essl. Kerbel, gehackt
½ Essl. Rahm* oder Sesamrahm, (Rezept Seite 130)

Zwiebel mit oder ohne Pflanzenfett anziehen lassen. Kartoffel beifügen, Vollkornmehl darüberstreuen und mit Gemüsebrühe ablöschen. ½ Std. kochen und passieren. Kerbel und Rahm in die Suppenschüssel geben, Suppe darüber anrichten.

Zwiebelsuppe
½ Essl. Reform-Pflanzenmargarine
1 Zwiebel
1 Essl. Mehl oder Reismehl
5 dl Wasser oder Gemüsebrühe
1 Teel. Nussmus
Kelpamare**
Basilikum, Muskat

Die in Streifen geschnittene Zwiebel in der Pflanzenmargarine gut durchdämpfen, Mehl darüberstreuen und kurz mitdämpfen. Wasser oder Gemüsebrühe beifügen und ½ Std. kochen. Würzen. Das Nussmus in die Suppenschüssel geben und die Suppe darüber anrichten. Nach Belieben kann man die Suppe passieren.

** Bei strenger natriumfreier Kost weglassen.

Kartoffelsuppe
½ Lauch, in feine Streifchen geschnitten
½ Karotte, in feine Rädchen geschnitten
½ Essl. Vollkornmehl oder Reismehl
5 dl Gemüsebrühe
1 mittlere Kartoffel, klein geschnitten
wenig Miso
Basilikum, Majoran
1 Essl. Rahm* oder Sesamrahm
(Rezept Seite 130)

Lauch und Karotte in wenig Gemüsebrühe dämpfen. Vollkornmehl darüberstreuen, mit der Gemüsebrühe ablöschen. Kartoffel beifügen und weich kochen. Würzen. Basilikum, Majoran und evtl. Rahm in die Suppenschüssel geben und die fertige Suppe darüber anrichten.

Frühlingssuppe
½ Essl. Reform-Pflanzenfett
1 Essl. Mehl oder Reismehl
5 dl Wasser oder Gemüsebrühe
wenig Zwiebel
1 Essl. zarte Karotten
Spinatblätter
1 dl Milch*
1 Essl. Rahm oder Sesamrahm
(Rezept Seite 130)
Liebstöckel, Sauerampfer-, Brennnessel- oder Löwenzahnblätter

Mehl im Pflanzenfett leicht dünsten, Wasser oder Gemüsebrühe beifügen und ½ Std. kochen. Karotten, Zwiebel, Spinatblätter, fein wiegen, der Suppe beifügen und einige Min. ziehen lassen. Milch und Rahm beifügen. Würzen.

Lauchcremesuppe
½ Essl. Reform-Pflanzenfett
¼ Lauch
1 ½ Essl. Mehl oder Reismehl
6 dl Gemüsebrühe
1 Essl. Rahm* oder Sesamrahm
(Rezept Seite 130)
evtl. 1 Eigelb*
Kelpamare**, Muskat

Grob geschnittenen Lauch im Pflanzenfett dünsten, bis der Lauch zusammenfällt. Mehl darüberstreuen, Gemüsebrühe beifügen und ½–¾ Std. kochen. Würzen. Rahm und Eigelb in die Suppenschüssel geben und die passierte Suppe darüber anrichten.

** Bei strenger natriumfreier Kost weglassen.

Minestra
½ Essl. Reform-Pflanzenfett
2 Essl. Lauch
etwas Zwiebel, fein gehackt
einige Sellerieblätter
½ Teller Mangoldblätter
7 dl Wasser oder Gemüsebrühe
1 Essl. Liebstöckel oder Thymian
½ Knoblauchzehe, ausgepresst
Basilikum, Petersilie, Schnittlauch
15 g Teigwaren oder Reis
5 g Butter* oder Pflanzenmargarine
oder Nussmus

Zwiebel, Lauch, Sellerieblätter und Mangold, alles klein geschnitten, langsam dämpfen. Gemüsebrühe beifügen, würzen und ½ Std. kochen. Teigwaren oder Reis 15–20 Min. mitkochen. Zum Verfeinern Rahm oder Nussmus oder Pflanzenmargarine beifügen.

Gemüse

Spinat, gehackt
¼ l Gemüsebrühe
200 g Spinat (dicke Stiele entfernen)
¼ Knoblauchzehe, durchgepresst
Pfefferminzblätter, Salbei
1 Tasse roher Spinat
evtl. etwas frische Butter* oder Reform-Pflanzenmargarine

Spinat in der Gemüsebrühe kurz abwellen, abgiessen, hacken, wiegen oder mixen. Spinat in die Pfanne zurückgeben und heiss werden lassen. Knoblauch und Kräuter beifügen. Den rohen Spinat sehr fein wiegen oder mixen, vor dem Anrichten beifügen und etwas frische Butter oder Pflanzenmargarine dazugeben.

Spinat, ganze Blätter (en branches)
300 g Spinat (dicke Stiele entfernen, den gröberen Winterspinat evtl. zuerst abwellen)
1 Essl. Pinienkerne
evtl. 1 Essl. Rosinen
Pfefferminzblätter, Salbei, Petersilie
evtl. etwas flüssige Butter* oder Reform-Pflanzenmargarine

Spinat nicht zugedeckt auf kleiner Flamme mit ganz wenig Wasser dünsten. Pinienkerne, Gewürze und evtl. Rosinen beifügen und noch kurz weiterdämpfen. Zum Schluss evtl. flüssige Butter oder Pflanzenmargarine daruntermischen.

Lattich
1 Lattich
1 l Wasser
etwas Zwiebel, gehackt
½ Essl. Reform-Pflanzenfett
1 dl Gemüsebrühe
2 Essl. Rahm* oder Sesamrahm (Rezept Seite 130)

Lattich halbieren, im Wasser halb weich kochen, abtropfen lassen, zusammenlegen und in feuerfeste Form geben. Zwiebel im Pflanzenfett anziehen lassen und über das Gemüse verteilen. Gemüsebrühe beifügen und 30–40 Min. im Ofen schmoren. 5 Min. vor dem Anrichten den Rahm darübergiessen.

Endiviengemüse
1 grosser Endivienkopf

Zubereitung genau gleich wie beim Lattich.

** Bei strenger natriumfreier Kost weglassen.

Chicorée, gedämpft
2 Stangen Chicorée
½ Essl. Reform-Pflanzenfett
3 Essl. Gemüsebrühe
Majoran, Thymian
etwas Butter* oder Pflanzenmargarine oder Nussmus

Chicoréestangen halbieren und in die Pfanne einschichten. Erwärmtes Pflanzenfett sowie Gemüsebrühe über die Chicorée geben, würzen und zugedeckt auf kleiner Flamme ½ Std. dämpfen. Zum Schluss zerlassene Butter oder Pflanzenmargarine oder Nussmus über das angerichtete Gemüse verteilen.

Krautstiele an Béchamelsauce
3 Stängel Krautstiele
½ Essl. Reform-Pflanzenfett
½ dl Gemüsebrühe
wenig Zitronensaft oder
1 Teel. Mandelpüree
Estragon, Petersilie und Schnittlauch
Béchamelsauce (Rezept* Seite 152)

Die in 3 cm lange Stücke geschnittenen Krautstiele im Pflanzenfett dünsten, Gemüsebrühe mit Zitronensaft oder Mandelpüree beifügen und zugedeckt auf kleiner Flamme ½–¾ Std. weich kochen, würzen. Das fertige Gemüse mit Béchamelsauce mischen.

Stangensellerie
3–4 Stangen Stangensellerie
½ Zwiebel, gehackt
etwas Apfel, fein geschnitten
1 dl Gemüsebrühe
1 Teel. Mandelpüree
wenig Sojasauce
Selleriekraut

Die in 8 cm lange Stücke geschnittenen Stangensellerie in eine Pfanne legen. Zwiebel und Apfel ohne Fett leicht andünsten und darüber verteilen. Gemüsebrühe und Mandelpüree beifügen und ½–¾ Std. weich kochen. Würzen.

Überbackener Fenchel mit Frischkäse-Creme*
1 grösserer oder 2 kleine Fenchel
Pfeffer
einige Tropfen Zitrone
1 Frischkäse*

Fenchel vierteln und in wenig Wasser halb weich dämpfen. Die einzelnen Lagen des Fenchels auseinanderziehen und in eine feuerfeste Form legen. Mit Zitronensaft beträufeln, pfeffern. Den Frischkäse mit 2 Essl. Fenchelsud verrühren und auf dem Gemüse verteilen. Im heissen Ofen überbacken.

Gemüsecurry
1 Essl. Sonnenblumenöl
1 Frühlingszwiebel
200 g Gemüse (z.B. Lauch, Karotten, Zucchetti, Spargel)
½ Teel. Vollkornmehl oder Reismehl
1 Messerspitze (oder mehr, je nach Geschmack) Curry
½ Teel. Gemüsebrühe
½ Orange
1 Teel. Sultaninen
1 Prise Vollzucker (Succanat)
Pfeffer

Die in feine Ringlein geschnittene Frühlingszwiebel im leicht erwärmten Öl anziehen lassen. Mehl und Curry darüberstreuen und mit der Gemüsebrühe ablöschen. Die klein geschnittenen Gemüse zugeben und zugedeckt ca. 15 Min. dämpfen. Von der Orange zwei, drei Schnitze zurückbehalten, den Rest auspressen und die Sultaninen im Saft einlegen. Wenn das Gemüse weich ist, Sultaninen und Orangensaft beigeben, heiss werden lassen und mit Zucker und Pfeffer abschmecken. Anrichten und die Schnitze darüber verteilen.

Karotten, gedämpft
3–4 Karotten
1 dl Gemüsebrühe
1 Teel. Mandelpüree
1 Prise Fruchtzucker
Majoran, Thymian, Rosmarin
Petersilie

Die in Scheiben oder Stängelchen geschnittenen Karotten in der Gemüsebrühe 30–45 Min. dämpfen, evtl. das Mandelpüree beigeben. Würzen. Zum Schluss die gehackte Petersilie darüberstreuen.

Erbsen mit Karotten
½ Essl. Reform-Pflanzenfett
100 g frische süsse Erbsen, enthülst
1 dl Gemüsebrühe
Majoran, Thymian, Liebstöckel, Petersilie, Schnittlauch
150 g in Scheiben geschnittene Karotten, nach dem obigen Rezept für gedämpfte Karotten zubereitet.

Erbsen kurz im Pflanzenfett dünsten, Gemüsebrühe beifügen, weich kochen. Würzen. Karotten und Erbsen mischen oder auf der Platte abwechslungsweise anrichten.

Erbsen auf französische Art
¼ Salatkopf oder Lattich
150–200 g Erbsen, enthülst
1 dl Gemüsebrühe
Petersilie, Schnittlauch
Majoran, Thymian, Liebstöckel
10 g Nussmus
1 Teel. Vollkornmehl oder Reismehl

Den in feine Streifen geschnittenen Salatkopf oder Lattich zusammen mit den Erbsen in der Gemüsebrühe auf ganz kleinem Feuer dämpfen, bis sie weich sind. Würzen. Nussmus mit Vollkornmehl mischen, dazugeben und kurz aufkochen.

Kefen (Zuckererbsen), gedämpft
200 g Kefen
1 dl Gemüsebrühe
1 Prise Zucker (Succanat)
etwas Petersilie oder Liebstöckel
Schnittlauch, Majoran, Thymian
frische Butter oder Pflanzenmargarine
oder Nussmus

Kefen und Kräuter in der Gemüsebrühe zugedeckt ½–¾ Std. dämpfen. Würzen und beim Anrichten frische Butter* oder Pflanzenmargarine oder Nussmus darübergeben.

Grüne Bohnen mit Tomaten
½ Essl. Reform-Margarine
½ Zwiebel
250 g Bohnen
wenig Knoblauch
Bohnenkraut, Petersilie
1–2 Tomaten
etwas Kümmel, Majoran, Liebstöckel

Die gehackte Zwiebel in der Reform-Margarine dünsten. Die Bohnen, die in kleine Würfel geschnittenen Tomaten und die Kräuter beifügen und ca. 1 Std. dämpfen, wenn nötig etwas Wasser zugeben. Würzen.

Sellerie, gedämpft*
½ Essl. Reform-Margarine
½ Zwiebel
½ Sellerie
1 dl Gemüsebrühe
etwas Zitronensaft, Majoran
1 Teel. Mandelpüree
feinste Apfelscheibchen, Nüsse

Die gehackte Zwiebel in der Reform-Margarine dünsten. Den in kleine viereckige Scheiben geschnittenen Sellerie mit der Gemüsebrühe beifügen und in ½–¾ Std. weich kochen. Würzen. Zum Verfeinern Mandelpüree beifügen und nach Wunsch auch einige Apfelscheibchen mitdämpfen. Zum Schluss mit gehackten Nüssen bestreuen.

Sellerie mit Béchamelsauce*
1 kleinen Sellerie wie oben zubereiten und zuletzt mit einer Béchamelsauce (Rezept Seite 152 oder 153) vermischen.

* Bei strenger natriumfreier Diät weglassen

Schwarzwurzeln, gedämpft
ca. 250 g Schwarzwurzeln, gerüstet
½ Essl. Reform-Pflanzenfett
½ Zwiebel
½ dl Milch* oder Sesamrahm
1 dl Gemüsebrühe
Zitrone, Liebstöckel, Lorbeer,
Gewürznelke, Basilikum
wenig Miso
Petersilie, Schnittlauch

Schwarzwurzeln in fingerlange Stücke schneiden, in die Pfanne legen. Die im Pflanzenfett gedämpfte klein gehackte Zwiebel darübergeben, Milch und Gemüsebrühe darübergiessen, würzen und das Gemüse auf kleiner Flamme 1 Std. kochen. Beim Anrichten frische Petersilie und Schnittlauch darüberstreuen.

Randengemüse (Rote Bete)
Wurzelspitzen und Blätter bis ca. 2 cm abschneiden, gut waschen, ohne die Haut zu verletzen.
350 g Randen
1 dl Gemüsebrühe
1 Prise Fruchtzucker
¼ Lorbeerblatt, Liebstöckel, Kümmel,
Muskat
ganz wenig Knoblauch, Petersilie
etwas Zitronensaft, Zitronenmelisse
1 Essl. Vollkornmehl oder Reismehl, kalt
angerührt
1 Essl. Mandelpüree

Die Randen im Dampfkochtopf in ca. 25 Min. weich kochen. Schälen und in feine Scheiben schneiden. In der Gemüsebrühe mit den Kräutern und Gewürzen gut mischen und ¼ Std. leicht kochen. Zum Binden das Vollkornmehl darunterrühren und am Schluss das Mandelpüree beifügen.

Topinambur
250 g Topinambur
etwas Gemüsebrühe
Basilikum
1 Teel. Mandelpüree

Die Topinambur wie Kartoffeln in der Schale (Rezept Seite 145) kochen. Schälen, in Scheiben schneiden und in der Gemüsebrühe weich dämpfen. Würzen und zum Verfeinern das Mandelpüree daruntermischen.
Man kann die Topinambur auch mit Béchamelsauce (Rezept Seite 152 oder 153) und etwas geriebenem Käse anrichten.

Tomatengemüse
4–5 Tomaten
½ Essl. Reform-Pflanzenfett
½ Zwiebel
Fruchtzucker
ein wenig Knoblauch
Rosmarin, Majoran, Basilikum
evtl. 1 Essl. Maizena
Petersilie oder Schnittlauch oder Dill

Zwiebel und Fruchtzucker im Pflanzenfett in der Bratpfanne leicht bräunen. Die Tomaten mit kochendem Wasser überbrühen und schälen, in Stücke schneiden, zu den Zwiebeln geben und mitdämpfen, bis sie etwas eingekocht sind. Knoblauch und Gewürze beifügen und fertig kochen; zum Binden das Maizena daruntermischen.
Über die angerichteten Tomaten reichlich gehackte Petersilie oder andere Kräuter streuen.

Tomaten, gedämpft
2–3 Tomaten
10 g Reform-Pflanzenfett oder
Butter
½ Zwiebel, gehackt
Provence-Kräuter (Basilikum, Rosmarin,
Thymian,
Salbei), Petersilie

Die Zwiebel ohne Fett leicht anziehen lassen. Die halbierten Tomaten auf ein eingefettetes Blech oder in die feuerfeste Form legen. Kleine Stücklein Pflanzenfett oder Butter auf jede Tomatenhälfte geben, ebenso die gedünstete Zwiebel und die Kräuter darüber verteilen. Im Ofen kurz dämpfen.
Nach Belieben werden einige Tomaten gemixt oder ganz fein gehackt, mit Rahm vermischt, rasch aufgekocht und über die angerichteten Tomaten verteilt.

Tomaten, gefüllt
2–3 Tomaten
1 Teel. Reis pro Tomate
Butter oder Pflanzenmargarine oder
Nussmus
etwas Zwiebel und Knoblauch
Rosmarin, Majoran, Thymian, Basilikum
Lorbeer, Muskat
evtl. Gemüsebrühe

Von den Tomaten den Deckel abschneiden und aushöhlen. Das Tomatenmark hacken und mit 1 Teel. ungekochtem Reis und den Kräutern und Gewürzen vermischen. Die Masse einfüllen, Butterflöckchen oder Pflanzenmargarine oder Nussmus darauf geben und die abgeschnittenen Deckel aufsetzen. Im Ofen bei guter Unterhitze 20–30 Min. backen.

Tomaten à la provençale
2 Tomaten
1 Essl. gehackte Petersilie
1 Essl. Paniermehl (Brösel) oder
Reispaniermehl

Tomaten halbieren, auf ein Blech geben. Paniermehl und Petersilie mischen und mit einem Löffel auf die Tomaten verteilen. Im Ofen 15 Min. backen.

Zucchetti-Tomatengemüse
½ Essl. Reform-Pflanzenfett
½ Zwiebel, gehackt
300 g Zucchetti
50 g Tomaten
Knoblauch, Rosmarin, Majoran, Thymian, Basilikum
Petersilie, Schnittlauch, Dill
evtl. etwas Maizena
1 Teel. Mandelpüree

Zwiebel im Pflanzenfett anziehen lassen. Zucchetti in Würfel schneiden, Tomaten schälen und ebenfalls in Würfel schneiden. Beide Gemüse zugeben und weich schmoren. Würzen. Wenn sich zu viel Flüssigkeit gebildet hat, wird etwas angerührtes Maizena und 1 Teel. Mandelpüree zuletzt beigefügt.

Peperoni, grüne, gelbe oder rote
Sie eignen sich sehr gut als Beigabe zu anderen Gerichten.
150–200 g Peperoni
½ Essl. Reform-Pflanzenfett
½ Zwiebel, gehackt
Knoblauch, Rosmarin, Majoran, Thymian, Basilikum, Petersilie

Peperoni in Streifen schneiden und zusammen mit Zwiebel, Kräutern und Gewürzen in der Bratpfanne im Pflanzenfett zugedeckt ½ Std. dämpfen.

Ratatouille
50 g Peperoni
100 g Zucchetti
50 g Auberginen
1 Tomate
½ Zwiebel, gehackt
wenig Knoblauch
1 Essl. Reform-Pflanzenfett
Rosmarin, Majoran, Thymian, Basilikum, Petersilie

Peperoni, Zucchetti, Aubergine und Tomate (geschält) in Würfel schneiden. Zwiebel und Knoblauch im Pflanzenfett dämpfen, Gemüse beigeben und 1 Std. zugedeckt dämpfen. Würzen. Wenn zuviel Saft entsteht, abgedeckt einkochen lassen.

Auberginen
Die Auberginen waschen, evtl. schälen
1 Essl. Reform-Pflanzenfett
400–500 g Auberginen
evtl. etwas Gemüsebrühe
wenig Kelpamare**
1–2 Tomaten

Die gewaschenen, evtl. geschälten Aubergines in Würfelchen schneiden und im Pflanzenfett dünsten und weich dämpfen. Mit etwas Kelpamare** würzen. Mit einigen Tomatenhälften oder mit etwas Tomatengemüse garnieren.

** Bei strenger natriumfreier Kost weglassen.

Artischocken
1 Artischocke
¾ l Wasser
1 Essl. Zitronensaft
1 Prise Steinsalz**

Die Stängel dicht an den Artischocken abschneiden. Die untersten harten Blätter entfernen und die Spitzen abschneiden. Halbieren und Blüte herausschneiden, unter dem laufenden Wasser waschen und Schnittfläche mit Zitronensaft einreiben. Wasser zum Kochen bringen, Zitronensaft und Meersalz beifügen und die Artischocke darin weich kochen, ca. ¾ Std. Abtropfen lassen und auf warmer, mit Serviette belegter Platte anrichten.
Mit Joghurtsauce* (Rezept Seite 128) oder mit Mandelpüree- oder Ölsauce servieren.

** Bei strenger natriumfreier Kost weglassen.

Spargeln
½ Bund Spargeln
1 l Wasser
1 Prise Meersalz**
geriebener Käse*
Nussmus

Die Spargeln waschen und grosszügig schälen. Grüne Spargeln kann man fast ganz belassen. Wasser zum Kochen bringen, die Spargeln in 20–30 Min. weich kochen (grüne brauchen viel weniger lang), mit dem Schaumlöffel herausnehmen und auf einer mit Serviette belegten Platte anrichten. Geriebenen Käse darüberstreuen und mit flüssigem Nussmus begiessen.
Als Variante Sauce Vinaigrette (siehe Rezept Seite 154) dazuservieren.

** Bei strenger natriumfreier Kost weglassen.

Blumenkohl oder Brokkoli
(nur aus biologischem Anbau)
1 kleiner Blumenkohl oder Brokkoli (250 g)
1 Teel. Reform-Pflanzenfett
1 Knoblauchzehe
1 dl Gemüsebrühe
Pfeffer
Pinienkerne oder Mandelsplitter

Blätter und Strunk unter der Blume abschneiden. Strunk schälen und in grössere Stücke schneiden, Blume in Röschen teilen. Die gehackte Knoblauchzehe im Pflanzenfett hell dünsten, Blumenkohl oder Brokkoli beifügen und kurz mitdünsten. Mit der Gemüsebrühe ablöschen und etwa 5 Min. köcheln lassen. Mit Pfeffer würzen. Pinienkerne oder Mandelsplitter ohne Fett kurz in der Bratpfanne rösten und über das Gemüse verteilen.

Kohlrabi mit Kräutern
1 Kohlrabi
1 dl Gemüsebrühe
1 Essl. zarte Kohlrabiblätter, gehackt
1 Essl. Rahm* oder Sesamrahm (Rezept Seite 130)
Béchamelsauce (Rezept Seite 152* oder 153)

Kohlrabi in 4 Stücke, dann in feine Scheibchen schneiden und in der Gemüsebrühe zugedeckt ½–¾ Std. kochen, zuletzt die Kohlrabiblätter und den Rahm beifügen.
Die Béchamelsauce mit verschiedenen gehackten Kräutern vermischen und über die fertig gekochten Kohlrabi anrichten.

Rosenkohl, gedämpft
½ Essl. Reform-Pflanzenfett
200 g gereinigter Rosenkohl
1 dl Gemüsebrühe
Muskat, Basilikum

Den Rosenkohl im Pflanzenfett leicht dämpfen, Gemüsebrühe beifügen und ½ Std. weich dämpfen. Würzen. Evtl. beim Anrichten etwas flüssige Butter darübergeben.

Kohl oder Weisskraut, gedämpft
(Bei Blähsucht meiden, alle Kohlarten gut kauen, roher Kohlsaft stets erlaubt!)
½ Essl. Reform-Pflanzenfett
½ Zwiebel, gehackt
250 g junger Kohl
1 dl Gemüsebrühe
evtl. etwas Kelpamare*
Muskat, Kümmel, 1 Prise Meersalz**
Basilikum oder Liebstöckel

Zwiebel im Pflanzenfett dünsten, den in 2 cm Streifen geschnittenen Kohl beifügen, dämpfen, bis das Gemüse zusammenfällt. Mit Gemüsebrühe ablöschen und auf kleinem Feuer ½ Std. weich kochen. Würzen.
Grüner, ausgewachsener Kohl muss zuerst kurz in Wasser abgewellt werden.
** Bei strenger natriumfreier Kost weglassen.

Kohl, gehackt
(Bei Blähsucht meiden)
200 g Kohl
1 l Wasser
½ Essl. Reform-Pflanzenfett
etwas Knoblauch
1 kleinen Essl. Mehl
1 dl Gemüsebrühe oder halb Milch, halb Gemüsebrühe
1–2 Essl. Rahm* oder Sesamrahm (Rezept Seite 130)
wenig Kelpamare**, Muskat, Kümmel, Petersilie

Kohl in 4 Stücke schneiden, im Wasser weich kochen, dann abtropfen lassen und fein hacken. Im Pflanzenfett kurz dünsten, etwas fein gehackten Knoblauch und Mehl darüberstreuen und ¼ Std. kochen, dann Gemüsebrühe oder Milch beifügen und heiss werden lassen. Würzen. Mit Rahm verfeinern.

** Bei strenger natriumfreier Kost weglassen.

Rotkraut
(Bei Blähsucht meiden)
½ Essl. Reform-Pflanzenfett
250 g Rotkraut
½ Essl. Zitronensaft
½ Apfel
½ Essl. Reis
1 dl Gemüsebrühe
½ dl Traubensaft oder Süssmost
1 Apfel
etwas Butter* oder Olivenöl

Das fein gehobelte Rotkraut im Pflanzenfett dünsten. Zitronensaft, den in feine Scheibchen geschnittenen Apfel sowie den Reis dazugeben und weiterdünsten. Mit Gemüsebrühe und Traubensaft oder Süssmost ablöschen und auf kleiner Flamme zugedeckt 1–1½ Std. weich dämpfen. Den zweiten Apfel schälen, in Schnitze schneiden, mit Butter bestreichen und auf einem Blech im Ofen schmoren. Zur Garnitur des angerichteten Rotkrauts.

Lauchgemüse
(Bei Blähsucht meiden!)
200 g gerüsteter Lauch
½ Essl. Reform-Pflanzenfett
1 dl Gemüsebrühe
½ Essl. Rahm* oder Sesamrahm (Rezept Seite 130)
evtl. etwas geriebener Käse

Den Lauch in 10 cm lange Stücke schneiden, in die Bratpfanne einschichten, Pflanzenfett und Gemüsebrühe darübergeben und zugedeckt langsam schmoren. Zuletzt Rahm beifügen, evtl. geriebenen Käse darüberstreuen.

Linsen
150 g Linsen
2 dl Gemüsebrühe
1 besteckte Zwiebel
½ Essl. Reform-Pflanzenfett
½ Zwiebel
½ Essl. Zitronensaft oder 1 Essl. Rahm*

Linsen über Nacht einweichen und abtropfen lassen. In der Gemüsebrühe mit der besteckten Zwiebel die Linsen weich kochen. Die gehackte Zwiebel im Pflanzenfett dünsten, das Mehl darüberstreuen und zu den Linsen geben. Mit Zitronensaft oder Rahm verfeinern.
Gewisse Linsensorten (z.B. rote) brauchen nicht eingeweicht zu werden und haben eine kurze Kochzeit.

Salate von gekochten Gemüsen
Karotten, Sellerie. Randen (Rote Bete), Bohnen, Blumenkohl, Brokkoli, Zucchetti, Mangold oder Krautstiele eignen sich besonders gut für diese Salate.
Die Gemüse werden in Gemüsebrühe oder Wasser weich gekocht, abgetropft und klein geschnitten (Würfelchen, Scheibchen, Röschen, Streifen). Mit Salatsauce oder mit Vinaigrette oder Mayonnaise anmachen. Als Gewürz Zwiebeln und gehackte Kräuter.

Kartoffelsalat
200 g Kartoffeln
½ dl Gemüsebrühe
1 Essl. Mayonnaise (Rezept Seite 125*)
oder Seiten 128 + 129)
½ Essl. Zwiebel, gehackt
Borretsch, Schnittlauch, Petersilie,
Zitronenmelisse, Majoran, Thymian, Dill

Die Kartoffeln im Dampftopf weich kochen, noch heiss schälen und in Scheiben schneiden. Die heissgemachte Gemüsebrühe darübergiessen und etwas stehen lassen, dann die Mayonnaise daruntermischen. Mit Zwiebel und Kräutern würzen. Anstelle von Mayonnaise kann man Öl, Zitronensaft und Rahm gut verquirlen und mit den Kartoffeln vermischen.

Kartoffelsalat mit Gurken
1 grosse Kartoffel
¼ Gurke
2 Essl. Joghurtsauce (Rezept Seite 128)
½ Knoblauchzehe
Dill oder Borretsch, Schnittlauch,
Petersilie, Zwiebel

Die Kartoffel wie oben beschrieben vorbereiten. Die geschälte Gurke auf grober Raffel raffeln und dazugeben. Mit Joghurtsauce vermischen und mit Zwiebel und Kräutern würzen.
Vor dem Anrichten die Salatschüssel mit der Knoblauchzehe ausreiben.

Salade niçoise*
1 gekochte Kartoffel
1 kleine Tomate
Radieschen
einige Gurkenscheiben
1 hart gekochtes Ei*
1 Essl. Öl
½ Essl. Zitronensaft
Petersilie, Schnittlauch oder Dill,
Zitronenmelisse, Borretsch
einige Kopfsalatblätter

Kartoffel, Tomate, Radieschen und das Ei in Scheiben schneiden und zusammen mit den Gurkenscheiben mit der Salatsauce aus Öl, Zitronensaft und Kräutern anmachen. Direkt vor dem Servieren die Kopfsalatblätter in breite Streifen schneiden und mit dem Salat vermischen oder den Salat auf die Kopfsalatblätter anrichten.

Reissalat
50 g Reis
2 dl Wasser
2 Essl. Quarksauce* (Rezept Seite 128)
oder Mandelpüreesauce
(Rezept Seite 128)
½ Essl. Zwiebel, gehackt
¼ Tomate
Schnittlauch, Petersilie oder Basilikum
einige Salatblätter

Reis im Wasser kochen, kurz abspülen und erkalten lassen. Zwiebel, fein gewürfelte Tomate und Kräuter unter die Quarksauce geben.
Den Reis mit der Sauce vermischen und auf Salatblätter anrichten.

Selleriesalat mit Soja-Mayonnaise**
½ kleiner Sellerie
½–1 Essl. Zitronensaft
2 Baumnüsse
evtl. ¼ Apfel
1 Essl. Soja-Mayonnaise
(Rezept Seite 129)

Die rohe Sellerieknolle in streichholzdünne Streifen schneiden oder hobeln. Zitronensaft darüberträufeln, um ein Braunwerden zu verhindern. Die grob gehackten Baumnüsse und den geraffelten Apfel dazugeben und mit der Mayonnaise vermischen.

** Bei strenger natriumfreier Kost weglassen.

Gemüsesülzchen
2½ dl Gemüsebrühe
2 g Agar-Agar
einige Tropfen Zitronensaft

etwas Kelpamare**
frische Gurkenscheiben
Tomatenwürfelchen
gekochte Brokkoliröschen
gekochte Erbsen
gekochte, klein geschnittene Bohnen

Agar-Agar ist ein pflanzliches Gallertpulver, das anstelle der tierischen Gelatine für Gemüse- und Fruchtköpfchen, Saucen und Puddings usw. verwendet wird.
Das Agar-Agar-Pulver in die lauwarme Gemüsebrühe geben und langsam erhitzen, bis das Geliermittel gut aufgelöst ist. Mit Zitronensaft und Kelpamare würzen. In ausgespülte Förmchen etwas Sulze einfüllen, fest werden lassen. Mit Gemüsescheibchen garnieren, wieder Sulze darübergeben, fest werden lassen usw., bis die Förmchen gefüllt sind.
Die erkalteten Sülzchen stürzen und auf Salatblättern servieren.

** Bei strenger natriumfreier Kost weglassen.

Kartoffelgerichte

Kartoffeln in der Schale (Pellkartoffeln)
3–4 kleine Kartoffeln
Wasser

Kartoffeln abbürsten und waschen. Pfanne mit gelochtem Einsatz oder Drahtsieb mit Wasser bis zum Einsatz füllen, Kartoffeln hineingeben, zudecken und 30 bis 40 Min. kochen. Im Dampfkochtopf sind sie in 8–10 Min. weich.

Backkartoffeln
3–4 kleine Kartoffeln
1 Essl. Olivenöl
Butter oder Nussmus

Die Kartoffeln abbürsten, waschen. Auf der oberen Seite die Haut 3–4-mal einritzen, mit Öl bepinseln und auf eingefettetem Blech bei mittlerer Hitze 30–40 Min. backen. Auf die fertigen Kartoffeln je ein Stückchen Butter* oder Nussmus geben.

Quarkkartoffeln*
3–4 kleine Kartoffeln
50 g Magerquark
1–2 Essl. Milch oder Rahm
Schnittlauch oder Kümmel oder Majoran
1 Prise Meersalz

In die obere Seite der Kartoffeln eine Rille schneiden und zubereiten wie Backkartoffeln. Für die Füllung Quark mit Milch oder Rahm schaumig rühren und Gewürze beifügen. Mit einem Löffel über die Rille der gebackenen Kartoffeln verteilen oder mit dem Dressiersack aufspritzen.

Kümmelkartoffeln
2–3 mittelgrosse, längliche, schmale Kartoffeln
1 Teel. Kümmel
1 Essl. Olivenöl

Die Kartoffeln abbürsten, waschen und durch die schmale Mitte halbieren. Kümmel auf die Schnittflächen streuen. Die Kartoffeln mit der Schnittfläche nach unten auf ein gefettetes Blech legen, mit Öl bepinseln und ¾ Std. bei mittlerer Hitze backen.

Bouillonkartoffeln
250 g Kartoffeln
1–2 dl Gemüsebrühe
Liebstöckel, Thymian
10 g Butter* oder Pflanzenmargarine oder Nussmus

Kartoffeln waschen, schälen, halbieren oder in Stücke schneiden und in der Gemüsebrühe mit den Gewürzen weich kochen. Butter oder Pflanzenmargarine oder Nussmus über die angerichteten Kartoffeln verteilen.

Rahmkartoffeln*
200 g Kartoffeln
Zwiebel, gehackt
1 dl Gemüsebrühe
½ dl Rahm, evtl. Milch
Thymian, Muskat, Petersilie

Kartoffeln schälen, in Scheibchen schneiden, zusammen mit der Zwiebel ohne Fett kurz anziehen lassen und mit der Gemüsebrühe und den Gewürzen weich kochen, würzen. Zuletzt Rahm oder Milch beifügen. Die angerichteten Kartoffeln mit gehackter Petersilie bestreuen.

Kartoffeln mit Tomaten
200 g Kartoffeln
½ kleine Zwiebel
1 dl Gemüsebrühe
1 kleine Tomate
1 Essl. Rahm* oder Sesamrahm
(Rezept Seite 130)
Majoran oder Rosmarin oder Thymian

Die gehackte Zwiebel und die geschälten, in Scheiben geschnittenen Kartoffeln ohne Fett kurz anziehen lassen, dann mit der Gemüsebrühe halb weich kochen. Die geschälte Tomate in Schnitze schneiden, beifügen und fertig kochen. Würzen. Zuletzt Rahm oder Sesamrahm dazugeben.

Kartoffelschnee
4 Kartoffeln
Wasser
getrocknete Tomaten
Zwiebelringlein
Butter* oder Pflanzenmargarine oder Nussmus

Kartoffeln waschen, schälen, in Stücke schneiden und im Dampf mit wenig Wasser weich kochen. Durch die Kartoffelpresse direkt auf eine warme Platte spritzen. Flüssige Butter oder Pflanzenmargarine oder Nussmus darübergeben und mit fein geschnittenen getrockneten Tomaten oder goldgelb gedämpften Zwiebelringlein garnieren.

Kartoffelpüree
4 Kartoffeln
wenig Wasser
1 dl Milch
Muskat
evtl. 1 Essl. Rahm* oder Olivenöl
fein gehackter Majoran, fein gehackter Kümmel
etwas Knoblauch
getrocknete Tomaten
Zwiebelringe

Kartoffeln schälen, in Stücke schneiden und im Dampf weich kochen. Durch die Kartoffelpresse passieren. Milch erwärmen, das Kartoffelpüree dazugeben, schaumig rühren und würzen. Evtl. mit Rahm verfeinern. Auf heisse Platte anrichten und mit den fein geschnittenen getrockneten Tomaten oder mit goldgelb gerösteten Zwiebelringen garnieren.

Kartoffelpfluten
4 Kartoffeln
1 dl Milch
10 g Butter* oder Olivenöl
10 g Butter* oder Nussmus
Muskat

Die Kartoffeln zubereiten wie Kartoffelpüree, mit Muskat würzen. Kleine Schöpfkelle in heisse Butter tauchen, Pfluten ausstechen und auf heisser Platte anrichten. Weitere Butter oder Nussmus darübergeben.

Schmorkartoffeln
2 kleine Kartoffeln
wenig Wasser
1 dl Gemüsebrühe
1–2 Essl. Rahm* oder Sesamrahm
(Rezept Seite 130) oder Nussmus
Muskat, Thymian, Petersilie

Kartoffeln schälen und halbieren, im Dampf halb weich kochen. Mit der Schnittfläche nach unten in eine feuerfeste Platte legen. Gemüsebrühe darübergiessen, würzen und im Ofen schmoren, bis die Flüssigkeit eingekocht ist. Rahm oder Nussmus darübergeben und mitschmoren, bis die Kartoffeln leicht gebräunt sind. Mit der Schnittfläche nach oben anrichten und mit gehackter Petersilie bestreuen.

Prinzesskartoffeln*
3 Kartoffeln
wenig Wasser
1 Essl. salzlosen Käse oder Quark
½ Essl. Reform-Pflanzenfett
1 dl Milch
1 Ei
2 Essl. Milch
1 Essl. Rahm oder Milch
Butterstückchen
Muskat, fein gehackter Majoran

Die Kartoffeln im Dampf kochen, schälen und in dicke Scheiben schneiden. Diese in eine feuerfeste Form geben und den geriebenen Käse oder Quark daruntermischen. Würzen. Das Pflanzenfett und die Milch darübergeben und im Ofen 10 Min. backen. Das zerquirlte Ei mit Milch und Rahm mischen und darübergiessen. Die Butterstückchen darauf verteilen und die Kartoffeln im Ofen 10–15 Min. fertig backen.

Kartoffelschnitten mit Spinat*
1 grosse Kartoffel
1 dl Gemüsebrühe
100 g Spinat
etwas Butter oder Pflanzenmargarine oder Nussmus
Knoblauch, Petersilie, Schnittlauch
evtl. Pfefferminze oder Salbei,
Muskat

Die geschälte Kartoffel der Länge nach in 1 cm dicke Scheiben schneiden und sorgfältig weich kochen. Auf ein bebuttertes Blech legen. Den Spinat zubereiten wie Blattspinat (Rezept Seite 137), würzen und auf die Kartoffeln verteilen. Evtl. geriebenen Käse darüberstreuen und Butter oder Pflanzenmargarine oder Nussmus in kleinen Stückchen darauflegen. Kurz im Ofen überbacken.

Lyoner Kartoffeln
1 Essl. Reform-Margarine
½ Essl. Olivenöl
3 kleine Kartoffeln
1 kleine Zwiebel

Reform-Margarine und Öl erhitzen. Die geschälten, in Scheiben geschnittenen Kartoffeln im heissen Fett halb weich kochen. Die in Streifen geschnittene Zwiebel beifügen und fertigbacken.

Kartoffelstängelchen, roh gebraten
3 grosse Kartoffeln
½ Essl. Reform-Margarine oder
½ Essl. Olivenöl
Muskat, Rosmarin

Die Kartoffeln schälen, in Stängelchen schneiden und in einem Tuch trocknen. Margarine oder Öl erhitzen und die Stängelchen hineingeben. Kurze Zeit zugedeckt und dann etwa ½ Std. abgedeckt weiterbraten. Würzen.

Kartoffel-„Gulasch“
1 Zwiebel
1 grosse Kartoffel
1 grüne Peperoni
1–2 dl Wasser
Majoran, Thymian, Rosmarin, Petersilie

Zwiebel und Kartoffel in kleine Würfel, Peperoni in Stücke schneiden und zusammen, mit dem Wasser bedeckt, in ca. 15 Min. weich kochen. Kräftig würzen und anrichten.

Ayurvedische Kartoffeln
(Ein apartes, sehr aromatisches Gericht, für 3–4 Portionen)
5 grosse Kartoffeln
½ Soja-Drink
1 Packung Soja-Creme (Ersatz für Crème fraîche)

je 1 Bund frischer Dill, frischer Schnittlauch, frische Petersilie
½ Zitrone, ausgepresst
1–2 Teel. Kurkuma
½ Teel. Curry
wenig Sojasauce

Die gut gebürsteten Kartoffeln in dicke Scheiben schneiden und ca. 5 Min. kochen. Inzwischen in einer Pfanne den Soja-Drink, vermischt mit der Soja-Creme, langsam erhitzen (auf keinen Fall kochen!). Kurkuma nach Geschmack und Curry darunterrühren und mit Sojasauce abschmecken. Die Kartoffelscheiben in die Sauce legen und ca. 10 Min. leicht köcheln lassen. Zum Schluss die frischen klein gehackten Kräuter über die Kartoffeln streuen und sofort servieren.

Getreidespeisen

Japanischer Reis
80 g Vollkornreis
1½–2 dl Gemüsebouillon
10 g Butter oder Pflanzenmargarine oder Nussmus
1 kleine geschälte Zwiebel, mit Lorbeerblatt und Gewürznelke besteckt

Den Reis in die kochende Bouillon mit besteckter Zwiebel geben und 40 Min. kochen. Erkalten lassen, Zwiebel entfernen. Den Reis im Ofen wieder heiss werden lassen und beim Anrichten erwärmte Butter oder Pflanzenmargarine oder Nussmus darübergeben.

Risotto
80 g Vollkornreis
½ Essl. Reform-Margarine
1 Essl. Zwiebel, gehackt
2 dl Gemüsebrühe oder Wasser
getrocknete Pilze
frische Kräuter nach Geschmack, Rosmarin
10 g frische Butter* oder Pflanzenmargarine oder Nussmus

Zwiebel in der Margarine anziehen, Reis beifügen und dünsten, bis er glasig ist. Gemüsebrühe oder Wasser heiss dazugeben und „al dente" (30–40 Min.) kochen. Die fein gehackten, getrockneten Pilze und Kräuter beigeben und etwas mitkochen. Zuletzt Butter oder Pflanzenmargarine oder Nussmus mit der Gabel daruntermischen.

Safranreis
Zubereitung wie Risotto. Eine Messerspitze Safranpulver mit etwas Bouillon auflösen und beifügen.

Riz Créol mit Gemüsen
½ Essl. Reform-Planzenfett
80 g Vollkornreis
2 Essl. Gemüse, sehr fein gewürfelt (Lauch, Sellerie**, Karotten)
2 dl Gemüsebrühe
frisch gehackte Kräuter nach Geschmack

Reis und Gemüse andämpfen, heisse Gemüsebrühe und die Kräuter dazugeben und 30–45 Min. kochen.

** Bei strenger natriumfreier Diät weglassen.

Tomatenreis
80 g Vollreis
½ Essl. Reform-Margarine
1 Essl. Zwiebel, gehackt
wenig Knoblauch, ausgepresst
1 grosse Tomate
ca. 1 dl Gemüsebrühe
Rosmarin, Majoran, Muskat
evtl. Basilikum
etwas Vollzucker (Succanat)
10 g Butter* oder Pflanzenmargarine

Zwiebel und Knoblauch in der Margarine anziehen, Reis beifügen und dünsten, bis er glasig ist. Geschälte, in Würfel geschnittene Tomate beigeben. Gemüsebrühe dazugiessen, Gewürze beifügen und 30–45 Min. kochen. Zuletzt frische Butter oder Pflanzenmargarine daruntermischen.

Reis mit Zucchetti
½ Essl. Reform-Pflanzenfett
80 g Vollreis
1 Essl. Zwiebel, gehackt
150 g zarte Zucchetti
1 ½ dl Gemüsebrühe oder Wasser
frisch gehackter Dill
10 g Butter* oder Pflanzenmargarine
oder Nussmus

Zucchetti in Würfel schneiden. Weitere Zubereitung wie Tomatenreis (s. oben).

Reis mit Spinat**
80 g Vollkornreis
½ Essl. Reform-Margarine
100 g Spinat
etwas Zwiebel, gehackt
2 dl Gemüsebrühe oder Wasser
Muskat und Pfefferminze
10 g frische Butter* oder Pflanzenmargarine oder Nussmus

Spinat grob schneiden. Weitere Zubereitung wie Tomatenreis (s. oben).

** Bei strenger natriumfreier Diät weglassen

Reis mit Erbsen (Risi bisi)
80 g Vollkornreis
150 g zarte Erbsen, enthülst
½ Essl. Reform-Margarine
etwas Zwiebel, gehackt
je 1 Prise Fruchtzucker und Steinsalz**
½ dl Gemüsebrühe
etwas Zwiebel, gehackt
1 ½–2 dl Wasser
10 g Butter oder Pflanzenmargarine
oder Nussmus
Petersilie

Zwiebel mit Fruchtzucker und Meersalz in der Margarine dünsten. Die Erbsen beifügen und leicht mitdämpfen, dann Gemüsebrühe zugiessen und die Erbsen weich kochen. In einer separaten Pfanne einen Risotto (nach obigem Rezept) zubereiten. Zuletzt die gekochten Erbsen daruntermischen. Über den angerichteten Reis Butter oder Pflanzenmargarine oder Nussmus und gehackte Petersilie geben.

** Bei strenger natriumfreier Kost weglassen.

Reisauflauf mit Tomaten
½ Essl. Reform-Pflanzenfett
80 g Vollreis
2 kleine Tomaten
etwas Zwiebel, gehackt
2 Essl. Gemüse (Lauch, Sellerie*, Karotten)
1 ½ dl Gemüsebrühe
1 Prise Meersalz**
Petersilie, Liebstöckel
10 g Butter oder Pflanzenmargarine

Zwiebel und sehr fein gewürfeltes Gemüse kurz dünsten, den Reis beifügen und glasig werden lassen. Mit heisser Gemüsebrühe ablöschen, würzen und 30–45 Min. kochen. Den fertigen Reis und die in Scheiben geschnittenen Tomaten lagenweise in eine feuerfeste Form schichten, mit Flöckchen von Butter oder Pflanzenmargarine belegen und 10 Min. im Ofen backen.

** Bei strenger natriumfreier Kost weglassen.

Indisches Reisgericht
80 g Vollkornreis
2 dl Gemüsebrühe
1 kleine Banane
1 kleiner Apfel
1 Essl. Rosinen
1 Teel. Sonnenblumenkerne
1 Teel. Sesamsamen
Safran, Curry, frische Ingwerwurzel

Reis mit Gemüsebrühe nicht ganz weich kochen (ca. 30–40 Min.). Die in Scheiben geschnittene Banane, den geschälten und blättrig geschnittenen Apfel samt Rosinen unter den Reis mischen und 5–10 Min. weiter kochen. Nach Geschmack mit Safran, Curry und geriebener Ingwerwurzel würzen. Sonnenblumenkerne und den ohne Fett leicht gerösteten Sesam darüberstreuen.

Griessbrei*
50 g Griess
3 dl Milch
2 dl Wasser
1 Essl. Sesamrahm (Rezept Seite 130)
je 1 Essl. Fruchtzucker und Zimt

Griess in die kochende Flüssigkeit einrühren und 15–20 Min. kochen. Über den angerichteten Griessbrei den Rahm verteilen und mit Fruchtzucker mit Zimt gemischt bestreuen.

Griessgnocchi*
50 g Griess
ca. 3 dl Milch
Muskat
1 Ei
½ dl Milch
2 Essl. Rahm
1 Essl. Schnittlauch
1 Essl. salzloser Käse
10 g Butter* oder Nussbutter

Griess in die kochende Milch einrühren, mit Muskat würzen und 15–20 Min. kochen. Auf einem Brett ca. 1½ cm dick ausstreichen, erkalten lassen und runde Plätzchen ausstechen. Zuerst die Abfallstückchen in eine bebutterte Auflaufform geben und dann die runden Plätzchen schön darüber anordnen. Ei mit Milch und Rahm verquirlen und darübergiessen, Schnittlauch, geriebenen Käse und die Butterflöckchen darüber verteilen. Im Ofen langsam backen, bis die Eimasse fest ist.

Polenta
½ Essl. Olivenöl
50 g Maisgriess, mittelfein
3 dl Wasser
Muskat
½ Essl. frische Butter* oder
Pflanzenmargarine oder Nussmus

Die Pfanne mit dem Öl einölen. Wasser zum Kochen bringen und den Mais einrühren. 5 Min. auf schwachem Feuer unter stetigem Rühren kochen. Würzen und 45–60 Min. auf kleinem Feuer fertig kochen. Zuletzt Butter oder Pflanzenmargarine oder Nussmus untermischen. Nach Belieben können auch ohne Fett geröstete Zwiebelscheiben darübergegeben werden.

Maisschnitten
50 g Mais
20 g Griess* oder Reismehl
3½ dl Wasser
1 Essl. Reform-Pflanzenfett
Muskat
Schnittlauch, Petersilie, Basilikum

Mais, Griess und Wasser zu Polenta verarbeiten, würzen. Den fertigen Brei auf einem Brett etwa 1½ cm dick ausstreichen, erkalten lassen. Verschobene Vierecke schneiden und im erhitzten Fett beidseitig goldgelb backen.

Hirsotto
½ Essl. Reform-Pflanzenfett
50 g Hirse
1 Essl. Zwiebel, gehackt
1½ dl Gemüsebrühe
½ Zwiebel

Zwiebel und heiss abgespülte Hirse im Pflanzenfett glasig dünsten, die heisse Gemüsebrühe beifügen und 20 Min. kochen. Beim Anrichten Zwiebelstreifen oder Zwiebelringe, ohne Fett geröstet, darüber verteilen.

Hirsotto mit Gemüse
40 g Hirse
1 Essl. Zwiebel, gehackt
2 Essl. Gemüsewürfelchen
(Lauch, Sellerie**, Karotten oder
Karotten und Erbsen)
1½ dl Gemüsebrühe
etwas Kelpamare**
Rosmarin

evtl. 1 Essl. geriebener salzloser Käse
10 g frische Butter oder Nussmus

Zwiebel, Gemüsewürfelchen und heiss abgespülte Hirse glasig dünsten. Heisse Gemüsebrühe dazugiessen, würzen und 20 Min. kochen. Beim Anrichten evtl. geriebenen Käse und Butter- oder Nussmus-Flöckchen darübergeben.

** Bei strenger natriumfreier Diät weglassen

Schrotbrei
2 Essl. Schrot (Weizen*, Hafer, Roggen)
3 Essl. Wasser

Den Schrot 12 Std. einweichen. Dann mit dem Wasser aufsetzen und 10 Min. kochen oder 1 Std. im Wasserbad kochen.

Nudeln, Spaghetti, Makkaroni usw.*
Bei einer Heildiät sollte man keine Eierteigwaren verwenden. Es gibt ja nebst den bekannten italienischen Teigwaren aus Hartweizen* ausgezeichnete Vollkornteigwaren, Sojateigwaren, Dinkelteigwaren. Dazu findet man unzählige Saucen, die allerdings oft viel Fett (Öl, Butter, Käse, Rahm) enthalten.
Am bekömmlichsten sind die „al dente" gekochten Teigwaren mit einer klassischen oder einfachen Tomatensauce (s. Rezepte im Kapitel Saucen).

Spätzle oder Knöpfli ohne Ei*
60 g Vollkornmehl
20 g Sojamehl
1 dl Milchwasser
1 l Wasser
1 Essl. Reform-Pflanzenmargarine
Zwiebelstreifen
Schnittlauch und Petersilie

Vollkorn- und Sojamehl und Milchwasser gut mischen und klopfen, bis der Teig Blasen wirft, dann mindestens 1 Std. ruhen lassen.
Wasser zum Kochen bringen. Den Teig portionenweise durch ein grob gelochtes Sieb ins kochende Wasser streichen oder auf ein Holzbrettchen geben und mit einem Messer feine Streifen ins kochende Wasser fallen lassen. Knöpfli oder Spätzle ziehen lassen, bis sie an die Oberfläche steigen. Mit einem Schaumlöffel herausnehmen und auf einer heissen Platte anrichten. Nach Wunsch mit in Pflanzenmargarine (oder ganz ohne Fett) gerösteten Zwiebelstreifen, Schnittlauch und Petersilie verfeinern.

Spinat*- oder Tomatenknöpfli*
70 g Vollkornmehl (davon 1/3 Sojamehl)
1 Ei*
1 dl Milchwasser
1 Handvoll Spinat, roh, gehackt
oder 1 Teel. Tomatenpüree
1 dl Wasser
Schnittlauch und Petersilie

Vollkorn- und Sojamehl, Ei und Wasser zu einem glatten Teig verarbeiten und 1 Std. ruhen lassen. Den Spinat oder das Tomatenpüree dem Teig beifügen, würzen mit Schnittlauch und Petersilie. Dann Knöpfli oder Spätzle zubereiten wie obiges Rezept.

** Bei strenger natriumfreier Diät weglassen.

Haferflockenbrätlinge
½ Essl. Reform-Margarine
1 Essl. gehackte Zwiebel
2 Essl. klein geschnittenen Lauch, Sellerie*, Spinat
50 g Haferflocken
½ dl Gemüsebrühe
Pflanzenmargarine oder Sonnenblumenöl
Pfefferminze oder Salbei

Zwiebel und Gemüse in der Margarine dünsten, Haferflocken und Gemüsebrühe beifügen und zu dicklichem Brei kochen. Würzen. Auf einem Brett ca. 1 cm hoch ausstreichen und erkalten lassen. Rechtecke schneiden. Margarine oder Öl erhitzen und die Brätlinge auf beiden Seiten goldgelb backen.

Mürbeteig*
200 g Mehl
80–100 g Butter
1 Essl. Fruchtzucker
1 Ei

Die Butter in feinen Flocken auf das Mehl verteilen und fein reiben. Fruchtzucker und Ei beifügen, leicht kneten, bis ein glatter Teig entsteht. ½ Std. an kühlem Ort ruhen lassen.

Saucen

Bei einer Heildiät sind die Saucen ein schwieriges Kapitel, denn fast alle Rezepte enthalten viel Fett (Butter, Öl, Rahm) sowie Käse und Eier. Auf jeden Fall sollte man die Verbindung von heissem Fett und Mehl (Béchamelsauce) meiden; diese Mischung ist für die Verdauung und die Nieren sehr belastend. Wir haben hier ein paar erlaubte Rezepte zusammengestellt, wobei einige von den klassischen abweichen – nichtsdestotrotz ausgezeichnet schmecken!

Klassische Béchamelsauce (Rezept 1)*
½ Essl. Reform-Pflanzenfett
½ Essl. Butter
1 Essl. Mehl
½ dl Milch
½ dl Gemüsebrühe oder Wasser
1 Prise Meersalz, Muskat
frisch gemahlener weisser Pfeffer

Butter und Pflanzenfett erwärmen, das Mehl hineinsieben und leicht dünsten. Milch und Gemüsebrühe langsam unter ständigem Rühren beifügen. 20 Min. kochen. Salzen und würzen.

Béchamelsauce ohne Ei (Rezept 2)*
Für 4 Personen:
2–3 Essl. Weizenmehl
1 l Milch
1 Lorbeerblatt
1 Essl. Gemüsebrühe
1 geriebene Zwiebel
je 1 Prise Muskat und frisch gemahlener weisser Pfeffer
gehackte Petersilie

Das Mehl ohne Fett kurz rösten, bis es duftet (es darf nicht dunkel werden), dann leicht abkühlen lassen. Unter ständigem Rühren die Milch beifügen, Lorbeerblatt, Gemüsebrühe und Zwiebel dazugeben und alles aufkochen. Würzen. Nach ca. 5 Min. das Lorbeerblatt entfernen, die Sauce anrichten und mit Petersilie bestreuen.

Aus dieser Grundsauce lassen sich viele Varianten herstellen, z.B.

Meerrettichsauce
zum Schluss 10 g fein geraffelten Meerrettich beigeben und die Sauce noch 5 Min. fertig kochen.

Kapernsauce
die fertige Sauce mit ganzen oder gehackten Kapern und Zitronensaft abschmecken.

Olivensauce
die Sauce mit 4–5 Essl. Tomatenmark und 2 Essl. gehackten Oliven rasch aufkochen. Evtl. mit einer Messerspitze Cayennepfeffer nachwürzen.

Kräutersauce
unter die fertige Sauce viel fein gehackte Kräuter wie Petersilie, Liebstöckel, Kerbel, Basilikum, Estragon, Origano usw. mischen.

Champignonsauce
unter die fertige Sauce 3–4 Essl. feinst gehackte rohe Champignons mischen und mit Zitronensaft abschmecken.

Béchamelsauce (Rezept 3)
Für 4 Personen:
2 Essl. Weizenmehl* oder Reismehl
½ l Sojamilch
1 Lorbeerblatt
1 fein geriebene Zwiebel
2 Teel. rotes Miso
je 1 Prise Pfeffer und Paprika
gehackte Petersilie

Das Mehl ohne Fett kurz rösten, bis es aromatisch duftet. Etwas abkühlen lassen, dann unter ständigem Rühren die Sojamilch zugiessen, Lorbeerblatt und Zwiebel beifügen und alles knapp 5 Min. kochen lassen.
Das Miso darunterrühren, das Lorbeerblatt entfernen und die Sauce mit Pfeffer und Paprika abschmecken. Gehackte Petersilie darüberstreuen.
(Miso ist eine fermentierte Sojabohnenpaste, die sich ausgezeichnet zum Würzen eignet und ähnlich wie die bekannte Sojasauce schmeckt, aber kein Kochsalz enthält.)

Tomatensauce, klassisches Rezept
½ Essl. Reform-Pflanzenfett
1 Essl. Zwiebel
½ Knoblauchzehe, durchgepresst
2 Essl. Karotten, Sellerie**, Lauch
2 kleine Tomaten
1 Prise Vollzucker (Succanat)
1 Teel. Tomatenpüree
1 ½ dl Gemüsebrühe oder Wasser
Lorbeerblatt, Rosmarin, Thymian

Gehackte Zwiebel, durchgepressten Knoblauch und grob geschnittenes Gemüse im Pflanzenfett gut dämpfen. Die in Stücke geschnittenen Tomaten und das Tomatenpüree mitdämpfen. Gemüsebrühe oder Wasser beifügen, würzen und ½ Std. leise köcheln lassen. Auf Wunsch passieren.

** Bei strenger natriumfreier Kost weglassen.

Tomatensauce auf einfache Art
3 Tomaten
wenig Miso
1 Prise Vollzucker (Succanat)
Schnittlauch, Basilikum
1 Essl. Olivenöl

Tomaten in Stücke schneiden, weich dämpfen, würzen und auf Wunsch passieren. Zum Verfeinern etwas Olivenöl beigeben.

Zwiebelsauce
½ Essl. Reform-Margarine
1 kleine Zwiebel
1 Essl. Mehl
1 dl Gemüsebrühe
etwas Nussmus
Muskat, Miso oder Kelpamare**

Die in Streifen geschnittene Zwiebel in der Margarine dünsten, Mehl darüberstreuen und mit Gemüsebrühe ablöschen. 20 Min. kochen. Würzen. Die fertige Sauce evtl. passieren und etwas Nussmus zum Verfeinern beigeben.

** Bei strenger natriumfreier Kost weglassen.

Mayonnaise klassisches Rezept
Für 4 Personen:
1 Eigelb
1 Essl. Zitronensaft
2 dl Öl
Zwiebel, Kräuter, wenig Kelpamare**

Das Eigelb mit einigen Tropfen Zitronensaft gut verquirlen. Unter gleichmässigem Rühren mit dem Schwingbesen das Öl tropfenweise beifügen. Wird die Mayonnaise zu dick, mit etwas Zitronensaft verdünnen. Zuletzt nach Belieben würzen.

** Bei strenger natriumfreier Kost weglassen.

Remouladensauce, klassisches Rezept*
Für 4 Personen:
Mayonnaise, nach obigem Rezept
1 hart gekochtes Ei, gehackt
1 Essl. Cornichons, gehackt
einige Kapern
1 Teel. Petersilie, gehackt
Tomatenwürfelchen

Die verschiedenen Zutaten mit der fertigen Mayonnaise vermischen, die Tomatenwürfelchen als Garnitur verwenden.

Mayonnaise ohne tierisches Eiweiss
Siehe Rezept Seite 125

Remouladensauce ohne tierisches Eiweiss
Für 4 Personen:
Mayonnaise ohne tierisches Eiweiss (Rezept Seite 125) zubereiten und mit 1 Essl. gehackten Cornichons, einigen Kapern und gehackter Petersilie vermischen. Zum Garnieren Tomatenwürfelchen.

Vinaigrette
Für 4 Personen:
2 Essl. Olivenöl
2 Essl. Arachideöl
2½ Essl. Zitronensaft
2 Essl. Wasser oder Gemüsebrühe
½ Zwiebel, gehackt
1 Ei, hart gekocht, gehackt
1–2 Cornichons, gehackt oder fein gewiegt
Petersilie oder Schnittlauch
1 Essl. Tomatenwürfelchen

Öl, Zitronensaft und Gemüsebrühe sämig schwingen, dann die weiteren Zutaten beifügen, gut vermischen.

Belegte Brötchen

Belegte Brötchen sind allgemein beliebt, als Vorspeise oder für ein sommerliches Abendessen, auch als Proviant für Wanderungen und Reisen oder als Mittagsverpflegung im Büro.
Aufstriche und Zutaten lassen sich auf immer neue Weise variieren, es stehen auch verschiedene vollwertige Brotsorten zur Verfügung, teilweise bereits vorgeschnitten. Salzloses Toastbrot sollte mindestens 1 Tag alt sein, bevor man es in dünne Scheiben schneiden kann.
Die Rezepte sind hier für 4 Personen berechnet.

Grundaufstriche

Bei strenger Diätform die Brötchen nur mit Pflanzenmargarine bestreichen und mit Rohkost belegen.

Guacamole (Avocadomousse)
2 reife Avocados
Saft von ½ Zitrone
½ kleine Zwiebel, gehackt
2 Knoblauchzehen, durchgepresst
evtl. Meersalz** und weisser Pfeffer

Das herausgelöste Fruchtfleisch der Avocados mit dem Zitronensaft im Mixer pürieren. Zwiebel und Knoblauch daruntermischen und mit Meersalz und weissem Pfeffer abschmecken. Evtl. 1 Essl. Soja-Creme (anstelle von Crème fraîche*) unterziehen.

** Bei strenger natriumfreier Kost weglassen.

Süsse Avocadocreme
1 reife Avocado
4 Essl. frisch gepresster Orangensaft
1 Essl. Honig
1 Messerspitze Ingwerpulver

Das herausgelöste Fruchtfleisch der Avocado zu Mus zerdrücken oder mixen und mit den anderen Zutaten vermischen. Sofort servieren.

Quarkaufstrich mit Kräutern
100 g Quark*
10 g Reform-Pflanzenmargarine
Kelpamare oder Miso

Kümmel oder Schnittlauch oder Kräuter wie Dill, Borretsch, Liebstöckel, Basilikum, Origano, Pfefferminze usw.

Quark und Pflanzenmargarine schaumig rühren, Gewürze und abwechslungsweise einzelne Kräuter oder eine Mischung davon daruntermischen.

Garnituren
Die bestrichenen Brötchen können auf folgende Arten garniert werden:
mit Karotten- oder Sellerie**-Rohkost, mit Tomaten, frischen Gurken, Radieschen, Kresse, Zwiebelringlein, Nüssen, Petersilie, Schnittlauch usw.

** Bei strenger natriumfreier Kost weglassen.

Champignonschnitten*
2 Schnitten salzloses Toastbrot
½ Essl. Reform-Pflanzenfett
1 Tomate
1 Ei, hart gekocht
Champignonsauce

Toastbrot im Pflanzenfett goldgelb backen. Tomate in dicke Scheiben schneiden, kurz schmoren. Je 2 Tomatenscheiben auf die angerichteten Schnitten legen, darauf einige Eischeiben und das Ganze mit der Champignonsauce (siehe Rezept Seite 152) übergiessen.

Käseschnitten*
2 Vollkornbrotschnitten, salzlos
½ dl Milch
½ Essl. Reform-Pflanzenfett
1 Essl. Mehl
1 dl Milch
50 g salzlosen Käse, gerieben
½ Ei

Die Brotschnitten im Mehl wenden und auf ein gut eingefettetes Blech legen. Mit Pflanzenfett, Mehl und Milch eine Béchamelsauce (Rezept Seite 152) zubereiten. Den Käse mit der ausgekühlten Sauce vermischen und auf die Brotschnitten streichen. Im heissen Ofen etwa 10 Min. backen.

Desserts

Diese Rezepte gelten alle für 4 Personen. Desserts sollen zurückhaltend genossen werden. Zum Süssen verwendet man Honig (besonders geeignet ist der Akazienhonig) oder Ahornsirup oder Agavensaft oder Fruchtzucker oder den Vollzucker (Succanat, Panela u.ä.), der sich aber wegen seines ausgeprägten Eigengeschmacks nicht für jede Süssspeise eignet. Ganz wegzulassen sind Süssspeisen mit viel Zucker, Eiern und Rahm. Aber es gibt schmackhafte Varianten! Bei Diabetes empfehlen wir unser Bircher-Benner Handbuch Nr. 7: „Für Diabetiker".

Fruchtsalat
2 Essl. Honig
1 dl Wasser
1–2 dl Traubensaft oder Süssmost
1–2 Essl. Zitronensaft
600 g Aprikosen oder Pfirsiche, Melonen, Äpfel, Birnen (weiche Sorte), rote Kirschen, entsteint, alle Beerensorten

Wasser und Honig, Traubensaft und Zitronensaft aufkochen und erkalten lassen. Früchte, je nach Jahreszeit zusammengestellt, in feine Scheiben schneiden und in den Sirup geben.

Gefüllte Melonen
2 kleine Melonen
Fruchtsalat nach obigem Rezept

Die Melonen halbieren, aushöhlen und mit dem Fruchtsalat füllen.

Fruchtgelee
3 dl Wasser oder Traubensaft
1–2 Essl. Honig
10 g Agar-Agar, pulverisiert
7 dl Fruchtsaft von Orangen oder Beeren

Agar-Agar ist eine pflanzliche Gallerte, die statt der tierischen Gelatine für Gemüse- und Fruchtköpfchen, Saucen und Puddings verwendet wird.

Wasser mit Honig und Agar-Agar gut verquirlen und auf kleiner Flamme unter stetigem Rühren erhitzen, bis sich das Agar-Agar ganz aufgelöst hat. Fruchtsaft damit vermischen und sofort in Gläser oder Dessert-Coupes anrichten. Nach Belieben mit Sesamrahm (Rezept Seite 130) garnieren.

Apfelmus
800 g Äpfel
2 dl Wasser oder Süssmost
1–2 Essl. Honig
Zimt oder Zitronenschale
1 dl Sesamrahm (Rezept Seite 130)

Äpfel von Stiel und Fliege befreien, in Stücke schneiden, zusammen mit dem Wasser oder Süssmost und dem Honig weich kochen und passieren. Zimt oder Zitronenschale (von ungespritzten Zitronen!) daruntermischen. Zum Verfeinern Sesamrahm zum Apfelmus servieren.

Apfel- oder Birnenkompott
800 g Äpfel oder Birnen
2–3 dl Wasser oder Süssmost
1 Essl. Honig
abgeriebene Zitronenschale
(von ungespritzten Zitronen)
oder etwas Zimt

Äpfel oder Birnen schälen, Kerngehäuse entfernen und in Schnitze schneiden. Die Flüssigkeit zum Kochen bringen, Honig und Zitronenschale oder Zimt beifügen und die Äpfel oder Birnen darin weich kochen.

Gefüllte Äpfel I
800 g Äpfel
½ l Wasser oder Süssmost
1 Essl. Honig
¼ Zimtstängel
Quitten-, Himbeer- oder
Johannisbeergelee
oder Rosinen und Weinbeeren mit etwas
Honig

Wasser oder Süssmost mit Honig und Zimtstängel zum Kochen bringen. Äpfel schälen, halbieren, aushöhlen, portionenweise in den heissen Saft geben und langsam weich kochen. Mit dem Schaumlöffel herausheben und mit der Schnittfläche nach oben auf einer flachen Platte anrichten. Mit dem gewünschten Gelee oder mit der Rosinen-Weinbeeren-Honigmischung die Äpfel füllen.

Gefüllte Äpfel II
4 grosse oder 8 kleine Äpfel
4 Essl. Haselnüsse, gemahlen
2 Essl. Korinthen
4 Essl. Sesamrahm (Rezept Seite 130)
1–2 Essl. Honig
abgeriebene Zitronenschale
(von ungespritzter Zitrone)
10 g Butter oder Pflanzenmargarine oder
Nussmus
1 Essl. Vollzucker
1–2 dl Süssmost

Haselnüsse, Korinthen, Sesamrahm, Honig und Zitronenschale vermischen, in die vorbereiteten Äpfel (Kerngehäuse entfernt, Schale eingeritzt) einfüllen und in eine Auflaufform geben. Butter, Pflanzenmargarine oder Nussmus und Zucker auf die Äpfel verteilen und Süssmost 1 cm hoch dazugiessen. 20–30 Min. im Ofen backen.

Dörrobst-Salat mit Trauben und Pinienkernen
200 g gedörrte Feigen
200 g Datteln
200 g gedörrte Äpfel
400 g weisse Trauben
Saft von 1 Zitrone
2 Essl. Honig
50 g Pinienkerne

Die Dörrfrüchte zerkleinern, die Hälfte der Trauben halbieren, die andern auspressen. Alle Früchte in eine Schüssel geben. Den Saft der Zitrone und der Trauben mit dem Honig gut mischen, über die Früchte giessen. Vor dem Servieren kühl stellen. Die Pinienkerne trocken rösten und über den Fruchtsalat streuen.

Erdbeercoupe
500 g Erdbeeren
80 g Fruchtzucker
2 dl Rahm

Die Beeren mixen oder durch ein Haarsieb streichen. Fruchtzucker beifügen und mit dem geschlagenen Rahm sorgfältig mischen. Mit ganzen Beeren garnieren. Auf diese Weise können auch andere Früchte verwendet werden.

Früchtecoupe
250 g Früchte (Birnen, Aprikosen, Pfirsiche und Beeren)
2 dl Wasser
2 Essl. Fruchtzucker
½ Portion Vanillecreme
1 dl Rahm

Mit den Früchten, Wasser und Fruchtzucker ein Kompott kochen. Die Vanillecreme (Rezept Seite 158) über die Früchte giessen und mit dem geschlagenen Rahm garnieren.

Heitisturm (Heidelbeerbrei)
(Leicht stopfend)
1 kg Heidelbeeren
80–100 g Fruchtzucker
2 dl Wasser
1 Essl. Mehl* oder Reismehl
2 Essl. Wasser
30 g Butter
20 g Brotwürfelchen

Die Heidelbeeren waschen, zusammen mit Wasser und Fruchtzucker 5–10 Min. kochen. Das Mehl mit Wasser anrühren, beifügen, aufkochen und anrichten. Die Brotwürfelchen in Butter leicht rösten und darübergeben.

Erdbeer- oder Himbeercreme
300 g Beeren
Vanillecreme*
1–2 dl Rahm oder Sesamrahm
(Rezept Seite 130)

Eine Vanillecreme nach Rezept Seite 158 zubereiten und mit den gemixten oder passierten Beeren vermischen. Rahm oder Sesamrahm darunterziehen oder separat dazuservieren.

Zitronencreme
¾ l Milch
1–2 Zitronen, ungespritzte
1 Essl. Maizena oder Pfeilwurzmehl
3 Essl. Milch
2 Essl. Honig
Rahm oder Sesamrahm
(Rezept Seite 130) nach Belieben

Die dünn abgeschälte Zitronenschale mit der Milch aufkochen, das mit etwas kalter Milch angerührte Maizena oder Pfeilwurzmehl zugeben und nochmals aufkochen, Honig dazufügen, unter ständigem Schwingen zurück in die Pfanne geben und bis vors Kochen bringen. Die erkaltete Creme absieben und einige Löffel Zitronensaft dazugeben, ebenso Sesamrahm nach Belieben.

Orangencreme
Zubereiten wie Zitronencreme
(siehe Rezept oben)

Orangencreme, kalt gerührt
1 Stück Orangenschale
(von unbehandelter Frucht)
1 dl Wasser
1 kleiner Teel. Agar-Agar, pulverisiert
2 dl Orangensaft
1 Teel. Zitronensaft
5 Essl. Fruchtzucker
1 Essl. Mandelpüree

2 dl Rahm* oder Sesamrahm
(Rezept Seite 130)

Wasser mit Orangenschale und Agar-Agar langsam erhitzen, bis das Agar-Agar gut aufgelöst ist. Orangen- und Zitronensaft damit vermengen. Eier mit Fruchtzucker schaumig rühren und mit der Früchtecreme vermischen. Den Rahm steif schlagen und sorgfältig darunterziehen, in Coupes oder Gläser anrichten und etwa 1 Std. stehen lassen.

Zitronencreme, kalt gerührt
1 Stück Zitronenschale
(von unbehandelter Frucht)
1½ dl Wasser
1 kleiner Teel. Agar-Agar, pulverisiert
3–4 Essl. Zitronensaft
5 Essl. Fruchtzucker
1 Essl. Mandelpüree
2 dl Rahm* oder Sesamrahm
(Rezept Seite 130)

Zubereitung wie Orangencreme.

Orangensulzköpfchen
5 dl Orangensaft
5 g Agar-Agar, pulverisiert (pflanzliche Gallerte, statt Gelatine)
1 Essl. Fruchtzucker

3 dl Orangensaft, Agar-Agar und Zucker gut verquirlen und auf kleiner Flamme unter stetigem Rühren erhitzen (nicht kochen), bis sich das Agar-Agar vollständig aufgelöst hat. Restlichen Orangensaft dazugeben und in kalt ausgespülte Förmchen anrichten. Kaltstellen.

Sesamstängelchen*
100 g Syramena-Zucker
2 Essl. Honig
100 g Sesam, nicht gemahlen

Syramena-Zucker ist ein heller Vollrohrkristallzucker und in Bioläden erhältlich. Den Zucker in einer trockenen Pfanne erhitzen und rühren, bis ein helles Karamell entstanden ist. Den flüssigen Honig dazugiessen und gut vermischen. Sesam hineingeben und nochmals gut mischen. Die Masse in eine Form oder auf ein eingeöltes Brett giessen, leicht abkühlen lassen und in Vierecke oder Rauten schneiden. Erkalten lassen.

Vanillecreme, klassisch*
¾ l Milch
1 Vanillestängel
1 Essl. Maizena
3 Essl. Milch
3 Eier
40–80 g Fruchtzucker oder Honig

Milch mit Vanillestängel zum Kochen bringen. Maizena mit Milch anrühren und in die kochende Milch geben, kurz aufkochen. Die Eier und den Fruchtzucker verquirlen, etwas kochende Milch dazurühren, unter gutem Schwingen zurück in die Pfanne geben und bis vors Kochen bringen.

Vanillecreme ohne Ei
1 Vanilleschote
¼ l Wasser
40 g Weizenmehl* oder Reismehl
3 Essl. Honig
ca. 200 ml Soja- oder Mandelmilch

Die Vanilleschote mit spitzem Messer aufschneiden, das Mark herauskratzen und alles mit dem Wasser aufkochen lassen. Das Weizenmehl unter ständigem Rühren in das Vanillewasser geben und zu einem dicken Brei ausquellen lassen. Etwas abkühlen lassen, dann den Honig und die Sojamilch oder Mandelmilch gut darunterrühren. Je nach dem Quantum der Sojamilch entsteht eine Vanillecreme oder eher eine Vanillesauce. Bis zum Servieren kaltstellen.

Vanillesauce
Siehe Vanillecreme (Rezept oben) mit etwas mehr Soja- oder Mandelmilch zubereitet.

Apfelcreme
¼ l Milch* oder Mandelmilch
½ Vanillestängel
1 Teel. Maizena
1 Essl. Milch
1 Ei
1 Essl. Fruchtzucker
400 g Äpfel
½ dl Wasser oder Süssmost
2 Essl. Fruchtzucker
Zitronenschale abgerieben
(von ungespritzter Frucht)
1–2 dl Rahm* oder Sesamrahm
(Rezept Seite 130)

Aus Milch, Vanillestängel, Maizena, Ei und Fruchtzucker eine Vanillecreme nach obigem Rezept bereiten. Äpfel mit Wasser oder Süssmost, Fruchtzucker und Zitronenschale zu dickem Apfelmus kochen und mit der Vanillecreme vermischen. Den Rahm steif schlagen und darunterziehen oder die Creme damit garnieren.

Mandelmilchsauce
4 dl Milch* oder Mandelmilch
50 g Mandeln oder Mandelmus
2 Essl. Honig
1 Essl. Maizena oder Pfeilwurzmehl
2 Essl. Wasser

Milch zusammen mit den geschälten, geriebenen Mandeln (oder dem Mandelmus) und dem Honig aufkochen. Maizena oder Pfeilwurzmehl im kalten Wasser anrühren und in die kochende Milch einrühren. Die fertige Sauce gut mixen.

Hagebuttensauce
70 g Hagebuttenpüree
oder Hagebuttenmark (in Bioläden erhältlich)
2 dl Wasser oder Traubensaft
1–2 Essl. Honig
evtl. einige Tropfen Zitronensaft

Die Zutaten zusammen aufkochen, den Zitronensaft zuletzt beifügen.

Rotweinsauce, alkoholfrei
2 dl Wasser
Zitronen- oder Orangenschale
(von ungespritzten Früchten)
1 Zimtstängel
1 Nelke
1–2 Essl. Honig
2 dl roter Traubensaft
20 g Mandeln

Wasser, Schale, Gewürze und Honig zusammen einige Min. kochen, dann absieben. Traubensaft dazugeben und erwärmen (nicht kochen). Die geschälten, in Stifte geschnittenen Mandeln beifügen.

Rote Grütze, Kaltschale
7 dl Johannisbeer-, Himbeer- oder Erdbeersaft
3 dl roter Traubensaft oder Wasser
70 g Griess* oder Reismehl
1 Essl. Maizena (Maismehl)

Beerensaft und Traubensaft zusammen aufkochen, Griess und Maizena einrühren und 10 Min. kochen. In ausgespülte Puddingform einfüllen und kalt stellen.
Mit Vanillesauce (Rezept Seite 158) oder Mandelmilchsauce (Rezept Seite 159) servieren.

Rote Grütze, dänische Art
1 kg Beeren (Himbeeren, Johannisbeeren, Erdbeeren oder entsteinte Kirschen oder alles gemischt)
1 l Fruchtsaft (z.B. Holunder)
2 Päckchen Agar-Agar
Honig nach Geschmack
½ Teel. Naturvanille
Sesamrahm, flüssig (Rezept Seite 130)

Gesäuberte und eventuell zerkleinerte Früchte in eine Schüssel geben, mit Honig und Vanille vermischen. Fruchtsaft mit Agar-Agar nach Vorschrift erhitzen und über die Früchte giessen. Die Grütze erstarren lassen. Dazu den flüssigen Sesamrahm servieren.

Apfelküchlein*
4 Essl. Mehl
5 Essl. Wasser
2 Essl. Süssmost
1 Eiweiss
6 Äpfel (Boskop)
Reform-Pflanzenfett
Fruchtzucker und Zimt

Mehl, Wasser und Süssmost zu glattem Teig verarbeiten, zum Schluss das steif geschlagene Eiweiss darunterziehen. Die Äpfel schälen, Kerngehäuse entfernen und in 1 cm dicke Scheiben schneiden. Diese im heissen Pflanzenfett schwimmend hellbraun ausbacken. Die fertigen Küchlein in der Fruchtzucker-Zimtmischung wenden.

Griessköpfchen*
150 g Griess
1½ l Milch
1 Prise Salz**
2 Essl. Fruchtzucker
1 Zitronenschale, abgerieben
(von ungespritzter Frucht)
1 Ei, zerklopft
40 g Mandeln, geschält, gerieben
30 g Rosinen
Himbeersirup

Mit Griess, Milch, Salz und Zitronenschale einen Griessbrei kochen, den Fruchtzucker zuletzt beifügen. Das zerklopfte Ei mit den Mandeln und Rosinen unter den Griessbrei mischen und in eine Puddingform einfüllen. Kaltstellen. Mit Himbeersirup servieren.

** Bei strenger natriumfreier Kost weglassen.

Reis-Zitronen-Pudding
9 dl Wasser
Saft und Schale von 1 ungespritzter Zitrone
1 Prise Meersalz**
150 g Fruchtzucker
150 g Reis
2 dl Rahm* oder Sesamrahm
(Rezept Seite 130)

Wasser und Gewürze (Zitronenschale in Würfelchen geschnitten) zum Kochen bringen. Reis dazugeben und 30 Min. kochen, erkalten lassen. Den geschlagenen Rahm daruntermischen und in eine kalt ausgespülte Puddingform einfüllen. Kaltstellen

Gesundheitstees

Für Tees sollen möglichst die ganzen Blätter verwendet werden, da die ätherischen Öle bei feiner Zerstückelung (Sachetform) verloren gehen. Bitter- und Blähungstees ungesüsst trinken, anderen Tees kann man etwas Honig und/oder verdünnten Zitronensaft beifügen.

Bittertee
Wermut
Tausendgüldenkraut
Benediktinerkraut
Zu gleichen Teilen mischen, anbrühen und 5 Min. ziehen lassen.
Bei Appetitlosigkeit ½ Std. vor den Mahlzeiten 2–3 Essl. davon trinken (leicht galletreibend), verdauungsfördernd.
Sensible Menschen nehmen nur Tausendgüldenkraut (Zubereitung wie Kamillentee).

Wermuttee
Anbrühen und 5 Min. ziehen lassen.
Starker Bittertee, stark galletreibend, magensaftfördernd.
Schluckweise tagsüber trinken.

Blähungstee
Bei nierenkranken Menschen mit Übelkeit, Völlegefühl und Blähungen sehr wirksam
Kümmel, Fenchel, Anis zu gleichen Teilen mischen, anbrühen und 20 Min. ziehen lassen.

Bei Blähungen nach den Mahlzeiten 1 Tasse voll trinken.

Kamillentee
Nur kurz anbrühen. Wenn man ihn länger ziehen lässt, kann er Übelkeit bewirken. Bei Leibschmerzen zum Trinken.
Wirkt reinigend und beruhigend auf den Magen und den Darm. Hat eine wissenschaftlich nachgewiesene, starke antidepressive Wirkung.
Geeignet auch für Einläufe und Spülungen.

Pfefferminztee
Nur anbrühen.
Beruhigend, galletreibend, den Dünndarm anregend.

Verveinetee (Eisenkraut)
Nur anbrühen.
Beruhigend, entschleimend, galletreibend. In Frankreich sehr beliebter Genusstee, nachmittags und abends.

Solidagotee (Goldrute, Heidnisch Wundkraut)
1 Min. kochen, 10 Min. ziehen lassen. Bei Wassersucht, Blasen- und Nierenentzündungen. Wassertreibend. 2–3 Tassen täglich.

Bärentraubenblättertee
1 ½ Essl. Bärentraubenblätter in 5 dl Wasser 5 Min. leise kochen. 10 Min. stehen lassen, absieben. Bei Blasenentzündungen.

Goldmelissentee
Nur anbrühen.
Sehr beruhigend, auch vor dem Schlafen zu trinken.

Orangenblütentee
2–3 Blüten 2–3 Min. kochen, etwas ziehen lassen und absieben. Mit Honig süssen. Beruhigend. Vor dem Schlafen trinken.

Zitronenschalentee
Für 2 Tassen: 1 ungespritzte Zitrone,möglichst, in Demeterqualität, dünn schälen. Mit kochendem Wasser überbrühen und 5 Min. ziehen lassen, dann absieben. Vor dem Einschlafen mit etwas Honig trinken.

Lavendeltee
1 Teel. Lavendelblüten anbrühen, etwas stehen lassen.
Beruhigend, harmonisierend, entzündungshemmend, bei Schlaflosigkeit.

Hagebuttentee
Aus ganzen Hagebutten: 2–3 Essl. Hagebuttenkörner und -schalen in 1 ½ l Wasser 12 Std. einweichen, dann ½–¾ Std. leise kochen, absieben. Den Rest der gekochten Hagebutten kann man am folgenden Tag nochmals mit den frischen Hagebutten aufkochen. Leicht galletreibend und wassertreibend, erfrischend, anregend. Oder mit einem Beutelchen angiessen.

Heidelbeertee
Stopfend, beruhigend.
1 Essl. getrocknete Heidelbeeren 12 Std. einweichen und 5 Min. kochen. Absieben.

Salbeitee
Entzündungshemmend, die Schleimhäute pflegend.
1 Essl. Salbei
1 Tasse Wasser
Mit kochendem Wasser übergiessen und einige Minuten ziehen lassen. Dann den Teeabgiessen und möglichst warm trinken.

Gemüsesorten, die ganz wichtig sind für die Netzhaut, da sie besonders viel Zeaxanthin und/oder Lutein enthalten

Art des Gemüses	Zeaxanthin (mg/100 g*)	Lutein (mg/100 g)
Grünkohl	0,17	21,9
Roher Spinat	0,33	10,0
Brokkoli	0,01	1,9
Blattspinat, roh	0,18	1,8
Erbsen	0,06	1,7
Rosenkohl	?	1,3
Grüne Bohnen	0,44	0,7
Mais	0,53	0,7
Karotten, roh	0,02	0,3
Tomaten	?	0,1

Angelehnt an eine Tabelle des US Department of Agriculture, Agricultural Research Service: USDA-NCC: Carotenoid Database for Foods 1998)

* = entspricht ungefähr einer halben Tasse gekochten Gemüses

Verzeichnis der Rezepte und Kurpläne

Literaturverzeichnis

1 Lingelbach B. et al.: Asphärische Linsen aus dem 11. Jahrhundert. Die Wikinger ihrer Zeit voraus? ZPA (Z. prakt. Augenheilkunde) 2002/10, 23: 397–406)

2 Masland R.H.: *The Neuronal Organization of the Retina*. Neuron, 76, 18. Oktober 2012

3 Boss N. (Hrsg.): *Die Burch Membran*. Roche Lexikon Medizin. 2. Auflage. Hoffmann-La Roche AG und Urban & Schwarzenberg, München 1987, ISBN 3-541-13191-8; S. 244; 5. Auflage 2003: gesundheit.de/roche

4 Grehn F.: *Augenheilkunde*. 30. Auflage. Heidelberg 2008, S. 217–222

5 Kanski J.: *Klinische Ophtalmologie.* 6. Auflage. München 2008, S. 581–599

6 Kollias A.N. et al.: *Diabetische Retinopathie*. Deutsches Ärzteblatt. Band 107, Nr. 5, 2010, S. 75–84

7 Nentwich M. M. et al.: *Diabetische Retinopathie.* Der Diabetologe. Ausgabe 6, 2010, S. 491 ff.

8 Nasemann J.: *Netzhaut (Retina)* in Matthias Sachsenweger (Hrsg.): Duale Reihe – Augenheilkunde. Stuttgart, 2003, S. 259–262

9 Daikeler R. et al.: *Diabetes. Evidenzbasierte Diagnosik und Therapie*. 10. Auflage. Kitteltaschenbuch, Sinsheim 2015, ISBN 978-3-00-050903-2, S. 170 f.

10 Mandecka A. et al.: *Abnormal retinal autoregulation is detected by provoked stimulation with flicker light in well-controlled patients with type 1 diabetes without retinopathy*. Diabetes Res Clin Pract. 2009 Oct; 86 (1): 51–5

11 Nasemann J.: *Netzhaut (Retina)* in Matthias Sachsenweger (Hrsg.): Duale Reihe – Augenheilkunde. Stuttgart, 2003, S. 259–262

12 Nentwich M.M. et al.: *Diabetische Retinopathie. Der Diabetologe.* Ausgabe 6, 2010, S. 491 ff., Springer

13 Kook D. et al.: *Long-term effect of intravitreal bevacizumab (avastin) in patients with chronic diffuse diabetic macular edema*. Retina. 2008 Oct; 28 (8), S. 1053–1060. PMID 18779710

14 Grehn F.: *Augenheilkunde*. 30. Auflage. Heidelberg 2008, S. 217–222

15 Abràmoff M. et al.: *Automated and Computer-Assisted Detection, Classification, and Diagnosis of Diabetic Retinopathy*. Telemed. J. E-Health. Band 26, Nr. 4, 2020, S. 544–550

16 Nentwich et al.: *Diabetes und Auge*. Der Diabetologe. Springer 2014, abgerufen 2. März 2014

17 Donders F.A.: *Beiträge zur pathologischen Anatomie des Auges*. Arch für Ophthalmol. 1855-1, S. 106–118

18 Hartong D. et al.: *Retinitis pigmentosa*: Lancet 368 (9549), 18. Nov 2006, S. 1795–1809

19 Sandberg M.A. et al.: *Disease Course in Patients with Autosomal Recessive Retinitis Pigmentosa due to the USH2A Gene.* Invest Ophthalmol Vis Sci. 18. Jul 2008, S. 5532–5539

20 Sahel J.-A. et al.: *Partial recovery of visual function in a blind patient after optogenetic therapy*. Nature Medicine. 24. Mai 2021

21 Hartong D. et al.: *Retinitis pigmentosa.* Lancet. 368 (9549), 18. Nov 2006, S. 1795–1809

22 Daiger S.P. et al.: *Perspective on genes and mutations causing retinitis pigmentosa*. Arch Ophthalmol. 125 (2), Feb 2007, S. 151–158

23 Arevalo J.F. et al.: *Rhegmatogenous retinal detachment after LASIK for myopia of up to −10 diopters: 10 years of follow-up*. Graefes Arch Clin Exp Ophthalmol. Band 250, Nr. 7, 2012, S. 963–970

24 Grehn F.: *Augenheilkunde*. 30. überarbeitete und aktualisierte Auflage. Springer, Heidelberg 2008, ISBN 978-3-540-75264-6, S. 210–211

25 Grehn F.: *Augenheilkunde*. 30., überarbeitete und aktualisierte Auflage. Springer, Heidelberg 2008, ISBN 978-3-540-75264-6, S. 212–213

26 Feltgen N. et al.: *Rissbedingte Netzhautablösung – ein ophthalmologischer Notfall,* Deutsches Ärzteblatt Int 2014; 111 (1–2): 12–22

27 Augenklinik Teufen: *Netzhaut/Glaskörper – Chirurgische Behandlungsmethoden* 25. Juli 2010 in Internet Archive

28 Berufsverband der Augenärzte Deutschlands: *Statement of the Professional Association of German Ophthalmologists (BVA), the German Society of Ophthalmology (DOG) and the German Retina Society (RG) on central serous chorioretinopathy: Situation January 2018.* Der Ophthalmologe. Band 116, S1, Februar 2019

29 Bousquet E. et al.: *Spironolactone for nonresolving central serous chorioretinopahty: A Randomized Controlled Crossover Study. Retina* Band 35, Nr. 12, Dezember 2015

30 Herold T.R. et al.: *Spironolactone in the treatment of central serous chorioretinopathy – a case series.* Graefe's Archive for Clinical and Experimental Ophthalmology. Band 252, Nr. 12, Dezember 2014, ISSN 0721-832X, S. 1985–1991

31 Lotery A. et al.: *Eplerenone for chronic central serous chorioretinopathy in patients with active, previously untreated disease for more than 4 months (VICI): a randomised, double-blind, placebo-controlled trial.* The Lancet. Band 395, Nr. 10220, Januar 2020, S. 294–303,

32 Berufsverband der Augenärzte Deutschlands: *Statement on central serous chorioretinopathy: Situation January 2018.* Der Ophthalmologe. Band 116, S1, Februar 2019, ISSN 0941-293X, S. 10–20

33 Elon H.C. et al.: *Half-Dose Photodynamic Therapy versus High-Density Subthreshold Micropulse Laser Treatment in Patients with Chronic Central Serous Chorioretinopathy.* In: *Ophthalmology.* Band 125, Nr. 10, Oktober 2018, S. 1547–1555

34 Schworm B. et al.: *Response of neovascular central serous chorioretinopathy to an extended upload of anti-VEGF agents.* Graefe's Archive for Clinical and Experimental Ophthalmology. 28. Februar 2020

35 Jager R.D. et al.: *Age-related macular degeneration.* N. Engl. J. Med. 358 (24), (2008), S. 2606–2617

36 Q Li J. et al.: *Prevalence and incidence of age-related macular degeneration in Europe: a systematic review and meta-analysis. British Journal of Ophthalmology.* Band 104, Nr. 8, August 2020, *ISSN 0007-1161*, S. 1077–1084

37 Lindner M. et al.: *Determinants of Reading Performance in Eyes with Foveal-Sparing Geographic Atrophy.* Ophthalmology Retina. Band 3, Nr. 3, März 2019, S. 201–210

38 Elliott H. et al.: *Choriocapillaris Degeneration in Geographic Atrophy.* The American Journal of Pathology. Band 189, Nr. 7, Juli 2019, S. 1473–1480

39 Rochtchina E. et al.: *Elevated serum homocysteine, low serum vitamin B12, folate, and age-related macular degeneration: the Blue Mountains Eye Study.* Am J Ophthalmol. 2007 Feb; 143 (2), S. 344–346

40 Scholl H.P.N. et al.: *CFH, C3 and ARMS2 Are Significant Risk Loci for Susceptibility but Not for Disease Progression of Geographic Atrophy Due to AMD.* PLoS ONE. 4 (10), (2009), S. e7418

41 Thornton R. et al.: *Smoking and age-related macular degeneration: a review of association. Eye.* Band 19, Nr. 9, September 2005, S. 935–944

42 Lindner M. et al.: *Encyclopedia of Ophthalmology.* Springer Berlin Heidelberg, Berlin, Heidelberg 2018, *ISBN 978-3-540-68292-9*, S. 207–209

43 Hoc S.: *Altersbezogene Makuladegeneration: Photodynamische Therapie stoppt Visusverlust.* Deutsches Ärzteblatt. Abgerufen am 26. April 2016 (Printausgabe Jg. 97, Heft 51–52, 25. Dezember 2000)

44 Lim L.S. et al.: *Age-related macular degeneration.* The Lancet. Band 379, Nr. 9827, Mai 2012, S. 1728–1738

45 Ach T. et al.: *Hochauflösende Fluoreszenzmikroskopie des retinalen Pigmentepithels mittels strukturierter Beleuchtung.* Ophthalmologe. 2010, doi: 10.1007/s00347-010-2183-y

46 Best G. et al.: *Structured illumination microscopy of autofluorescent aggregations in human tissue.* Micron. 42 (2010), S. 330–335

47 Krigel A. et al.: *Light-induced retinal damage using different light sources, protocols and rat strains reveals LED phototoxicity.* Neuroscience. Band 339, 2016, S. 296–307

48 Tosini G. et al.: *Effects of blue light on the circadian system and eye physiology.* Mol Vis 2016 Jan 24; 22: 61–72. e Collection 2016

49 Jaadane J. et al.: *Retinal damage induced by commercial light emitting diodes (LEDs).* Free Radic Biol Med 2015 Jul; 84: 373–384

50 Balogh B. et al.: *LED-Induced Microglial Activation and Rise in Caspase3 Suggest a Reorganization in the Retina.* Int J Mol Sci 2021 Sep 27; 22 (19): 10418

51 Yin-Xin Tao et al.: *Mitochondria as Potenzial Targets and Initiators of the Blue Light Hazard to the Retina.* Review Oxid Med Cell Longev 2019 Aug 21; 2019: 6435364

52 Behar-Cohen F. et al.: *Light-emitting diodes (LED) for domestic lighting: any risks for the eye?* Review Prog Retin Eye Res 2011 Jul; 30 (4): 239–57

53 Chen Xie et al.: *Chronic retinal injury induced by white LED light with different correlated color temperatures as determined by microarray analyses of genome-wide expression patterns in mice.* J Photochem Photobiol B 2020 Sep; 210: 111977
54 Seezer t. et al.: *Evaluation of xenon, light-emitting diode (LED) and halogen light toxicity on cultured retinal pigment epithelial cells.* Cutan Ocul Toxicol 2019 Jun; 38 (2): 125–130
55 Touitou Y. et al.: *Effects and mechanisms of action of light-emitting diodes on the human retina and internal clock.* Review Environ Res 2020 Nov; 90: 109942
56 Christen W. G. et al.: *Folic acid, pyridoxine, and cyanocobalamin combination treatment and age-related macular degeneration in women: the Women's Antioxidant and Folic Acid Cardiovascular Study.* Arch Intern Med. 2009; 169, S. 335–341
57 Richer S. et al.: *Differential temporal responses of macular pigment optical density in patients with atrophic age-related macular degeneration to dietary supplementation with xanthophylls.* Optometry. Mai 2007; 78 (5), S. 213–219
58 Bahnsen U.: *Lichtblick im Alter – Mehr als vier Millionen Deutsche sind von der Altersblindheit bedroht.* Die Zeit. Nr. 11 vom 9. März 2006
59 Baumgärtel C.: *Label gegen Off-label-Use, AMD-Update, Christoph Baumgärtel.* (PDF; 11,0 MB) (Nicht mehr online verfügbar.) 29. März 2010, archiviert vom *Original* am 18. Dezember 2015; abgerufen am 10. Juni 2011
60 Ongoing-clinical-trials. (Memento des Originals vom 31. März 2015 im Internet Archive) Website von OCATA Therapeutics; abgerufen am 28. März 2015
61 Steven D. et al.: *Human embryonic stem cell-derived retinal pigment epithelium in patients with age-related macular degeneration and Stargardt's macular dystrophy: follow-up of two open-label phase ½ studies.* The Lancet. Band 385, Nr. 9967, 2015, S. 509–516
62 Brian L. et al.: *Targeting factor D of the alternative complement pathway reduces geographic atrophy progression secondary to age-related macular degeneration.* Science Translational Medicine. Band 9, Nr. 395, 2017
63 Behl C. et al.: *Molekulare Mechanismen des Alterns Über das Altern der Zellen und den Einfluss von oxidativem Stress auf den Alternsprozess.* In: U. M. Staudinger, H. Häfner (Hrsg.): Was ist Alter(n)? Verlag Springer, 2008, ISBN 978-3-540-76710-7, S. 9–32
64 Julien S. et al.: *Lipofuscin can be eliminated from the retinal pigment epithelium of monkeys.* Neurobiol Aging. 2012. (Epub ahead of print) PMID 22244091
65 Julien s. et al.: *Lipofuscin can be eliminated from retinal pigment epithelium after drug treatment.* ARVO, Fort Lauderdale USA, May 2010. In: Invest Ophthalmol Vis Sci. Abstract No. 481/A45 (Memento vom 4. Juli 2013 im Webarchiv archive.today)
66 *Fish eaters show lower risk of age-related eye disease.* reuters.com, 19. Juli 2010
67 Rinninella E. et al.: *The Role of Diet, Micronutrients and the Gut Microbiota in Age-Related Macular Degeneration: New Perspectives from the Gut Retina Axis.* Review Nutrients 2018 Nov 5; 10 (11): 1677
68 Seddon J. M. et al.: *Dietary Carotenoids, Vitamin A, C and E, and Advanced Age-Related Macular Degeneration* JAMA, 1994, 272, 1413–1420
69 Pauleikhoff D. et al.: *Makuläres Pigment und altersabhängige Makuladegeneration.* Ophthalmologe 98,2001, 511–19
70 Hammond B. R. et al.: *Dietary Modification of Human Macular Pigment Density.* Invest. Ophthalmol. Vis. Sci., 38, 1795–1801
71 Bernstein P. S. et al.: *Raman Detection of Macular Carotinoid Pigments in Intact Human Retina Invest.* Ophthalmol. Vis. Sci., 39, 2003–2011
72 Bone R. A. et al.: *Distribution of Lutein and Zeaxanthin Stereoisomers in the Human Retina* Exp. Eye. Res., 64 211–218
73 Beatty S. et al.: *Macular pigment and age-related macular degeneration.* Br. J. Ophthalmology 83, 867–877
74 Hogg R. E. et al.: *Mediterranean Diet Score and Its Association with Age-Related Macular Degeneration: The European Eye Study.* Multicenter Study Ophthalmology 2017 Jan; 124 (1): 82–89
75 Merle B. M. et al.: *Mediterranean Diet and Incidence of Advanced Age-Related Macular Degeneration: The EYE-RISK Consortium.* Multicenter Study Ophthalmology 2019 Mar; 126 (3): 381–390
76 Raimundo M. et al.: *Adherence to a Mediterranean diet, lifestyle and age-related macular degeneration: the Coimbra Eye Study* – report 3. Multicenter

Study Acta Ophthalmol 2018 Dec; 96 (8): e926–e932

77 Chapman M.A. et al.: *Role of diet and food intake in age-related macular degeneration: a systematic review*. Clin Exp Ophthalmol 2019 Jan; 47 (1): 106–127

78 Caldwell G. et al.: *Bestrophin gene mutations in patients with Best vitelliform macular dystrophy*. Genomics. 58, Nr. 1, Mai 1999, ISSN 0888-7543, S. 98–101

79 Lang G.E. et al.: *Venöse und arterielle Gefässverschlüsse der Netzhaut*. Augenheilkunde update. Bd. 2, Nr. 1, 2012, ISSN 1616-9719, S. 15–32

80 Pahor D. et al.: *Weitsichtigkeit als Risikofaktor für Patienten mit nicht arteritischer anteriorer ischämischer Optikusneuropathie*. Klinische Monatsblätter für Augenheilkunde. Bd. 225, Nr. 12, 2008, ISSN 0023-2165, S. 1070–1074

81 Kaeser P.-F. et al.: *Perioperative Visual Loss: A Rare Complication of General Surgery.* Klinische Monatsblätter für Augenheilkunde. Bd. 225, Nr. 5, 2008, S. 517–519

82 Mai T. et al.: *Nonarteritic ischemic optic neuropathy secondary to severe ocular hypertension masked by interface fluid in a post-LASIK eye*. Journal of Cataract & Refractive Surgery. 39, 2013, S. 955

83 Katz B. et al.: *Anterior ischaemic optic neuropathy and intraocular pressure.* The British journal of ophthalmology. Band 74, Nummer 2, Februar 1990, S. 99–102

84 Renard G. et al.: *The dangers of blue light: True story!* Review J Fr Ophtalmol. 2016 May; 39 (5): 483–8

85 Torii H. et al.: *Omnidirectional illumination light source device: LED ORB Light System*. Retina 2021 Apr 1; 41 (4): 886–889

86 Balogh B. et al.: *LED-Induced Microglial Activation and Rise in Caspase3 Suggest a Reorganization in the Retina*. Int J Mol Sci 2021 Sep 27; 22 (19): 10418

87 Behar-Cohen F. et al.: *Light-emitting diodes (LED) for domestic lighting: any risks for the eye?* Review Prog Retin Eye Res 2011 Jul; 30 (4): 239–57

88 Xie C. et al.: *Chronic retinal injury induced by white LED light with different correlated color temperatures as determined by microarray analyses of genome-wide expression patterns in mice*. J Photochem Photobiol B 2020 Sep; 210: 111977. doi: 10.1016/j.jphotobiol.2020.111977. Epub 2020 Jul 23

89 Clark A.J. et al.: *Ocular Tolerance of Contemporary Electronic Display Devices*. Review Ophthalmic Surg Lasers Imaging Retina. 2018 May 1; 49 (5): 346–354

90 Chen-Hui L. et al.: *Editor's Highlight: Periodic Exposure to Smartphone-Mimic Low-Luminance Blue Light Induces Retina Damage Through Bcl-2/BAX-Dependent Apoptosis*. Toxicol Sci 2017 May 1; 157 (1): 196–210

91 Teran E. et al.: *Evaluation of Two Strategies for Alleviating the Impact on the Circadian Cycle of Smartphone Screens*. Comparative Study Optom Vis Sci 2020 Mar; 97 (3): 207–217

92 Vignal R. et al.: *Effects of mobile phones and radar radiofrequencies on the eye*. Pathol Biol (Paris). 2009 Sep; 57 (6): 503–8. doi: 10.1016/j.patbio.2008.09.003. Epub 2008 Nov 25

93 Shokooni- Rad S. et al.: *Comparison of Intraocular Pressure Changes Due to Exposure to Mobile Phone Electromagnetics Radiations in Normal and Glaucoma Eye.* Comparative Study Middle East Afr J Ophthalmol. 2020 Apr 29; 27 (1): 10–13

94 Lee E.I. et al.: *Effect of Smartphone Use on Intraocular Pressure*. Clinical Trial Sci Rep 2019 Dec 11; 9 (1): 18802

95 Bormusow E. et al.: *Non-Thermal Electromagnetic Radiation Damage to Lens Epithelium.* The Open Ophthalmology Journal, 2008, 2, 102–106

96 Wang J. et al.: *Smartphone Overuse and Visual Impairment in Children and Young Adults: Systematic Review and Meta-Analysis.* Meta-Analysis J Med Internet Res 2020 Dec 8; 22 (12): e21923. doi: 10.2196/21923

97 Lindblad B. E. et al.: *Smoking Cessation and the Risk of Cataract. JAMA Ophthalmology.* Band 132, Nr. 3, 2014, S. 253–257

98 Roche Lexikon Medizin. Urban & Fischer bei Elsevier, 2003, ISBN 3-437-15150-9

99 Verrips et al.: *Clinical and molecular genetic characteristics of patients with cerebrotendinous xanthomatosis*. Brain. 2000, doi: 10.1093/brain/123.5.908

100 Taylor A.: *Associations between nutrition and cataract*. Review Nutr Rev 1989 Aug; 47 (8): 225–34

101 Kottler U.B. et al.: *Is a cataract avoidable? Current status with special emphasis on the pathophysiology of oxidative lens damage, nutritional factors, and the ARED study*. Review Ophthalmologe 2003 Mar; 100 (3): 190–6

102 Braakhuis A.J. et al.: *Nutritional Strategies to Prevent Lens Cataract: Current Status and Future Strategies*. Review Nutrients. 2019 May 27; 11 (5): 1186

103 Lim J.C. et al.: *Vitamin C and the Lens: New Insights into Delaying the Onset of Cataract*. Review Nutrients, 2020 Oct 14; 12 (10): 3142

104 Yi-Rong Li et al.: *Effect of resveratrol and pterostilbene on aging and longevity*. Review Biofactors 2018 Jan; 44 (1): 69–82

105 Ling Zhao et al.: *Lanosterol reverses protein aggregation in cataracts*. Nature. Juli 2015

106 Applebay P.N. et al.: *The long-term health of vegetarians and vegans*. Review Proc Nutr Soc 2016 Aug; 75 (3): 287–93

107 Appleby P.N. et al.: *Diet, vegetarianism, and cataract risk*. Am J Clin Nutr 2011 May; 93 (5): 1128–35

108 Sze-un Fong C. et al.: *Correction of Visual Impairment by Cataract, Surgery and Improved Survival in Older Persons.* Ophthalmology. Band 120, 2013, S. 1720–1727

109 Wenzel M. et al.: *Ambulante und stationäre Intraokularchirurgie 2016 Ergebnisse der aktuellen Umfrage von DGII, DOG, BVA und BDOC* Ophthalmo-Chirurgie. Band 29, 2017, S. 185–194

110 Charité, Universitätsmedizin Berlin: *Nachstar.* Abgerufen am 18. Februar 2020

111 Khoramnia R. et al.: *Eintrübung von Intraokularlinsen: Erkenntnisse aus dem Labor und der Klinik*. Der Ophthalmologe. Band 118, 2021, S. 633–642

112 Holden B. et al.: *Myopia, an underrated global challenge to vision: where the current data takes us on myopia control.*: Eye. 28, Nr. 2, February 2014, S. 142–6

113 Foster P.J. et al.: *Eye*. 28, Nr. 2, February 2014, S. 202–8

114 *Fehlsichtigkeiten* Berufsverband der Augenärzte Deutschlands, abgerufen am 5. Februar 2018

115 Jones L.T. et al.: *Parental history of myopia, sports and outdoor activities, and future myopia. Investigative Ophthalmology and Visual Science*. Band 48, Nr. 8, 2007, S. 3524–3532

116 Cui D. et al.: *Effect of day length on eye growth, myopia progression, and change of corneal power in myopic children. Ophthalmology*. 120, Nr. 5, May 2013, S. 1074–9

117 Feldkaemper M. et al.: *An updated view on the role of dopamine in myopia*. Experimental Eye Research. 114, September 2013, S. 106–19

118 Nickla D.L. et al.: *Ocular diurnal rhythms and eye growth regulation: where we are 50 years after Lauber*. Experimental Eye Research. 114, September 2013, S. 25–34

119 Bahnsen U.: *Die Kurzsichtigkeit unter Jugendlichen nimmt rasant zu. Die Augenkrankheit ist gefährlicher als gedacht*. Die Zeit, 30. Mai 2018, S. 29

120 Albert J. et al.: *Augenheilkunde.* 3. Auflage. Springer-Verlag, 2007, S. 356–357

121 Studiengruppe des American Journal of Epidemiology: *Risk factors for idiopathic rhegmatogenous retinal detachment.* The Eye Disease Case-Control Study GroupAmerican Journal of Epidemiology. Band 137, Nr. 7, April 1993, S. 749–757

122 Wong T.Y.: *Refractive errors, intraocular pressure, and glaucoma in a white population*. Ophthalmology. Band 110, Nr. 1, Januar 2003, S. 211–217

123 ICD-10 online, abgerufen am 21.4.2022

124 Cline D. et al.: *Dictionary of Visual Science*. 4. Auflage. Butterworth-Heinemann, Boston 1997

125 Axenfeld T. et al.: *Lehrbuch und Atlas der Augenheilkunde*. Gustav Fischer Verlag, Stuttgart 1980, ISBN 3-437-00255-4, S. 32 (Unter Mitarbeit von R. Sachsenweger u. a.)

126 Cline D. et al.: *Dictionary of Visual Science*. 4. Auflage. Butterworth-Heinemann, Boston 1997, ISBN 0-7506-9895-0

127 American Optometric Association (Hrsg.): *Optometric Clinical Practice Guideline: Care of the patient with myopia*. 1997 (englisch, pdf). pdf im Archiv (Memento vom 6. Dezember 2006 im Internet Archive)

128 Li C.Y. et al.: *Low vision and methods of rehabilitation: a comparison between the past and present. Chang Gung Medical Journal.* Band 25, Nr. 3, März 2002, S. 153–161

129 Goss D.A. et al.: *Diagnosis and management in vision care*. Hrsg.: J.B. Amos. Butterworths, Boston 1988, ISBN 0-409-95082-3, Myopia, S. 445

130 American Optometric Association (Hrsg.): *Optometric Clinical Practice Guideline: Care of the patient with myopia*. 1997 pdf im Archiv (Memento vom 6. Dezember 2006 im Internet Archive)

131 Leibowitz H.W. et al.: *Night myopia and the intermediate dark focus of accommodation.* Journal of the Optical Society of America. Band 65, Nr. 10, Oktober 1975, S. 1121–1128, PMID 1185296

132 Metge P. et al.: *Myopia and cataract. La Revue du praticien.* Band 43, Nr. 14, 1993, S. 1784–1786

133 Vukojević N. et al.: *Axial eye length after retinal detachment surgery.* Collegium antropologicum. Band 29, Suppl 1, 2005, S. 25–27, PMID 16193671

134 Young F.A.: *The effect of nearwork illumination level on monkey refraction.* American Journal of Optometry & Archives of American Academy of Optometry. Band 39, Nr. 2, 1962, S. 60–67

135 Zhu X. et al.: *In a Matter of Minutes, the Eye Can Know Which Way to Grow. Investigative Ophthalmology and Visual Science.* Band 46, 2005, S. 2238–2241

136 Shen W. et al.: *Inducing form-deprivation myopia in fish.* Investigative Ophthalmology and Visual Science. Band 46, Nr. 5, 2005, S. 1797–1803

137 Negrel A.D. et al.: *Refractive Error Study in Children: sampling and measurement methods for a multi-country survey. American Journal of Ophthalmology.* Band 129, Nr. 4, April 2000, S. 421–426

138 Zhao J. et al.: *Refractive Error Study in Children: results from Shunyi District, China. American Journal of Ophthalmology.* Band 129, Nr. 4, April 2000, S. 427–35

139 Krause K. et al.: *Tageszeitliche Schwankungen der menschlichen Refraktion [Diurnal Fluctuations of Human Refraction]. Klinische Monatsblätter Augenheilkunde.* Band 192, Nr. 1, Januar 1988, S. 53–57

140 Weiss S. et al.: *Diurnal growth rhythms in the chicken eye: relation to myopia development and retinal dopamine levels.* Journal of Comparative Physiology A. Band 172, Nr. 3, 1993, S. 263–270

141 Liu J.H. et al.: *Twenty-four-hour change in axial length in the rabbit eye.* Investigative Ophthalmology and Visual Science. Band 39, Nr. 13, Dezember 1998, S. 2796–2799

142 Nickla D.L. et al.: *Diurnal rhythms in intraocular pressure, axial length, and choroidal thickness in a primate model of eye growth, the common marmoset. Investigative Ophthalmology and Visual Science.* Band 43, Nr. 8, August 2002, S. 2519–2528

143 Stone R.A. et al.: *Diurnal axial length fluctuations in human eyes. Investigative Ophthalmology and Visual Science.* Band 45, Nr. 1, Januar 2004, S. 63–70

144 Read S.A. et al.: *Diurnal variation of axial length, intraocular pressure, and anterior eye biometrics. Investigative Ophthalmology and Visual Science.* Band 49, Nr. 7, Juli 2008, S. 2911–2918

145 Die von Read (2008) ermittelte durchschnittliche axiale Länge von 23,77 mm entspricht ausreichend genau den Annahmen des Modells des reduzierten Auges. In der Rechnung ist deshalb die Normalbrennweite des fernakkommodierten reduzierten Auges von 17 mm anzusetzen: D = 1 / f_orig – 1 / f, 1 / 0,017 – 1 / (0,017 + 0,000015) = 0,05 bzw. 1 / 0,017 – 1 / (0,017 + 0,000092) = 0,32

146 Krause K. et al.: *Tageszeitliche Schwankungen der menschlichen Refraktion [Diurnal Fluctuations of Human Refraction]. Klinische Monatsblätter Augenheilkunde.* Band 192, Nr. 1, Januar 1988, S. 53–57

147 Srivannaboon S. et al.: *Diurnal variation of higher order aberrations in human eyes.* Journal of Refractive Surgery. Band 23, Nr. 5, Mai 2007, S. 442–446

148 Mierdel, H. E. et al.: *Diurnal fluctuation of higher order ocular aberrations: correlation with intraocular pressure and corneal thickness. Journal of Refractive Surgery.* 20 (Mai-Juni), Nr. 3, Mai 2004, S. 236–242

149 Tian Y. et al.: *Diurnal fluctuations and developmental changes in ocular dimensions and optical aberrations in young chicks. Investigative Ophthalmology and Visual Science.* Band 47, Nr. 9, September 2006, S. 4168–4178

150 Sharma S. et al.: *Refractive issues in pregnancy.* Aust N Z J Obstet Gynaecol. 2006 Jun; 46 (3), S. 186–188

151 Pizzarello L. D.: *Refractive changes in pregnancy.* Graefes Arch Clin Exp Ophthalmol. 2003 Jun; 241 (6), S. 484–488. Epub 2003 May 8

152 Lancaster W.B. et al.: *New light on the theory of accommodation, with practical applications. Transactions of the American Academy of Ophthalmology and Otolaryngology.* 1914, S. 170–195

153 Ong E. et al.: *Nearwork-induced transient myopia: a critical review. Documenta ophthalmologic.* Band 91, Nr. 1, 1995, S. 57–85

154 Ciuffreda K.J. et al.: *Nearwork-induced transient myopia (NITM) and permanent myopia--is there a*

link? Ophthalmic and Physiological Optics. Band 28, Nr. 2, März 2008, S. 103–114

155 Mutti D.O, et al.: *Accommodative lag before and after the onset of myopia. Investigative Ophthalmology and Visual Science.* Band 47, Nr. 3, März 2006, S. 837–846

156 Wolf A. et al.: *Myopieprophylaxe Preventing myopia.* Dtsch Arztebl Int (2017); 114: 575–80

157 Schaeffel F. et al.: *Steuerung des Augenlängenwachstums durch Sehen: Tierexperimentelle Befunde zur Kurzsichtigkeit und ihre möglichen therapeutischen Konsequenzen.* Dtsch Arztebl 1997; 94 (17): A-1121 / B-933 / C-877

158 Young F.A.: *The distribution of refractive errors in monkeys. Experimental eye research.* Band 3, September 1964, S. 230–238

159 Weiss S. et al.: *Diurnal growth rhythms in the chicken eye: relation to myopia development and retinal dopamine levels. Journal of Comparative Physiology A.* Band 172, Nr. 3, 1993, S. 263–270

160 Liu I.H. et al.: *Twenty-four-hour change in axial length in the rabbit eye. Investigative Ophthalmology and Visual Science.* Band 39, Nr. 13, Dezember 1998, S. 2796–2799,

161 Nickla D.L. et al.: *Diurnal rhythms in intraocular pressure, axial length, and choroidal thickness in a primate model of eye growth, the common marmoset. Investigative Ophthalmology and Visual Science.* Band 43, Nr. 8, August 2002, S. 2519–2528

162 Weiss S. et al.: *Diurnal growth rhythms in the chicken eye: relation to myopia development and retinal dopamine levels. Journal of Comparative Physiology A.* Band 172, Nr. 3, 1993, S. 263–270

163 Hung L.F. et al.: *Spectacle lenses alter eye growth and the refractive status of young monkeys. Nature Medicine.* Band 1, Nr. 8, August 1995, S. 761–765

164 Wallman J. et al.: *Monkey eyes grow into focus. Nature Medicine.* Band 1, Nr. 8, August 1995, S. 737–739

165 Whatham A.R. et al.: *Compensatory changes in eye growth and refraction induced by daily wear of soft contact lenses in young marmosets. Vision Research.* Band 41, Nr. 3, Februar 2001, S. 267–273

166 Liu J.H. et al.: *Twenty-four-hour change in axial length in the rabbit eye. Investigative Ophthalmology and Visual Science.* Band 39, Nr. 13, Dezember 1998, S. 2796–2799

167 McBrien N.A. et al.: *Optical correction of induced axial myopia prevents emmetropisation in tree shrews. Investigative Ophthalmology and Visual Science.* Band 37, Suppl. 1000, 1996

168 Wildsoet C.F. et al.: *Optical correction of form deprivation myopia inhibits refractive recovery in chick eyes with intact or sectioned optic nerves. Vision Research.* Band 40, Nr. 23, 2000, S. 3273–3282

169 Troilo D. et al.: *Visual deprivation causes myopia in chicks with optic nerve section. Current Eye Research.* Band 6, Nr. 8, August 1987, S. 993–999

170 Wildsoet C.: *Neural pathways subserving negative lens-induced emmetropization in chicks--insights from selective lesions of the optic nerve and ciliary nerve. Current Eye Research.* Band 27, Nr. 6, Dezember 2003, S. 371–385

171 Schaeffel F. et al.: *6-Hydroxy dopamine does not affect lens-induced refractive errors but suppresses deprivation myopia. Vision Research.* Band 34, Nr. 2, Januar 1994, S. 143–149

172 Stone R.A. et al.: *Effects of nicotinic antagonists on ocular growth and experimental myopia. Investigative Ophthalmology and Visual Science.* Band 42, Nr. 3, März 2001, S. 557–565

173 McBrien N.A. et al.: *Scleral remodeling during the development of and recovery from axial myopia in the tree shrew. Investigative Ophthalmology and Visual Science.* Band 41, Nr. 12, November 2000, S. 3713–3719

174 Trier K. et al.: *Systemic 7-methylxanthine in retarding axial eye growth and myopia progression: a 36-month pilot study.* J Ocul Biol Dis Infor. 2008 Dec; 1 (2–4), S. 85–93. Epub 2008 Nov 4

175 Zhou X. et al.: *Recovery from axial myopia induced by a monocularly deprived facemask in adolescent (7-week-old) guinea pigs. Vision Research* Band 47, Nr. 8, April 2007, S. 1103–1111

176 Smith E.L.: *Spectacle lenses and emmetropization: the role of optical defocus in regulating ocular development. Optometry and Vision Science.* Band 75, Nr. 6, Juni 1998, S. 388–39

177 Zadnik K. et al.: *How applicable are animal myopia models to human juvenile onset myopia? Vision Research.* Band 35, Nr. 9, Mai 1995, S. 1283–1288

178 Young T.L. et al.: *Complex trait genetics of refractive error. Archives of Ophthalmology.* Band 125, Nr. 1, Januar 2007, S. 38–48

179 Hysi P. et al.: *A genome-wide association study for myopia and refractive error identifies a susceptibi-*

lity locus at 15q25. Nature Genetics. 12. September 2010, S.902–5

180 Bedrossian R.H.: *The effect of atropine on myopia.* Ophthalmology 1979 May; 86 (5), S.713–719

181 Chua W.H.et al.: *Atropine for the treatment of childhood myopia.* Ophthalmology 2006 Dec; 113 (12), S.2285–2291. Epub 2006 Sep 25

182 Tong L. et al.: *Atropine for the treatment of childhood myopia: effect on myopia progression after cessation of atropine.* Ophthalmology 2009 Mar; 116 (3), S.572–579

183 Glasser C. et al.: *Aging of the human crystalline lens and presbyopia. International Ophthalmology Clinics* Band 41, Nr.2, 2001, S.1–15

184 Heidary H. et al.: *The association of astigmatism and spherical refractive error in a high myopia cohort*. Optom Vis Sci. Band 82, Nr.4, 2005, S.244–247

185 Axenfeld T. er al.: *Lehrbuch und Atlas der Augenheilkunde.* Unter Mitarbeit von Rudolf Sachsenweger u.a. 12., völlig neu bearbeitete Auflage. Gustav Fischer, Stuttgart u.a. 1980, ISBN 3-437-00255-4, S.37 ff.

186 Campos E.C. et al.: *Astigmatismus bei kongenitalem Nystagmus.* Klinische Monatsblätter für Augenheilkunde. Band 223, Nr.7, 2006, ISSN 0023-2165, S.615–619

187 Vidaurri-Leal J.S. et al.: *Complications in 5000 LASIK procedures.* Group RSSI (Hrsg.): *Refractive Surgery.* 1998, S.61–64

188 Chow S.S.W. et al.: *Astigmatism Correction Using SMILE* Review Asia Pac J Ophthalmol (Phila). Sep-Oct 2019; 8 (5): 391–396

189 Randleman J.B. et al.: *Ectasia After Corneal Refractive Surgery: Nothing to SMILE About*: Journal of Refractive Surgery. Band 32, Nr.7, 2016, S.434–435

190 Kohnen T. et al.: *Basiswissen refraktive Chirurgie. Korrektur von Refraktionsfehlern mit modernen chirurgischen Verfahren.* Deutsches Ärzteblatt. Jg. 1051, Nr.9129, 2008, S.163–177

191 Pop M. et al.: *Risk Factors for Night Vision Complaints after LASIK for Myopia.* Ophthalmology. 111, 2004, S.3–10

192 Binder P.S. et al.: *Analysis of ectasia after laser in situ keratomileusis: risk factors.* Journal of Cataract and Refractive Surgery 33, 2007, S.1530–1538

193 Kohnen T. et al.: *Basiswissen refraktive Chirurgie. Korrektur von Refraktionsfehlern mit modernen chirurgischen Verfahren.* Deutsches Ärzteblatt. Jg. 1051, Nr.9129, 2008, S.163–177

194 Albietz J. et al.: *Chronic dry eye and regression after laser in situ keratomileusis for myopia.* Journal of Cataract & Refractive Surgery. Volume 30, Issue 3, S.675–684

195 Randleman J.B. et al.: *Ectasia After Corneal Refractive Surgery: Nothing to SMILE About. Journal of Refractive Surgery.* Band 32, Nr.7, 2016, S.434–435

196 Gerste R.D.: *Glaukom: Eine vaskuläre Neuropathie.* Deutsches Ärzteblatt, 105 (11), 2008, S. A-562/B-500/C-489

197 Malihi M. et al.: *Long-Term Trends in Glaucoma-Related Blindness in Olmsted County, Minnesota.* Ophthalmology. 121, 2014, S.134–141

198 Sasse C.H.: *Geschichte der Augenheilkunde in kurzer Zusammenfassung mit mehreren Abbildungen und einer Geschichtstabelle.* Bücherei des Augenarztes. Heft 18. Ferdinand Enke, Stuttgart 1947, S.20–22

199 Krogmann F.: *Star, grüner (Glaukom).* Werner E. Gerabek et al: *Enzyklopädie Medizingeschichte.* De Gruyter, Berlin/New York 2005, ISBN 3-11-015714-4, S.1355 f

200 Konieczka K. et al.: *Flammer syndrome.* The EPMA Journal, 5, 2014, S.11

201 Berufsverband der Augenärzte Deutschlands (BVA) und Deutsche ophthalmologische Gesellschaft (DOG): *Informationen zum Glaukom.* (PDF; 331 kB) Abgerufen am 11. November 2020

202 Pache M. et al.: *Hightech in der Glaukomdiagnostik.* Klinische Monatsblätter für Augenheilkunde. Band 223, Nr.6, 2006, *ISSN 0023-2165*, S.503–508

203 Die Streifengläser nach Bagolini zum Erkennen von Gesichtsfelddefekten bei Glaukom. 97. Jahrestagung der Deutschen Ophthalmologischen Gesellschaft (DOG), 1999

204 Study examines effects of delaying treatment for ocular hypertension. Science Daily, 8. März 2010, abgerufen am 22. Mai 2017

205 Moore K.L. et al.: *Embryologie: Entwicklungsstadien, Frühentwicklung, Organogenese, Klinik.* Übersetzt und bearbeitet von Christoph Viebahn. 5. Auflage. Elsevier, Urban & Fischer, München u.a. 2007, ISBN 978-3-437-41112-0, S.520

206 Schlote T. et al.: *Sekundärglaukome. Komplizierte Glaukome in Theorie und Praxis.* Schattauer, Stuttgart 2004, ISBN 3-7945-2266-4

207 Rigal: *Pseudoexfoliations- und Pigmentglaukom.* In: *Spektrum der Augenheilkunde.* Band 18, Nr. 5, 2004, *ISSN 0930-4282* S. 248–250

208 European Glaucoma Society: *Terminologie und Handlungsrichtlinien für die Glaukome*. European Glaucoma Society. 4. Auflage. PubliComm, Savona – Italy 2015, ISBN 978-88-98320-14-1

209 Druck ablassen für die Augen: Autogenes Training und Co. helfen bei grünem Star. auf: medizin-aspekte.de

210 Leydhecker W.: *Fortschritte der modernen Augenheilkunde*. Würzburger medizinhistorische Mitteilungen. Band 3, 1985, S. 198 und 209

211 Ramdas D.W. et al.: *Nutrient intake and risk of open-angle glaucoma: the Rotterdam Study.* Eur J Epidemiol 2012 May; 27 (5): 385–93

212 Marx-Gross.S. et al.: *Prävalenz des Glaukoms bei jungen Menschen Ergebnisse aus der populationsbasierten Gutenberg-Gesundheitsstudie*. Dtsch Arztebl Int 2017; 114: 204–10

213 Renard J.P. et al.: *Nutritional, lifestyle and environmental factors in ocular hypertension and primary open-angle glaucoma: an exploratory case-control study*. Acta Ophthalmol 2013 Sep; 91 (6): 505–13

214 Dziedziak J. et al.: *Dietary Antioxidants in Age-Related Macular Degeneration and Glaucoma*

215 Ramdas W.D. et al.: *The Effect of Vitamins on Glaucoma: A Systematic Review and Meta-Analysis*. Review Nutrients 2018 Mar 16; 10 (3): 359

216 Wang S.Y. et al.: *Glaucoma and vitamins A, C, and E supplement intake and serum levels in a population-based sample of the United States*. Eye (Lond) 2013 Apr; 27 (4): 487–94

217 Yozerizal M. et al.: Associations of nutrient intakes with glaucoma among Japanese Americans. Medicine (Baltimore) 2019 Dec; 98 (49): e18314. doi: 10.1097/MD.0000000000018314

218 Giaconi J.A. et al.: *The association of consumption of fruits/vegetables with decreased risk of glaucoma among older African-American women in the study of osteoporotic fractures*. Multicenter Study Am J Ophthalmol 2012 Oct; 154 (4): 635–44

219 Kang J.H.et al.: *Contribution of the Nurses' Health Study to the Epidemiology of Cataract, Age-Related Macular Degeneration, and Glaucoma*. Review Am J Public Health 2016 Sep; 106 (9): 1684–9

220 Coleman L.A, et al.: *Glaucoma risk and the consumption of fruits and vegetables among older women in the study of osteoporotic fractures. Multicenter Study* Am J Ophthalmol 2008 Jun; 145 (6): 1081–9

221 Raman R. et al.: *Food components and ocular pathophysiology: a critical appraisal of the role of oxidative mechanisms*. Asia Pac J Clin Nutr 2017; 26 (4): 572–585

222 Hanyuda A. et al.: *Low-carbohydrate-diet scores and the risk of primary open-angle glaucoma: data from three US cohorts*. Eye (Lond) 2020 Aug; 34 (8): 1465–1475

223 Gao F.-J. et al.: *Quercetin Declines Apoptosis, Ameliorates Mitochondrial Function and Improves Retinal Ganglion Cell Survival and Function in In Vivo Model of Glaucoma in Rat and Retinal Ganglion Cell Culture In Vitro*. Front Mol Neurosci 2017 Sep 7; 10: 285

224 Szumny D. et al.: *Application of Cornelian Cherry Iridoid-Polyphenolic Fraction and Loganic Acid to Reduce Intraocular Pressure*. Evid Based Complement Alternat Med 2015; 2015: 939402

225 Maher P. et al.: *Flavonoids protect retinal ganglion cells from oxidative stress-induced death.* Invest Ophthalmol Vis Sci 2005 Dec; 46 (12): 4796–803

226 Chiotoroiu S.M. et al.: *The importance of alcohol abuse and smoking in the evolution of glaucoma disease*. J Med Life 2013 Jun 15; 6 (2): 226–9

227 Pexczom I. D. et al.: *Glaucoma, Alcohol and intraocular pressure*. Arch Ophthalmol 1965 Apr; 73: 495–501

228 Giurlani B.P. et al.: *Alcohol and open angle glaucoma--influence on detection, IOP, BP/IOP ratios*. J Am Optom Assoc 1978 Apr; 49 (4): 409–16

229 Bioadhead G.K. et al: *Diet and risk of visual impairment: a review of dietary factors and risk of common causes of visual impairment*. Review Nutr Rev 2021 May 12; 79 (6): 636–650

230 Hecht J.: *Modifiable factors in the management of glaucoma: a systematic review of current evidence*. Review Graefes Arch Clin Exp Ophthalmol 2017 Apr; 255 (4): 789–796

231 *Steward W.C.: The effect of lifestyle on the relative risk to develop open-angle glaucoma*. Review Curr Opin Ophthalmol 1995 Apr; 6 (2): 39

232 Fortepiani L. et al.: *The Effects of Sex, Oral Contraception, and Menstrual Cycle Phase on Intraocular Pressure, Central Corneal Thickness, and Foveal Thickness: A Descriptive Analysis*. Vision (Basel) 2021 Oct 18; 5 (4): 48

233 Grover A.K. et al.: *Antioxidants and vision health: facts and fiction*. Review Mol Cell Biochem 2014 Mar; 388 (1–2): 173–83

234 Tian J. et al.: *Ginkgo biloba Extract in Vascular Protection: Molecular Mechanisms and Clinical Applications*. Review Curr Vasc Pharmacol 2017; 15 (6): 532–548

235 Kang J.M. et al: *Ginkgo biloba and its potenzial role in glaucoma*. Review Curr Opin Ophthalmol 2018 Mar; 29 (2): 116–120

236 Park J.W. et al.: *Short-term effects of Ginkgo biloba extract on peripapillary retinal blood flow in normal tension glaucoma*. Randomized Controlled Trial Korean J Ophthalmol 2011 Oct; 25 (5): 323–8

237 Cybulsk-Heinrich A.K. et al.: *Ginkgo biloba: an adjuvant therapy for progressive normal and high tension glaucoma*. Review Mol Vis 2012; 18: 390–402

238 Quaranta L. et al.: *Effect of Ginkgo biloba extract on preexisting visual field damage in normal tension glaucoma*. Clinical Trial Ophthalmology 2003 Feb; 110 (2): 359–62

239 Lee J. et al.: *Effect of Ginkgo biloba extract on visual field progression in normal tension glaucoma*. J Glaucoma 2013 Dec; 22 (9): 780–4

240 Shim S.E.et al.: *Ginkgo biloba extract and bilberry anthocyanins improve visual function in patients with normal tension glaucoma*. Comparative Study J Med Food 2012 Sep; 15 (9): 818–23

241 Zahn G-L. et al.: Effects of marijuana on aqueous humor dynamics in a glaucoma patient. Case Reports J Glaucoma 2005 Apr; 14 (2): 175–7

242 Mouhammad Z.A. et al.: Should ophtalmologists recommend medical cannabis to patients with glaucoma? Review Ugeskr Laeger 2018 Jul 16; 180 (29): V11170861

243 Higginbotham E.J.: *Shaping Patients' Perspective of Medical Marijuana for Glaucoma Treatment*. Comment JAMA Ophthalmol 2016 Mar; 134 (3): 265–6

244 Belyea D.A.et al.: *Marijuana Use Among Patients with Glaucoma in a City With Legalized Medical Marijuana Use*. JAMA Ophthalmol 2016 Mar; 134 (3): 259–64

245 Passani A. et al.: *Cannabinoids in Glaucoma Patients: The Never-Ending Story*. Review J Clin Med 2020 Dec 8; 9 (12): 3978

246 Manthey A.L. et al.: *Effects of Lycium barbarum on the Visual System*. Review Int Rev Neurobiol 2017; 135: 1–27

247 Seen S. et al.: *Dry eye disease and oxidative stress*. Review Acta Ophthalmol 2018 Jun; 96 (4): e412–e420

248 Kyei S. et al.: *Anti-glaucoma potenzial of Heliotropium indicum Linn in experimentally-induced glaucoma*. Eye and Vision volume 2, Article number: 16 (2015)

249 Gorąca A. et al.: *Lipoic acid – biological activity and therapeutic potenzial.*: Pharmacological Reports Band 63, Nummer 4, 2011, S.849–858

250 Roche Lexikon Medizin auf www.gesundheit.de

251 Isenberg S.J. et al.: *A controlled trial of povidone-iodine as prophylaxis against ophthalmia neonatorum.* N Engl J Med., 1995 Mar 2; 332 (9), S.562–566

252 Tshisuaka B.I. et al.: *Diphtherie*. In: Werner E. et al.: *Enzyklopädie Medizingeschichte*. De Gruyter, Berlin / New York 2005, ISBN 3-11-015714-4, S.315

253 Mac Gregor R.R. et al.: *Corynebacterium diphtheriae*. In: Mandell et al.: *Principles and Practice of Infectious Diseases*. 6.Auflage. 2005

254 Axenfeld Th. et al.: *Lehrbuch und Atlas der Augenheilkunde*. Unter Mitarbeit von R. Sachsenweger u.a. Gustav Fischer Verlag, Stuttgart 1980, ISBN 3-437-00255-4, S.183

255 Sonawane S. et al.: *Ocular Surface Extracellular DNA and Nuclease Activity Imbalance: A New Paradigm for Inflammation in Dry Eye Disease. Invest Ophthalmol Vis Sci.* 2012

256 Pellegrini M. et al.: *The Role of Nutrition and Nutritional Supplements in Ocular Surface Diseases*. Review Nutrients 2020 Mar 30; 12 (4): 952

257 Rand A.L. et al.: *Nutritional supplements for dry eye syndrome*. Review Curr Opin Ophthalmol. 2011 Jul; 22 (4): 279–82

258 Brigole Baudouin F. et al.: *A multicentre, double-masked, randomized, controlled trial assessing the effect of oral supplementation of omega-3 and omega-6 fatty acids on a conjunctival inflammatory marker in dry eye patients*. Randomized Con-

trolled Trial Acta Ophthalmol 2011 Nov; 89 (7): e591–7
259 Woijtowicz J.C. et al.: Pilot, prospective, randomized, double-masked, placebo-controlled clinical trial of an omega-3 supplement for dry eye. Randomized Controlled Trial Cornea 2011 Mar; 30 (3): 308–14
260 Deinema L.A. et al.: *A Randomized, Double-Masked, Placebo-Controlled Clinical Trial of Two Forms of Omega-3 Supplements for Treating Dry Eye Disease*. Randomized Controlled Trial Ophthalmology 2017 Jan; 124 (1): 43–52
261 Xin Ye X. et al.: *Abnormal of tear lipid layer and recent advances in clinical study of dry eye*. Review Zhonghua Yan Ke Za Zhi 2012 Mar; 48 (3): 282–5
262 Schmidt-Pokrzywniak A. et al.: *Case-control study on uveal melanoma (RIFA): rational and design*. BMC Ophthalmology. 4, 2004, 11, ISSN 1471-2415
263 Voigt V.: *Malignes Melanom*. Springer-Verlag, 2013, *ISBN 978-3-642-70460-4*, S.56
264 Selby B.P. et al.: *Pose estimation of eyes for particle beam treatment of tumours*. In: Alexander Horsch et al.: *Bildverarbeitung für die Medizin 2007. Algorithmen – Systeme – Anwendungen*. Proceedings des Workshops vom 25.–27. März 2007 in München. Springer, Berlin u.a. 2007, *ISBN 978-3-540-71090-5*, S.368–374 (Hrsg.): *Bildverarbeitung für die Medizin 2007. Algorithmen – Systeme – Anwendungen*. Proceedings des Workshops vom 25.–27. März 2007 in München. Springer, Berlin u.a. 2007
265 Devkota S. et al.: *Dietary fat induced taurocholic acid promotes pathobiont expansion and colitis in Il 10-mice*. Nature 487, 2012: 104–108
266 David L.A, et al.: *Diet rapidly and reproducibly alters the human gut microbiome*. Nature 505, 2014: 559–63
267 Huerta-Avila E.E. et al.: *High relative anbundance of lactobacillus reuteri and fructose intake are associated with adiposity and cardiometabolic risk factors in children from Mexico City*. Nutrients, 2019 Mai 28; 11 (6). pli: E1207. Doi: 103390/nu11061207
268 Faith J.J. et al.: *The long-term stability of the human gut microbiota*. Science 341,2013: 1237–1243
269 Cryan J.F. et al.: *Mind-alterations microorganisms: the impact of the gut microbiota on brain and behaviour*. Nat Rev Neurosci. (2012) 13: 701–12
270 Möhle L. et al.: *Monocytes provide a link between antibiotic induced changes in gut microbiota and adult hippocampal neurogenesis*. Cell Rep. (2016) 15: 1945–46
271 Roshchina V.: *Evolutionary considerations of neurotransmitters in microbial, plant, and animal cells*. In: Lyte L. et al.: editors. Microbial Endocrinology Interkingdom Signalling in Infectious Disease and Health. New York, NX: Springer; (2010): 17–52
272 Asano Y. et al.: Critical role of gut microbiota in the production of biologically active, free catecholamines in the gut lumen of mice. Am J Physiol Gastrointest Liver Physiol. (2012) 303: G1288–95
273 Vrieze A. et al.: *Transfer of intestinal microbiota from lean donors increases insulin sensitivity in individuals with metabolic syndrome*. Gastroendocrinology (2012) 143: 913–6.e7
274 Wostman B.: *Morphology and physiology, endocrinology and biochemistry*. In: Wostman B.S. editor. Germfree and Gnotobiotic Animal Models. Boca Raton, FL: CRC Press (1996): 43–71
275 Wikoff W.R. et al.: *Metabolic analyses reveals large effects of gut microflora on mammalian blood metabolites*. Proc Natl Acad Sci USA (2009) 106: 3698–703
276 Schorr M. et al.: *The endocrine manifestations of anorexia nervosa: mechanisms and management*. Nat Rev Endocrinol (2017) 13: 174–86
277 Grenham S. et al.: *Brain-gut-microbe communication in health and disease*. Front Physiol (2011) 2: 94
278 Messaoudi M. et al.: *Assessment of psychotropic-like properties of probiotiv formulation (Lactobacillus helveticus R0052 and Bifidobacterium longum R=175) in rats and human subjects*. Br J Nutr (2011) 105: 755–64
279 Petra A.I. et al.: *Spectrum of mast cell activation disorders*. Expert Rev Clin Immunol (2014) 10: 729–39
280 Jesus P. et al.: *Alteration of intestinal barrier function during activity-based anorexia in mice*. Clin Nutr Edinb Scotl (2014) 33: 1046–53
281 Kleiman S.C. et al.: *The intestinal microbiota in acute anorexia nervosa and during renourishment: relationship to depression, anxiety, and eating disorder psychopathology*. Psychosom Med (2015) 77: 969–81

282 Million M. et al.: *Correlation between body mass index and gut concentrations of Lactobacillus reuteri, Bifidobacterium animalis, Methanobrevibacter smithii and Escherichia coli.* Int J Obes (2005) 37: 1460–66

283 Jezowska-Trzebiatowska et al. Photon emission from biological systems, proceedings oft he first international Symposium, Wroclav, Pland Jan, in Popp. F.A.: Biologie des Lichtes, Grundlagen der ultraschwachen Zellstrahlung, Paul Parey-Verlag, ISBN: 3-489 61734-7

284 Bischof M.: *Biophotonen: das Licht in unseren Zellen.* Verlag 2001, ISBN: 3-86150-095-7

285 Van Vijck R. et al.: *An Introduction to Human Biophoton Emission.* Utrecht University Forsch. klass. Naturheilkunde. 1005, 12, S.77–83

286 Pischinger A.: Das System der Grundregulation, Grundlagen für eine ganzheitsbiologische Theorie der Medizin, Haug-Verlag Heidelberg, 1990, ISBN: 3-7760-1183-1

287 Chang et al.: *Prospektive epidemiologische studie bei Vegetariern: Ergebnisse nach 10 Jahren Follow-up.* Deutsches Krebsforschungszentrum Heidelberg, 1991

288 Watzel B. et al.: *Bioaktive Substanzen in Lebensmitteln.* Hippokrates-Verlag, Stuttgart, ISBN 3-7773-1115-4, 1995

289 Trock et al.: *Dietary fiber, vegetables and colon cancer, critical review and meta-analysis of the epidemiologic evidence.* J. Natl Cancer Inst 82 (199): 650–61

290 Oynlola O. et al.: *Fruit and vegetable consumption and all cause cancer and CVD mortality: analysis of Health Survey for England data.* J. Epidemiol Community Health Published online first 19.4.2014 doi: 10.1136/jech-2013-203 500

Stichwortverzeichnis